【中医珍本文库影印点校】珍藏版

《千里医案》清代医家张千里著，约成书于清道光十六年。张千里（1784—1839），字子方，又字广文，号梦庐，祖籍浙江嘉兴。本书五卷，分为中风、湿、火、燥、咳嗽等18类，载144案（不含复诊）及论五篇。治验以内科杂病为主，间列外科、五官科案例。

《金氏门诊方案》清末名医金子久著，金氏名有恒，字子久（1870—1921年）。祖籍杭州，金氏博览群书，钻研经籍，师典而不泥古。阐病理多本阴阳，治虚损必重脾胃，尤擅救治温病阴症，本书载案139例（不含复诊）及四首膏方，温病居多，立案简洁，语多丽辞，笔风清丽，临诊老练精当。

千里医案
金氏门诊方案
合集

（清）张千里 金子久 著

山西出版传媒集团 山西科学技术出版社

图书在版编目（CIP）数据

千里医案·金氏门诊方案合集 /（清）张千里，（清）金子久著 .— 太原 : 山西科学技术出版社 , 2012.5（2021.8 重印）
（中医珍本文库影印点校：珍藏版）
ISBN 978-7-5377-4130-9

Ⅰ . ①千… Ⅱ . ①张…②金… Ⅲ . ①医案—汇编—中国—清代 Ⅳ . ① R249.48

中国版本图书馆 CIP 数据核字 (2012) 第 051516 号

校注者：

李殿义　张清怀　高　慧　郭晋辉　常雪健　胡双元　张占国
武荣跃

千里医案·金氏门诊方案合集

出 版 人　阎文凯
著　　者　（清）张千里　金子久
责任编辑　杨兴华
封面设计　吕雁军

出版发行　山西出版传媒集团·山西科学技术出版社
地址：太原市建设南路 21 号　邮编　030012
编辑部电话　0351-4922078
发行部电话　0351-4922121
经　　销　全国新华书店
印　　刷　山东海印德印刷有限公司

开　　本　889mm × 1194mm　1/32
印　　张　6.375
字　　数　157 千字
版　　次　2012 年 5 月第 1 版
印　　次　2021 年 8 月山东第 2 次印刷

书　　号　ISBN 978-7-5377-4130-9
定　　价　22.80 元

总目录

千里医案

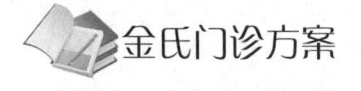

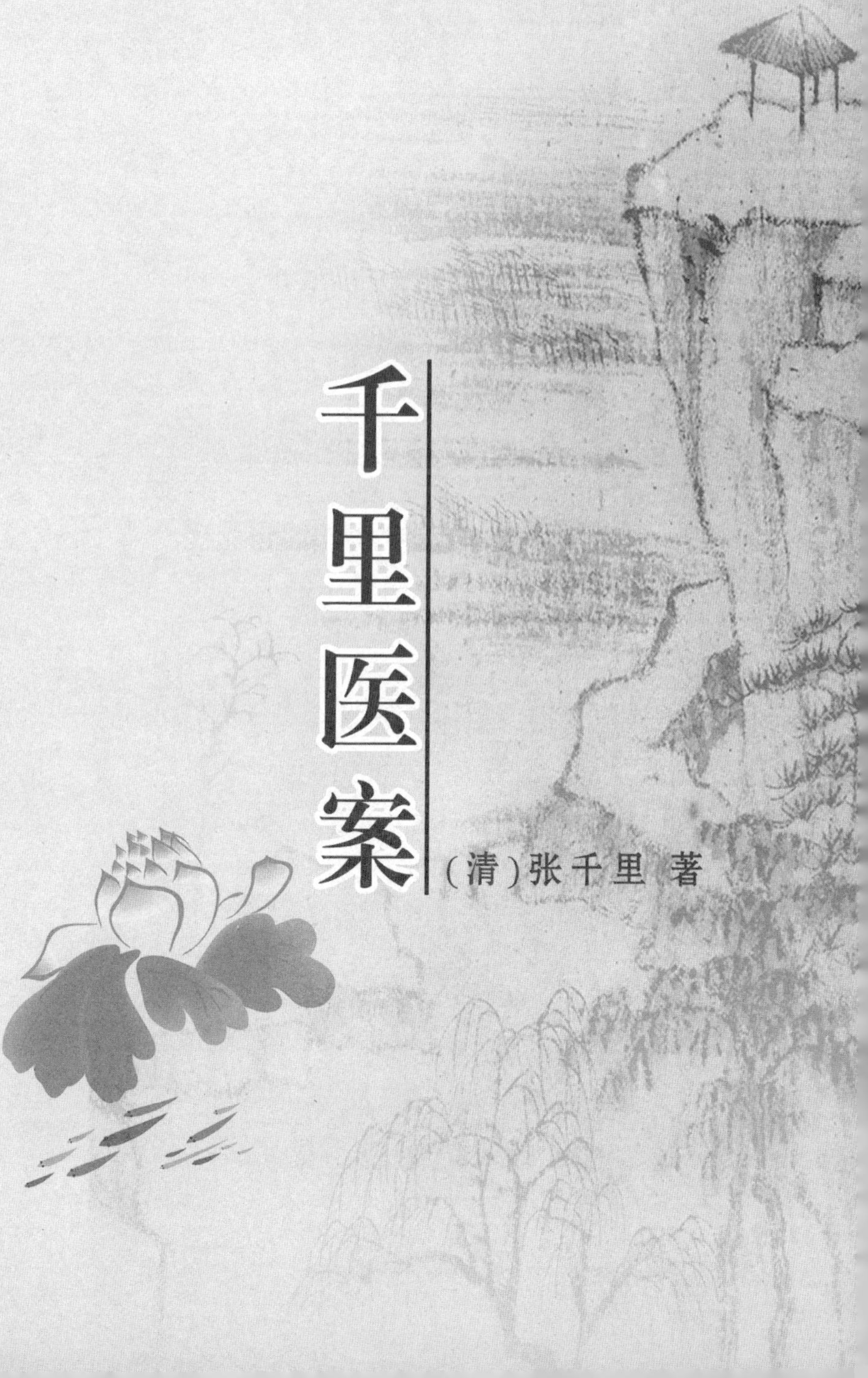

千里医案

(清)张千里 著

张千里先生医案序

予幼年多病，长而未能脱，然故性耽医藉，尤好前贤医案。盖医书不过道其常，示人以规矩耳。若夫医案则通权达变，审情度势，机械万端。如刑名家之有刑案，可以生死人，而肉白骨者也。尝观《冷卢医话》，称桐乡张梦卢先生，以名孝廉，而行医。家住后珠村，就诊之舟，日以百计，可想见先生当时之声名。学术私心向往久之，会游茸城玩，于友人案头得见先生医案，两巨册，亟假归抄录。但见案语则简洁。老当用药，则与病宛转相赴，是盖原本经旨，融会诸家学说而贯通之。故无模糊影响之谈，洵属可传之作。甲子初夏，裘君吉生有《三三医书》之辑，徵求海内藏稿，爰校勘一过，略附评语，由邮驰寄。若蒙采入，则先生之手泽，则以永垂不朽矣。

中华民国第一甲子季夏月金山后学姚景垣光祖谨识

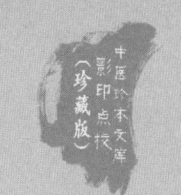

張千里先生醫案序

予幼年多病長而未能脫然故性耽醫藉尤好前賢醫案蓋醫書不過道其常示人以規矩耳若夫醫案則通權達變審情度勢機械萬端如刑名家之有刑案可以生死人而肉白骨者也嘗觀冷廬醫話稱桐鄉張夢廬先生以名孝廉而行醫家住後珠村就診之舟日以百計可想見先生當時之聲名學術私心向往久之會游茸城於友人案頭得見先生醫案兩巨冊亟假歸抄錄但見案語則簡潔老當用藥則與病宛轉相赴是蓋原本經旨融會諸家學說而貫通之故無模糊影響之談洵屬可傳之作甲子初夏裘君吉生有三三醫書之輯徵求海內藏稿爰校勘一過略附評語由郵馳寄若蒙採入則先生之手澤則以永垂不朽矣

中華民國第一甲子季夏月金山後學姚景垣光祖謹識

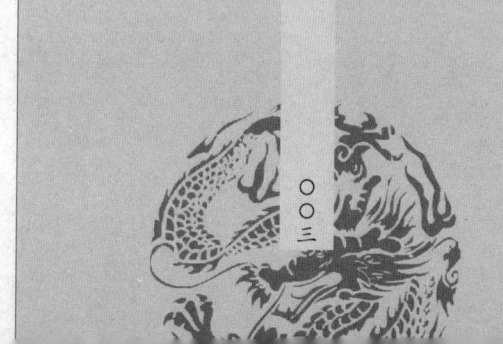

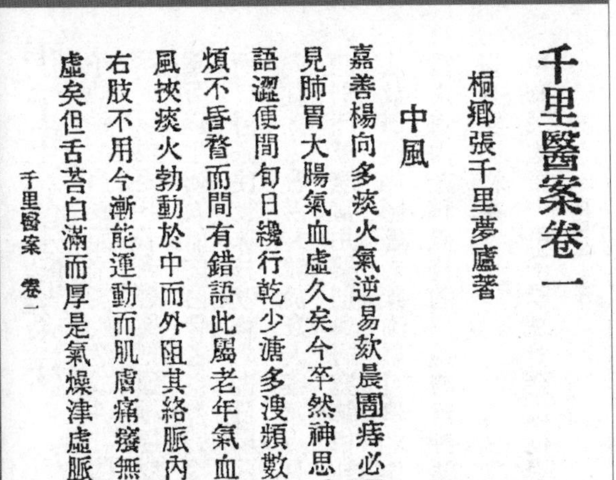
千里醫案卷一

桐鄉張千里夢廬著
金山姚景垣光祖録存
紹興裘慶元吉生刊行

中風

嘉善楊向多痰火氣逆易欬晨圊痔必翻非揉㨨不能收甚或痔血大來此足見肺胃大腸氣血虛久矣今卒然神思昏亂並無暈仆而右肢遽不能用舌蹇語澀便間旬日纔行乾少溏多溲頻數而澁少且赤嗽痰頗濃息有音少寐易煩不昏瞀而間有錯語此屬老年氣血兩虛春夏之交不耐火氣升泄虛陽化風挾痰火勃動於中而外阻其絡脈內擾其神志也據現證是中絡兼腑初時右肢不用今漸能運動而肌膚痛癢無關是不仁也不仁爲血虛偏右則氣亦虛矣但舌苔白滿而厚是氣燥津虛脈虛而弦兩寸較大是心肺兩虛而又有

千里醫案　卷一　一

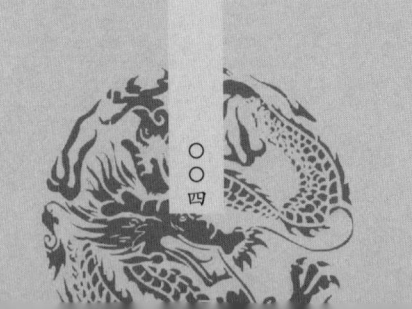

千里医案卷一

桐乡张千里梦庐著
金山姚景垣光祖录存
绍兴裘庆元吉生刊行

中风

嘉善杨，向多痰火气逆，易欬，晨圊痔必翻，非揉捋不能收，甚或痔血大来。此足见肺胃、大肠气血虚久矣。今卒然神思昏乱，并无晕仆，而右肢遽不能用，舌蹇语涩，便间旬日才行，干少溏多，溲频数而涩少且赤，嗽痰颇浓，息有音。少寐易烦，不昏瞀而间有错语，此属老年气血两虚。春夏之交，不耐火气升泄，虚阳化风，挟痰火勃动于中而外阻其络脉，内扰其神志也。据现证，是中络兼腑，初时右肢不用，今渐能运动，而肌肤痛痒无关，是不仁也。不仁为血虚，偏右则气亦虚矣。但舌苔白满而厚，是气燥津虚。脉虚而弦，两寸较大，是心肺两虚，而又有

痰心主血肺主氣虛則火易上升而氣易下滯所以有數圊易怒多煩少寐等弊矣此時欲益氣而不滯痰養血而不膩膈庶乎虛實兼到據述愚見宗古人痰火內中者先治其內務使神明不爲痰火所擾心君泰然則百體從令矣即或肢體不仁未能遽復不妨緩緩圖治况心主血脈心既清則血脈之流行自易

西洋參一錢五分伏苓二錢蜜炙甘草四分川貝母去心二錢桑葉二錢炒山梔一錢五分法半夏一錢五分驢皮膠二錢竹葉二錢枳實五分橘皮一錢五分棗仁一錢五分蓮肉去心十粒

右方約服五六劑若得寐漸長舌白稍薄喉間痰氣不致有音去枳實半夏加大生地四錢杏仁二錢大麻仁二錢若大便復閉愼勿遂與通利必俟其急廹屢圊不來不得已暫用搜風順氣丸

痰。心主血，肺主气，虚则火易上升，而气易下滞，所以有数圊，易怒多烦，少寐等弊矣。此时欲益气而不滞痰，养血而不腻膈，庶乎虚实兼到。据述愚见宗古人，痰火内中者，先治其内，务使神明不为痰火所扰，心君泰然，则百体从令矣。即或肢体不仁，未能遽复，不妨缓缓图治。况心主血脉，心既清，则血脉之流行自易。

西洋参一钱五分　茯苓二钱　蜜炙甘草四分　川贝母去心，二钱　桑叶二钱　炒山栀一钱五分　法半夏一钱五分　驴皮胶二钱　竹叶二钱　枳实五分　橘皮一钱五分　枣仁一钱五分　莲肉去心，十粒

右方约服五六剂，若得寐渐长，舌白稍薄，喉间痰气不致有音。去枳实、半夏，加大生地四钱，杏仁二钱，大麻仁二钱。若大便复闭，慎勿遂与通利，必俟其急迫，屡圊不来，不得已，暂用搜风顺气丸。

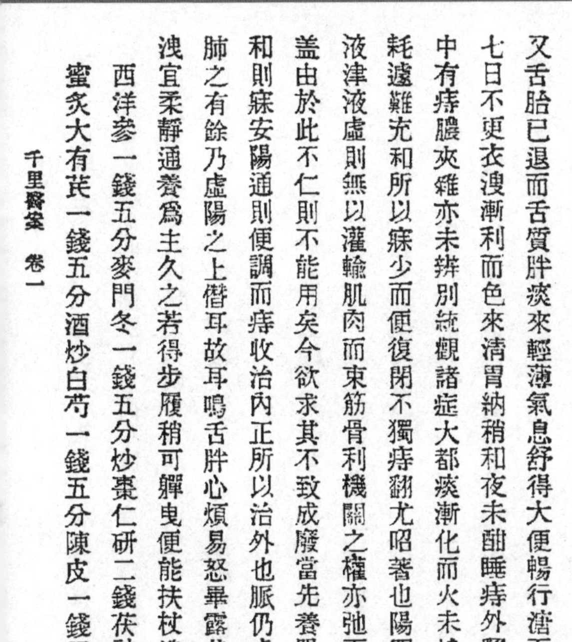
又舌胎已退而舌質胖痰來輕薄氣息舒得大便暢行溏而老黄者數次今又
七日不更衣溲漸利而色來清胃納稍和夜未酣睡痔外翻而腐續下痰物或
中有痔膿夾雜亦未辨別統觀諸症大都痰漸化而火未熄陽明腸胃津液虚
耗遽難充和所以寐少而便復閉不獨痔翻尤昭著也陽明外主肌肉內主津
液津液虚則無以灌輸肌肉而束筋骨利機關之權亦弛而不張右肢之不仁
蓋由於此不仁則不能用矣今欲求其不致成廢當先養陽明以存其津液胃
和則寐安陽通則便調而痔收治內正所以治外也脈仍虚兩寸獨大大非心
肺之有餘乃虚陽之上僭耳故耳鳴舌胖心煩易怒畢露其機緘時當大氣升
洩宜柔靜通養爲主久之若得步履稍可艸曳便能扶杖逍遥矣
西洋參一錢五分麥門冬一錢五分炒棗仁研二錢茯神二錢大生地四錢
蜜炙大有芪一錢五分酒炒白芍一錢五分陳皮一錢五分驢皮膠二錢金

千里醫案　卷一　三

又舌胎已退，而舌质胖，痰来轻薄，气息舒得，大便畅行，溏而老黄者数次。今又七日不更衣，溲渐利而色来清，胃纳稍和，夜未酣睡，痔外翻而腐，续下痰物，或中有痔脓夹杂，亦未辨别。统观诸症，大都痰渐化，而火未熄，阳明肠胃津液虚耗，遽难充和，所以寐少而便复闭，不独痔翻，尤昭著也。阳明外主肌肉，内主津液，津液虚则无以灌输肌肉，而束筋骨，利机关之权亦弛而不张。右肢之不仁，盖由于此不仁，则不能用矣。今欲求其不致成废，当先养阳明，以存其津液，胃和则寐安，阳通则便调而痔收。治内正所以治外也。脉仍虚，两寸独大，大非心肺之有余，乃虚阳之上僭耳，故耳鸣舌胖，心烦易怒毕露。其机缄时，当大气升泄，宜柔静通养为主，久之若得步履，稍可艸曳，便能扶杖逍遥矣。

西洋参一钱五分　麦门冬一钱五分　炒枣仁研二钱　茯神二钱　大生地四钱　蜜炙大黄芪一钱五分　酒炒白芍一钱五分　陈皮一钱五分　驴皮胶二钱　金

石斛三钱　甘草四分　柿饼煨，半枚

又不仁为气血不通，先宜通，养阳明，前案论之详矣。今右肢渐知痛痒，足见脉络渐有流通之意。但大便艰涩，脉象沈滞，耳鸣舌蹇，神气不振，欲望阳明肠胃之充和，以期气通血润尚远。然此症首重肠胃，必须穷究其所以难通之故。老年风闭，前贤多责诸血液之虚。想近年来，痔血之去，亦复不少，血虚则风动，欲肠胃之润，则养血正不可少。今胃气稍较醒，似可参入濡润养血之品矣。

潞党参一钱五分　麦门冬一钱五分　杏仁三钱　柏子仁三钱　苏子炒研，一钱五分　大生地四钱　驴皮胶二钱　川贝母二钱　酒炒归身二钱　大麻仁

又肢体热痒而疼，是血虚风燥所致，络脉如此，肠胃益可知矣。所以便难，必越数日也，高年中风，大都为血液不充，内风旋扰之故。前贤有侯氏黑散，以内填空窍，以防风之复袭。有地黄饮子，以内养血液，以杜风之内生，皆笃论也。而便

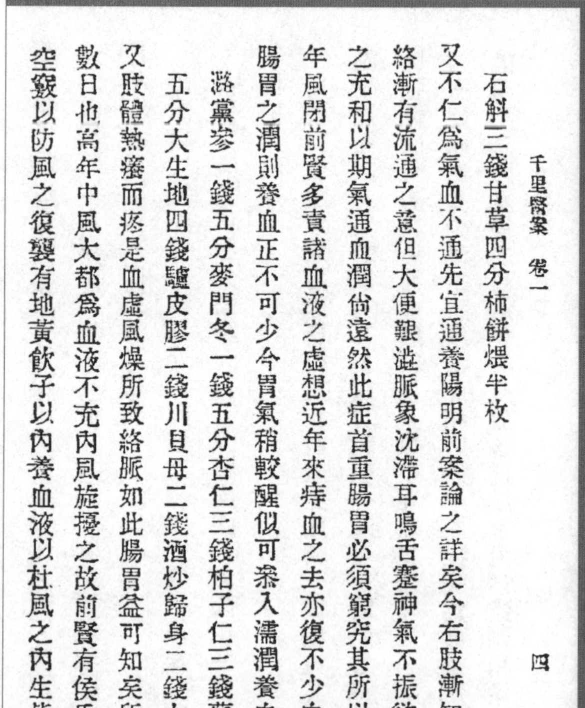
千里醫案　卷一　四

石斛三錢甘草四分柿餅煨半枚
又不仁爲氣血不通先宜通養陽明前案論之詳矣今右肢漸知痛癢足見脈絡漸有流通之意但大便艱澁脈象沈滯耳鳴舌蹇神氣不振欲望陽明腸胃之充和以期氣通血潤尚遠然此症首重腸胃必須窮究其所以難通之故老年風閉前賢多責諸血液之虛想近年來痔血之去亦復不少血虛則風動欲腸胃之潤則養血正不可少今胃氣稍較醒似可參入濡潤養血之品矣
潞黨參一錢五分麥門冬一錢五分杏仁三錢柏子仁三錢蘇子炒研一錢五分大生地四錢驢皮膠二錢川貝母二錢酒炒歸身二錢大麻仁
又肢體熱癢而疼是血虛風燥所致絡脈如此腸胃益可知矣所以便難必越數日也高年中風大都爲血液不充內風旋擾之故前賢有侯氏黑散以內填空竅以防風之復襲有地黃飲子以內養血液以杜風之內生皆篤論也而便

難一症尤爲血虛的證所有風秘治法亦不一然又須因時制宜今未入秋而先形内燥將來何以禦秋燥正令計從先爲之圖用清燥救肺方綢繆未雨稍參和絡養胃法冀其府通然後絡和

西洋參二錢麥冬一錢五分火麻仁二錢大生地三錢蜜炙石膏一錢五分杏仁二錢炙草四分桑葉一錢五分驢皮膠二錢陳皮一錢五分米仁三錢枇杷葉兩片

光按前後四案議論殊佳扼重在血虛生風故一以養血息風爲主

湖州周婦向有偏頭風痛甚則或有眩嘔今煩勞傷陽陽虛風動旋擾清空絡脉弛懈陡覺右肢痛而左肢不用是風中在左也迄今五日嘔吐痰飲已止右額微腫而痛食少便結脈虛濇此腑絡兼中之症痰爲虛痰風爲内風宜清養陽明柔息厥陰冀其漸愈曾有便血當此燥令尤須遠剛用柔

难一症，尤为血虚的证。所有风秘治法，亦不一然，又须因时制宜。今未入秋，而先形内燥，将来何以御秋燥。正令计从先为之圆，用清燥救肺方，绸缪未雨，稍参和络养胃法，冀有府通，然后络和。

西洋参二钱　麦冬一钱五分　火麻仁二钱　大生地三钱　蜜炙石膏一钱五分　杏仁二钱　炙草四分　桑叶一钱五分　驴皮胶二钱　陈皮一钱五分　米仁三钱　枇杷叶两片

【光按】 前后四案议论殊佳，扼重在血虚生风，故一以养血息风为主。

湖州周妇，向有偏头风，痛甚，则或有眩呕。今烦劳伤阳，阳虚风动，旋扰清空，络脉弛懈，陡觉右肢痛，而左肢不用，是风中在左也。迄今五日，呕吐痰饮已止，右额微肿而痛，食少便结，脉虚涩，此腑络兼中之症。痰为虚，痰风为内风，宜清养。阳明柔，息厥阴，冀其渐愈。曾有便血，当此燥令，尤须远刚用柔。

西洋參二錢陳皮一錢五分胡麻仁二錢鈎籐鈎二錢羚羊角一錢五分茯苓二錢杭茶菊二錢霜桑葉一錢五分驢皮膠二錢丹皮一錢五分穭豆衣三錢絲瓜絡三錢

光按此方經清可法

嘉興張七月下旬間瘧四作繼以泄痢此伏氣晚發未必清徹遽因孫受病殤勞憂悲傷動於中風寒迫於外遂感風燥作咳凡憂悲傷肺風燥亦傷肺以致痰雖出而風燥之火迄未化鬱極而升陡然舌蹇涎流百骸俱不能自主然現症多在身半以上而足仍能行知非風中腎厥是痰火內擾之類中矣況痰中亦有淺深內外虛實之別此痰火乃外感風燥之火之痰故舌蹇等症能暫退亦能復盛蓋痰出即火熄痰不出即火復熾所以越五六日而諸症復作也今身想有汗面紅齒燥舌蹇涎流右手指微强自言口燥之極脈得滑而右寸關

西洋参二钱　陈皮一钱五分　胡麻仁二钱　钩藤二钱　羚羊角一钱五分　茯苓二钱　杭茶菊二钱　霜桑叶一钱五分　驴皮胶二钱　丹皮一钱五分　穞豆衣三钱　丝瓜络三钱

【光按】此方经清可法。

嘉兴张，七月下旬间疟四作，继以泄痢，此伏气晚发，未必清澈。遽因孙受病，殇劳忧悲伤，动于中风，寒迫于外，遂感风燥作咳。凡忧悲伤肺，风燥亦伤肺，以致痰虽出，而风燥之火迄未化，郁极而升，陡然舌蹇涎流，百骸俱不能自主。然现症多在身半以上，而足仍能行，知非风中，肾厥是痰火内扰之类中矣。况痰中亦有浅深、内外虚实之别。此痰火乃外感，风燥之火之痰，故舌蹇等症能暂退，亦能复盛。盖痰出即火熄，痰不出即火复炽，所以越五六日而诸症复作也。今身想有汗，面红齿燥，舌蹇涎流，右手指微强，自言口燥之极，脉得滑而右寸关

尤甚顯屬肺感風燥未清痰火上擾脉絡之類中也宜滋肺氣存胃津以化痰爲主痰出則火風自熄邪去則類中亦平

西洋參一錢五分蜜炙石膏一錢五分橘紅一錢五分天竺黄二錢驢皮膠二錢杏仁二錢丹皮一錢五分霜桑葉一錢五分川貝母二錢羚羊角一錢五分甘草四分枇杷葉兩片

光按議論透徹方亦妥貼易施唯於治痰一面尚少力量

暑温

論宋可齋之嫂胎前感温病案令嫂懷孕感邪據述病狀當是風輕濕重之温今既化熱而舌苔焦黄胸脘痞悶其陽明尚少壅滞從三焦施者當從中上着手甘平宣肺少兼微辛微苦以疎降氣腑如燥渴引飲而便實者用芩梔杏橘甚或稍加黄連竹茹如舌膩便溏欬或兼嘔則用竹茹佩蘭甚或稍加枳殼蘇

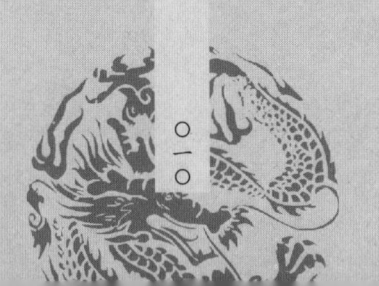

尤甚，显属肺感风燥，未清痰火，上扰脉络之类中也。宜滋肺气，存胃津，以化痰为主。痰出则火风自熄，邪去则类中亦平。

西洋参一钱五分，蜜炙石膏一钱五分　橘红一钱五分　天竺黄二钱　驴皮胶二钱　杏仁二钱　丹皮一钱五分　霜桑叶一钱五分　川贝母二钱　羚羊角一钱五分　甘草四分　枇杷叶两片

【光按】议论透彻，方亦妥贴易施，唯于治痰一面尚少力量。

暑温

论宋可斋之嫂，胎前感温病案，令嫂怀孕感邪，据述病状，当是风轻湿重之温。今既化热，而舌苔焦黄，胸脘痞闷，其阳明尚少壅滞。从三焦施者，当从中上着手。甘平宣肺，少兼微辛微苦，以疏降气，腑如燥渴，引饮而便实者，用芩、栀、杏、橘，甚或稍加黄连、竹茹。如舌腻便溏，欬或兼呕，则用竹茹、佩兰，甚或稍加枳壳、苏

子。精审详察，必期能化邪，而不致伤胎，斯为尽善。苟有疑似，宁轻剂缓化，慎勿孟浪。凡春夏之交，大都温必兼湿，而春温之气，又每因营虚之体，乘间窍发，故措手尤须慎重耳。至于宣肺存津，以及凉血安营等法，谅能详悉，故不复赘，只论疏中一法备采。

潞仲朱媪，烦劳伤阳，肺卫疏豁，冬温风燥之邪实于肺卫。初起即见微寒，而盛热咳嗽，错语，迄今旬日。燥热气急，呼吸有音，痰浓而少，嗽甚不爽，头痛虽罢，耳鸣颧红，唇燥舌干，苔白有裂。欬引胸胁隐痛，脉寸关俱数而促。此冬温客肺之重症也。八旬高年，素有肠痔，津液久虚，今肺脾喘欬。邪无出路，最易劫津涸液。痰胶气喘益甚，头汗，最防骤脱，慎勿因小有郁怒滞气，抛荒主病。盖虽小有食滞，今已大便一次，腹右有块，不过肠滞未尽，肺与大肠表里也。润肺即可通肠，故此时以滋气化痰急救肺，以存津液为要着。

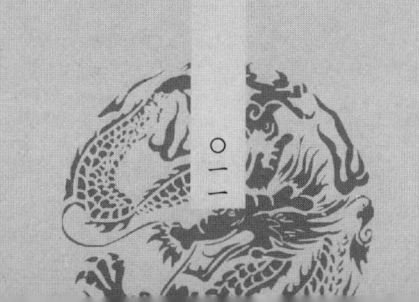

子精審詳察必期能化邪而不致傷胎斯爲盡善苟有疑似寧輕劑緩化愼勿孟浪凡春夏之交大都温必兼濕而春温之氣又每因營虛之體乘間竊發故措手尤須愼重耳至於宣肺存津以及凉血安營等法諒能詳悉故不復贅祗論疏中一法備採

潞仲朱媪煩勞傷陽肺衛疎豁冬温風燥之邪實於肺衛初起即見微寒而盛熱欬嗽錯語迄今旬日燥熱氣急呼吸有音痰濃而少嗽甚不爽頭痛雖罷耳鳴顴紅唇燥舌乾苔白有裂欬引胸脇隱痛脈寸關俱滑數而促此冬温客肺之重症也八旬高年素有腸痔津液久虛今肺脾喘欬邪無出路最易刼津涸液痰膠氣喘益甚頭汗最防驟脱愼勿因小有鬱怒滯氣抛荒主病蓋雖小有食滯今已大便一次腹右有塊不過腸滯未盡肺與大腸表裏也潤肺即可通腸故此時以滋氣化痰急救肺以存津液爲要着

西洋參一錢五分橘紅一錢五分鮮生地四錢川貝母二錢米仁三錢杏仁二錢地骨皮一錢五分桑白皮二錢冬瓜子三錢炙草四分茅草根五錢枇杷葉三片

光按脣燥舌乾苔白有裂此葉氏所謂氣熱爍津用藥恰好唯鮮生地當易鮮石斛茅根易蘆根更妙

王涇江陳投清營宣氣存津透邪方藥脈象僅得濡緩弦虛不致模糊難以尋按濡緩爲風爲胃神虛則陽爲濕遏弦爲濕釀痰濁凡春夏之交感症風爲春之餘氣濕爲夏之王氣故現症每每如此其昏昏如醉蒸熱舌黃而灰溺赤便閉瘢疹隱隱現於肌腠欲達不達都屬濕温二氣薰蒸鬱遏似煙似霧清明之氣皆爲蒙蔽所謂肺氣窒痺不能宣化則周身之氣皆痺而化解不易耳今雖未有大效所幸安靜不致躁擾舌邊齒板稍有潤澤之意若得一意拯治七八

西洋参一钱五分　橘红一钱五分　鲜生地四钱　川贝母二钱　米仁三钱　杏仁二钱　地骨皮一钱五分　桑白皮二钱　冬瓜子三钱　炙草四分　茅草根五钱　枇杷叶三钱

【光按】唇燥舌干，苔白有裂，此叶氏所谓气热烁津，用药恰好。唯鲜生地当易鲜石斛，茅根易芦根更妙。

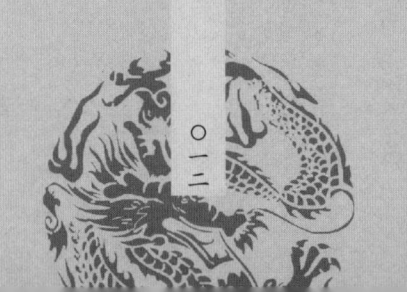

王泾江陈，投清营宣气存津透邪方药，脉象仅得濡、缓、弦、虚，不致模糊，难以寻按。濡缓为风，为胃神虚，则阳为湿遏。弦为湿酿痰浊。凡春夏之交感症，风为春之余气，湿为夏之王气，故现症每每如此。其昏昏如醉蒸热，舌黄而灰，溺赤便闭，瘢疹隐隐，现于肌腠，欲达不达。都属湿温二气薰蒸郁遏，似烟似雾，清明之气皆为蒙蔽。所谓肺气室痹，不能宣化，则周身之气皆痹，而化解不易耳。今虽未有大效，所幸安静，不致躁扰，舌边齿板稍有润泽之意。若得一意拯治七八

日工夫，或有挽回之望。

犀角八分　鲜生地三钱　连翘一钱五分　小川连三分　天竺黄一钱　石菖蒲三分　炒山栀一钱五分　丹皮一钱五分　陈胆星三分　橘红一钱五分　芦根八寸　竹叶十五片　至宝丹一粒　灯心汤镕化下先服。

【光按】舌灰而黄，溺赤便闭，可参用增液承气，大剂投之，以冀万一

濮县吕，暑湿阻，气郁而为热，汗出不解，邪迫心包，目赤耳聋，神昏谵语。幸得欬嗽疹出，诸症渐退。迄今两月，稍得安寐，纳谷。惟气火蒸腾，干咳未罢，目眦赤，脉象濡滞，是暑退而湿未化，宜甘、平、淡、渗，以清气化湿。若小心调养，不致食复劳复，则愈期亦不至迁延也。

西洋参一钱五分　川贝母二钱　鲜石斛三钱　飞滑石三钱　杏仁二钱　天竺黄二钱　米仁三钱　竹叶十五片　橘红一钱五分　炒山栀一钱五分　通草八分　芦

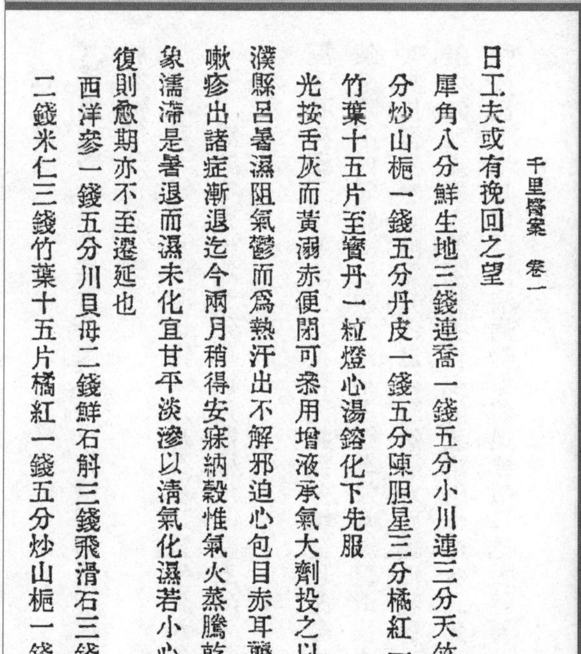
千里醫案　卷一　一〇

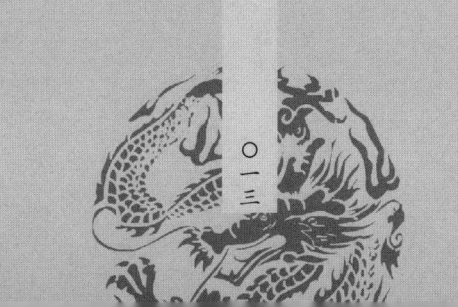

日工夫或有挽回之望
犀角八分鮮生地三錢連喬一錢五分小川連三分天竺黃一錢石菖蒲三
分炒山梔一錢五分丹皮一錢五分陳胆星三分橘紅一錢五分蘆根八寸
竹葉十五片至寶丹一粒燈心湯鎔化下先服
光按舌灰而黃溺赤便閉可叅用增液承氣大劑投之以冀萬一
濮縣呂暑濕阻氣鬱而爲熱汗出不解邪迫心包目赤耳聾神昏譫語幸得欬
嗽疹出諸症漸退迄今兩月稍得安寐納穀惟氣火蒸騰乾咳未罷目眥赤脈
象濡滯是暑退而濕未化宜甘平淡滲以清氣化濕若小心調養不致食復勞
復則愈期亦不至遷延也
西洋參一錢五分川貝母二錢鮮石斛三錢飛滑石三錢杏仁二錢天竺黃
二錢米仁三錢竹葉十五片橘紅一錢五分炒山梔一錢五分通草八分蘆

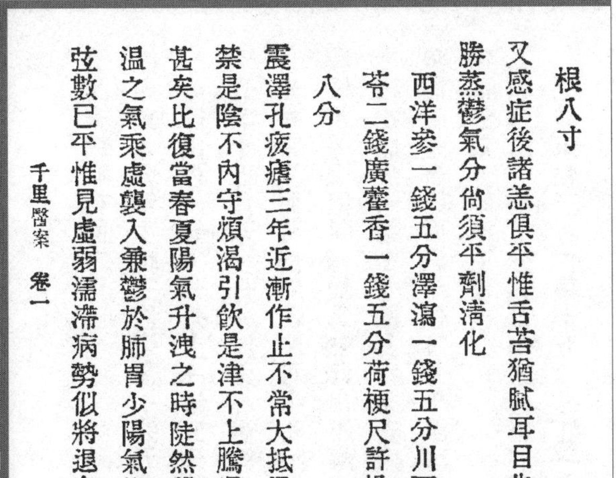

根八寸
又感症後諸恙俱平惟舌苔猶膩耳目失清背易惡寒汗出即解此皆陽虛濕
勝蒸鬱氣分尚須平劑清化
西洋參一錢五分澤瀉一錢五分川石斛三錢半夏八分丹皮一錢五分茯
苓二錢廣藿香一錢五分荷梗尺許橘皮一錢五分米仁三錢夏枯草一錢
八分
震澤孔痎瘧三年近漸作止不常大抵過勞輒發已是勞瘧景象瘧時溺數不
禁是陰不內守煩渴引飲是津不上騰況兼痔漏復潰膿水淋漓氣液之消亡
甚矣比復當春夏陽氣升洩之時陡然凝寒而熱渴嘔痞攻脇痛神煩此屬濕
溫之氣乘虛襲入兼鬱於肺胃少陽氣絡阻痺游行三焦也今熱退食進脈象
弦數已平惟見虛弱濡滯病勢似將退舍然口乾舌碎苔白神衰氣奪汗多食

千里醫案　卷一　一一

根八寸

又感症后，诸恙俱平，惟舌苔犹腻，耳目失清背，易恶寒汗出，即解此皆阳虚湿腾蒸郁气分，尚须平剂清化。

西洋参一钱五分　泽泻一钱五分　川石斛三钱　半夏八分　丹皮一钱五分　茯苓二钱　广藿香一钱五分　荷梗尺许　橘皮一钱五分　米仁三钱　夏枯草一钱八分

震泽孔，痎疟三年，近渐作止不常，大抵过劳辄发，已是劳疟景象。疟时溺数不禁，是阴不内守。烦渴引饮，是津不上腾。况兼痔漏复溃，脓水淋漓，气液之消亡甚矣。比复当春夏，阳气升泄之时，陡然凝寒而热渴呕，痞攻胁痛神烦，此属湿温之气乘虚袭入，兼郁于肺胃少阳。气络阻痹，游行三焦也。今热退食进，脉象弦数已平，惟一见虚弱濡滞，病势似将退舍。然口干舌碎，苔白神衰，气夺汗多，食

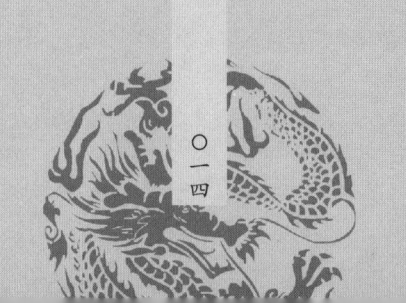

少寐不能安。虚体感邪，邪既未化而正已告疲，深虑汗液过多，津气内夺，虚脱骤见，幸勿以小愈而忽之。

西洋参一钱五分　甜杏仁二钱　茯苓二钱　蔗皮四钱　黄芪皮一钱五分　麦冬一钱五分　川贝母二钱　炙草四分　金石斛三钱　猪苓一钱五分　炒谷芽三钱　竹茹七分

震泽陆，寒热咽痛，吐泻，肢节肿痛，紫斑隐见。迄今七日，昏沉如故，稍有谵语，齿燥耳聋，舌黄红地，扬手掷足。喉间痰气有声，便下一次甚少。溲涩而胞痹，身热口渴。脉弦数，此风、寒、湿三气杂受经腑，表里皆痹，挽救大难。

荆芥一钱五分　牛蒡二钱五分　石菖蒲三分　厚朴八分　小川连三分　防风八分　猪苓一钱五分　丝瓜络三钱　连乔二钱　芦根八寸　山栀一钱五分　泽泻一钱五分　木防已一钱五分　枳壳八分

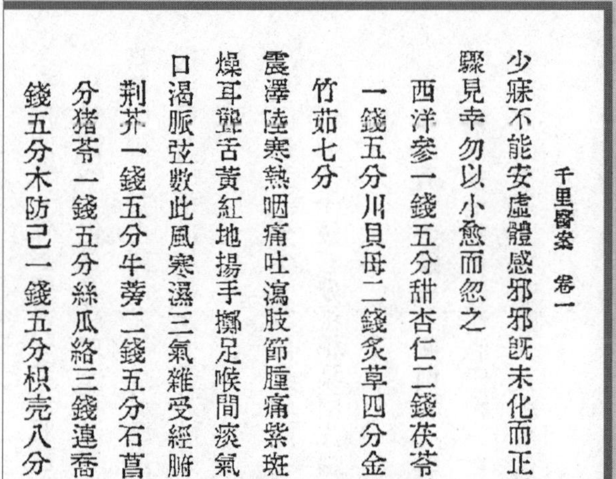
千里醫案　卷一　一三

少寐不能安虛體感邪邪既未化而正已告疲深慮汗液過多津氣內奪虛脫驟見幸勿以小愈而忽之

西洋參一錢五分甜杏仁二錢茯苓二錢蔗皮四錢黃芪皮一錢五分麥冬一錢五分川貝母二錢炙草四分金石斛三錢猪苓一錢五分炒穀芽三錢竹茹七分

震澤陸寒熱咽痛吐瀉肢節腫痛紫斑隱見迄今七日昏沉如故稍有譫語齒燥耳聾舌黃紅地揚手擲足喉間痰氣有聲便下一次甚少溲澀而胞痹身熱口渴脈弦數此風寒濕三氣雜受經腑表裏皆痹挽救大難

荊芥一錢五分牛蒡二錢五分石菖蒲三分厚朴八分小川連三分防風八分猪苓一錢五分絲瓜絡三錢連喬二錢蘆根八寸山梔一錢五分澤瀉一錢五分木防已一錢五分枳殼八分

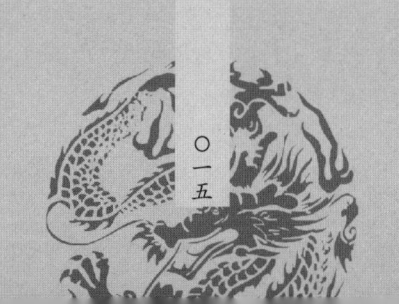

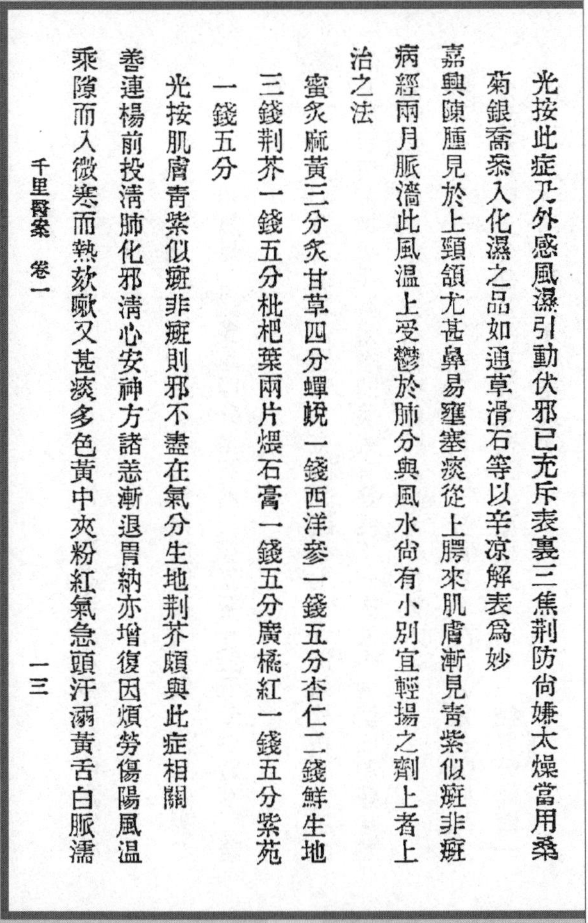
光按此症乃外感風濕引動伏邪已充斥表裏三焦荊防尙嫌太燥當用桑菊銀喬參入化濕之品如通草滑石等以辛涼解表爲妙

嘉興陳腫見於上頸頷尤甚鼻易壅塞痰從上腭來肌膚漸見青紫似癍非癍病經兩月脈濇此風溫上受鬱於肺分與風水尙有小別宜輕揚之劑上者上治之法

蜜炙麻黃三分炙甘草四分蟬蜕一錢西洋參一錢五分杏仁二錢鮮生地三錢荊芥一錢五分枇杷葉兩片煨石膏一錢五分廣橘紅一錢五分紫苑一錢五分

光按肌膚青紫似癍非癍則邪不盡在氣分生地荊芥頗與此症相關

善連楊前投淸肺化邪淸心安神方諸恙漸退胃納亦增復因煩勞傷陽風溫乘隙而入微寒而熱欬嗽又甚痰多色黃中夾粉紅氣急頭汗溺黃舌白脈濡

【光按】此症乃外感风湿，引动伏邪，已充斥表里三焦。荆防尚嫌太燥，当用桑菊、银乔，参入化湿之品，如通草、滑石等，以辛凉解表为妙。

嘉兴陈，肿见于上，颈颔尤甚，鼻易壅塞，痰从上腭来，肌肤渐见青紫，似癍非癍，病经两月。脉涩，此风温上受，郁于肺分，与风水尚有小别。宜轻扬之剂，上者上治之法。

蜜炙麻黄三分　炙甘草四分　蝉蜕一钱　西洋参一钱五分　杏仁二钱　鲜生地三钱　荆芥一钱五分　枇杷叶两片　煨石膏一钱五分　广橘红一钱五分　紫苑（菀）①一钱五分

【光按】肌肤青紫，似癍非癍，则邪不尽在气分，生地、荆芥颇与此症相关。

善连杨，前投清肺化邪，清心安神方，诸恙渐退，胃纳亦增。复因烦劳伤阳，风温乘隙而入。微寒而热，欬嗽又甚，痰多色黄，中夹粉红，气急头汗，溺黄舌白，脉濡、

① 编者加，下同。

数、弦，明属复感，所以诸恙皆来。急宜清热化邪，毋使喘汗复盛。

西洋参二钱　杏仁二钱　牛蒡子一钱五分　羚羊角一钱五分　川贝母二钱　丹皮一钱五分　桑白皮一钱五分　枇杷叶两片　天竹黄二钱　茅根四钱　地骨皮一钱五分

又肠腑已通，所下宿矢颇多，肠通则胃和，而肺亦降。今寝食俱安，热退痰少，耳聪目明，舌边红苔薄白，脉虚小和缓，症清已臻安善矣。而感症之后，食复劳复最宜谨慎，治法不宜骤补，清养肺胃，大肠以通为补。俾寝食渐复其常，即是不补之补。

西洋参二钱　陈皮一钱五分　鲜生地三钱　米仁三钱　金石斛三钱　茯苓二钱　丹皮一钱五分　炙草四分　川贝母二钱　枇杷叶两片

千里医案卷一终

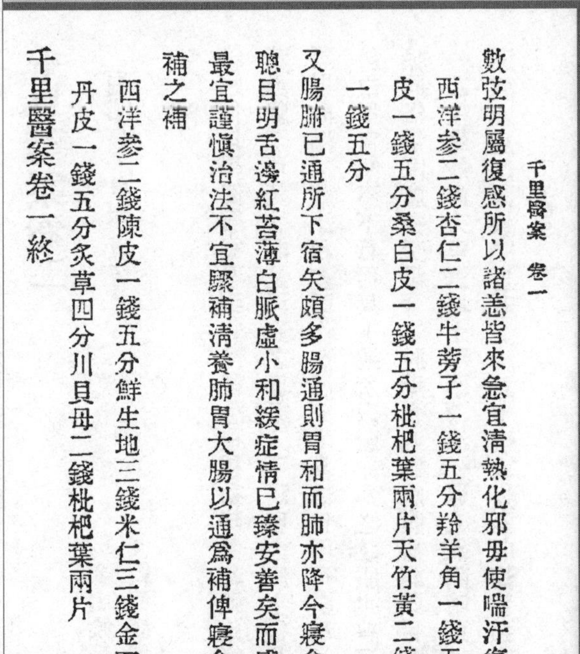
千里醫案　卷一　一四

數弦明屬復感所以諸恙皆來急宜清熱化邪毋使喘汗復盛

西洋參二錢杏仁二錢牛蒡子一錢五分羚羊角一錢五分川貝母二錢丹皮一錢五分桑白皮一錢五分枇杷葉兩片天竹黃二錢茅根四錢地骨皮一錢五分

又腸腑已通所下宿矢頗多腸通則胃和而肺亦降今寢食俱安熱退痰少耳聰目明舌邊紅苔薄白脈虛小和緩症情已臻安善矣而感症之後食復勞復最宜謹慎治法不宜驟補清養肺胃大腸以通爲補俾寢食漸復其常即是不補之補

西洋參二錢陳皮一錢五分鮮生地三錢米仁三錢金石斛三錢茯苓二錢丹皮一錢五分炙草四分川貝母二錢枇杷葉兩片

千里醫案卷一終

中医珍本文库影印点校（珍藏版）

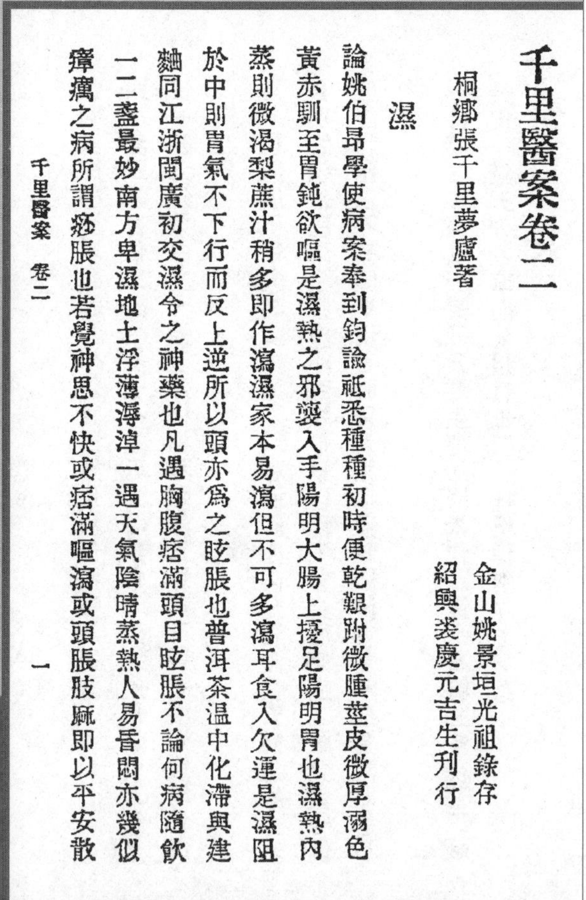
千里醫案卷二

桐鄉張千里夢廬著

金山姚景垣光祖錄存

紹興裘慶元吉生刊行

濕

論姚伯昂學使病案奉到鈞諭祇悉種種初時便乾艱跗微腫莖皮微厚溺色黃赤馴至胃鈍欲嘔是濕熱之邪襲入手陽明大腸上擾足陽明胃也濕熱內蒸則微渴梨蔗汁稍多即作瀉濕家本易瀉但不可多瀉耳食入欠運是濕阻於中則胃氣不下行而反上逆所以頭亦爲之眩脹也普洱茶溫中化滯與建麯同江浙閩廣初交濕令之神藥也凡遇胸腹痞滿頭目眩脹不論何病隨飲一二盞最妙南方卑濕地土浮薄溽淖一遇天氣陰晴蒸熱人易昏悶亦幾似瘴癘之病所謂痧脹也若覺神思不快或痞滿嘔瀉或頭脹肢痲即以平安散

千里醫案　卷二　一

千里医案卷二

桐乡张千里梦庐著

金山姚景垣光祖录存

绍兴裘庆元吉生刊行

湿

论姚伯昂学使病案，奉到钧论，只悉种种。初时便干艰，跗微肿，茎皮微厚，溺色黄赤，驯至胃钝欲呕，是湿热之邪袭入手阳明大肠，上扰足阳明胃也。湿热内蒸，则微渴，梨蔗汁稍多，即作泻。湿家本易泻，但不可多泻耳。食入欠运，是湿阻于中，则胃气不下行，而反上逆，所以头亦为眩胀也。普洱茶温中化滞，与建曲同，江浙闽广初交，湿令之神药也。凡遇胸腹痞满，头目眩胀，不论何病，随饮一二盏最妙。南方卑湿，地土浮薄溽淖，一遇天气阴晴蒸热，人易昏闷，亦几似瘴疠之病，所谓痧胀也。若觉神思不快，或痞满呕泻，或头胀肢麻，即以平安散

搐鼻，或点眼角即解。重则用冷水点服二三厘，大可辟暑湿、痧秽、岚瘴不正之气。今奉上一缄，聊备左右不时之需，以小瓶贮之，勿使泄气。杭省精一堂合制者亦佳，购之甚便也。今跗肿未全退，小溲尚未清长，敬遵谕拟奉一方呈电，蔗浆、枇杷除烦养胃最佳，梨、桃、黄瓜皆易滑泄，鳗鳝壅滞，均当忌也。此体气既小，有违和饮，食亦不宜强进，且愿稍稍节劳为祝（方未见）。

梅里张，肠风下血经年，至今冬才止，阳明腑络皆虚矣。初夏寒热发斑，亦是风湿为病，瘥后风湿之邪似未清解，风动厥阴，则右侧腰胯痛。少腹攻胀，湿阻少阴，则右腿痹痛，不能屈伸转侧。风湿相合，郁蒸为热，则身热恶寒，汗多溺黄，便反结闭，舌白不渴，胃钝食少矣。近复痰涎上壅，咳咳不爽，亦是湿浊所化。脉虚而弦。总之，皆外邪风湿未清之故。然风轻湿重尤宜通阳化湿为主，必先退其郁蒸之热，务使汗敛便调，庶无虚脱之虑。至于痹痛，不妨缓图。

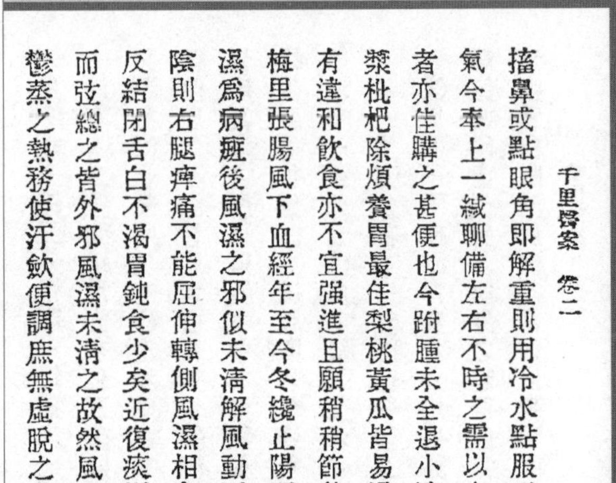

搐鼻或點眼角即解重則用冷水點服二三厘大可辟暑濕痧穢嵐瘴不正之氣今奉上一緘聊備左右不時之需以小瓶貯之勿使洩氣杭省精一堂合製者亦佳購之甚便也今跗腫未全退小溲尚未清長敬遵諭擬奉一方呈電蔗漿枇杷除煩養胃最佳梨桃黃瓜皆易滑洩鰻鱔壅滯均當忌也此體氣既小有違和飲食亦不宜強進且願稍稍節勞爲祝(方未見)

梅里張腸風下血經年至今冬纔止陽明腑絡皆虛矣初夏寒熱發斑亦是風濕爲病瘥後風濕之邪似未清解風動厥陰則右側腰胯痛少腹攻脹濕阻少陰則右腿痺痛不能屈伸轉側風濕相合鬱蒸爲熱則身熱惡寒汗多溺黃便反結閉舌白不渴胃鈍食少矣近復痰涎上壅咳咳不爽亦是濕濁所化脈虛而弦總之皆外邪風濕未清之故然風輕濕重尤宜通陽化濕爲主必先退其鬱蒸之熱務使汗歛便調庶無虛脫之慮至於痺痛不妨緩圖

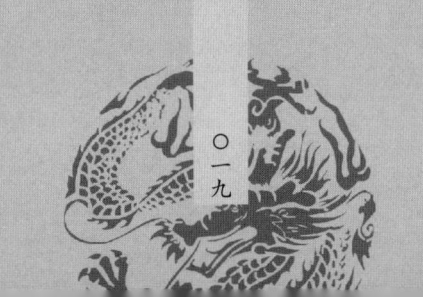

生冬朮一錢五分枳殼一錢橘皮一錢五分絲瓜絡三錢滑石三錢米仁三錢石膏二錢蘆根尺許杏仁三錢防己一錢五分茯苓三錢

又蒸熱漸止熱時仍有汗泄稍寐便亦稍潤右胯疝阻與右髀痺痛相連以致轉側屈伸不能皆適舌白口膩胃鈍溺少而黃脉又弦遲總之濕蒸熱鬱腑絡皆痺其痺之所以難通者中有疝氣橫膈升降之氣皆爲所阻而厥陰既不調暢陽明益加壅塞矣疏厥陰以平疝氣通陽明以和腑絡幸冀緩緩向安

洋參一錢五分橘皮一錢五分米仁三錢石膏煨一錢五分稀簽草二錢麥冬一錢五分茯苓三錢防己一錢五分忍冬籐四錢絲瓜絡三錢威靈仙三錢川楝子兩枚酒青皮八分川牛膝二錢

烏鎮楊陽虛濕勝之體兼之起居飲食不能愼攝或胸悶或便溏或夢洩面黃形瘦舌白脈滯反覆不常何以調理計惟常服丸劑緩以圖之若能謹愼自愛

生冬术一钱五分　枳壳一钱　橘皮一钱五分　丝瓜络三钱　滑石三钱　米仁三钱　石膏二钱　芦根尺许　杏仁三钱　防己一钱五分　茯苓三钱

又蒸热渐止，热时仍有汗泄，稍寐，便亦稍润。右胯疝阻，与右体痹痛相连，以致转侧屈伸不能皆适。舌白腻，胃钝，溺少而黄，脉又弦迟。总之，湿蒸热郁，腑络皆痹，其痹之所以难通者，中有疝气横膈，升降之气皆为所阻。而厥阴既不调畅，阳明益加壅塞矣。疏厥阴以平疝气，通阳明以和腑络，幸冀缓缓向安。

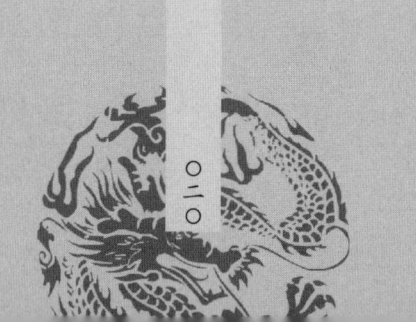

洋参一钱五分　橘皮一钱五分　米仁三钱　石膏煨，一钱五分　稀签（豨莶）草二钱　麦冬一钱五分　茯苓三钱　防己一钱五分　忍冬藤四钱　丝瓜络三钱　威灵仙三钱　川楝子两枚　酒青皮八分　川牛膝二钱

乌镇杨，阳虚湿胜之体，兼之起居饮食不能慎摄，或胸闷，或便溏，或梦泄面黄，形瘦舌白，脉滞，反覆不常，何以调理计。惟常服丸剂，缓以图之。若能谨慎自爱，

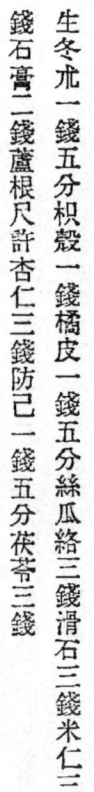

庶有康复之期。

资生丸，鲜藿香叶煎汤，下三钱。

湖州杨，长夏右颧发疡，原属阳明湿火上蒸，不与降而与升。则非但阳明腑气不降，而厥阴之湿火亦因之上升。以致右足大趾痛，气逆由足及腹上至脘胁䐜胀，皮肤间聂聂如虫行。减食消渴，口苦舌黄，脉弦而数，显属胃不降，而肝反升。宜通宜降，勿因高年，遽投腻补，究宜凭脉症以去病，即所以顾正也。病属易治，虽纠缠已久，勿忧之。

鲜生地五钱　云苓二钱　川楝子两枚　大腹皮二钱　白蒺藜二钱　小川连三分　米仁三钱　丝瓜络三钱　丹皮一钱五分　青皮八分　泽泻一钱五分　佛手柑两片

【光按】案语去病，即所以顾正，却是名言。

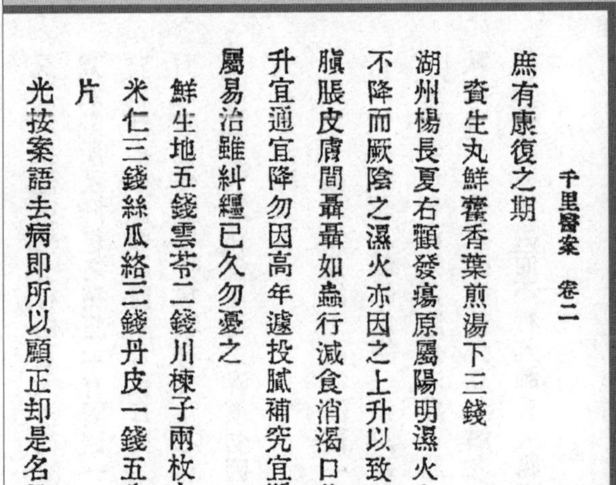
千里醫案　卷二　四

庶有康復之期

資生丸鮮藿香葉煎湯下三錢

湖州楊長夏右顴發瘍原屬陽明濕火上蒸不與降而與升則非但陽明腑氣不降而厥陰之濕火亦因之上升以致右足大趾痛氣逆由足及腹上至脘脇䐜脹皮膚間聶聶如蟲行減食消渴口苦舌黃脉弦而數顯屬胃不降而肝反升宜通宜降勿因高年遽投膩補究宜憑脈症以去病去病即所以顧正也病屬易治雖糾纏已久勿憂之

鮮生地五錢雲苓二錢川楝子兩枚大腹皮二錢白蒺藜二錢小川連三分米仁三錢絲瓜絡三錢丹皮一錢五分青皮八分澤瀉一錢五分佛手柑兩片

光按案語去病即所以顧正却是名言

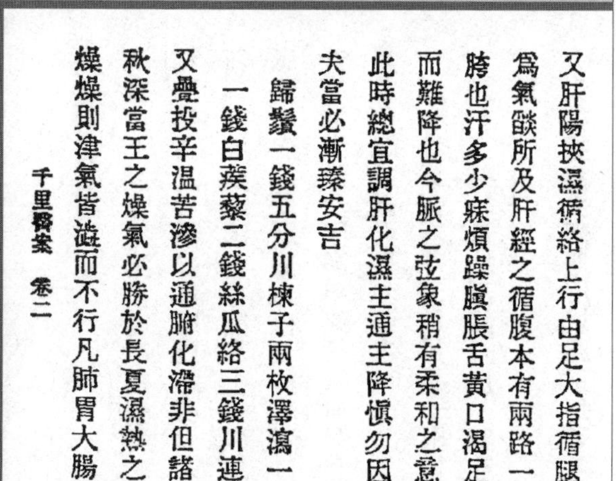
又肝陽挾濕循絡上行由足大指循腿入腹犯胃過鬲抵咽甚或頭面肩背部爲氣燄所及肝經之循腹本有兩路一由中抵鬲一循陰器毛際旁連少腹兩胯也汗多少寐煩躁䐜脹舌黃口渴足冷皆由肝氣挾濕未能清化以致易升而難降也今脈之弦象稍有柔和之意數象已退大便漸有溏意而尚欠通暢此時總宜調肝化濕主通主降愼勿因寢食未和體氣倦怠遽投塡補經月工夫當必漸臻安吉

歸鬚一錢五分川楝子兩枚澤瀉一錢五分雲茯苓三錢米仁三錢小茴香一錢白蒺藜二錢絲瓜絡三錢川連三分青皮八分橘核一錢五分

又疊投辛温苦滲以通腑化滯非但諸症不退而大便反加燥結者良由時際秋深當王之燥氣必勝於長夏濕熱之餘氣以致肺胃大腸之結澀者益形虛燥燥則津氣皆澁而不行凡肺胃大腸之主乎通降者既不循職肝脾之主乎

千里醫案　卷二　　五

又肝阳挟湿，循络上行，由足大指循腿入腹犯胃，过鬲抵咽，甚或头面肩背部为气焰所及。肝经之循腹，本有两路：一由中抵鬲；一循阴器毛际旁连少腹两胯也。汗多少寐，烦躁䐜胀，舌黄口渴，足冷，皆由肝气挟湿，未能清化，以致易升而难降也。今脉之弦象稍有柔和之意，数象已退，大便渐有溏意，而尚欠通畅。此时总宜调肝化湿，主通主降，慎勿因寝食未和，体气倦怠，遽投填补，经月工夫，当必渐臻安吉。

归须一钱五分　川楝子两枚　泽泻一钱五分　云茯苓三钱　米仁三钱　小茴香一钱　白蒺藜二钱　丝瓜络三钱　川连三分　青皮八分　橘核一钱五分

又叠投辛、温、苦，渗以通腑化滞，非但诸症不退，而大便反加燥结者，良由时际秋深，当王之燥气必胜于长夏湿热之余气，以致肺胃大肠之结涩者益形虚燥，燥则津气皆涩，而不行。凡肺胃大肠之主乎通降者，既不循职肝脾之主乎，

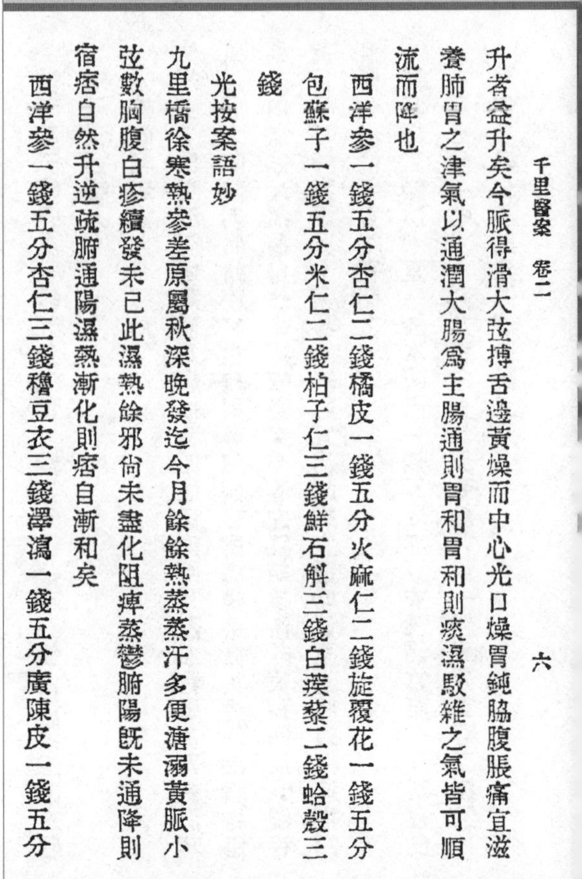
千里醫案　卷二　六

升者益升矣今脈得滑大弦摶舌邊黃燥而中心光口燥胃鈍脇腹脹痛宜滋養肺胃之津氣以通潤大腸爲主腸通則胃和胃和則痰濕駁雜之氣皆可順流而降也

西洋參一錢五分杏仁二錢橘皮一錢五分火麻仁二錢旋覆花一錢五分包蘇子一錢五分米仁二錢柏子仁三錢鮮石斛三錢白蒺藜二錢蛤殼三錢

光按案語妙

九里橋徐寒熱參差原屬秋深晚發迄今月餘餘熱蒸蒸汗多便溏溺黃脈小弦數胸腹白瘖續發未已此濕熱餘邪尚未盡化阻痺蒸鬱腑陽既未通降則宿瘖自然升逆疏腑通陽濕熱漸化則瘖自漸和矣

西洋參一錢五分杏仁三錢穭豆衣三錢澤瀉一錢五分廣陳皮一錢五分

升者益升矣。今脉得滑、大、弦、搏，舌边黄燥而中心光，口燥胃钝，胁腹胀痛，宜滋养肺胃之津气，以通润大肠为主。肠通则胃和，胃和则痰湿驳杂之气皆可顺流而降也。

西洋参一钱五分　杏仁二钱　橘皮一钱五分　火麻仁二钱　旋覆花一钱五分，包　苏子一钱五分　米仁二钱　柏子仁三钱　鲜石斛三钱　白蒺藜二钱　蛤壳三钱

【光按】案语妙。

九里桥徐，寒热参差，原属秋深晚发，迄今月余。余热蒸蒸汗多，便溏溺黄，脉小弦数，胸腹白瘖续发未已。此湿热余邪尚未尽化，阻痹蒸郁，腑阳既未通，降则宿瘖自然升逆。疏腑通阳，湿热渐化，则瘖自渐和矣。

西洋参一钱五分　杏仁三钱　穭豆衣三钱　泽泻一钱五分　广陈皮一钱五分

炒穀芽三錢丹皮一錢五分桑葉一錢五分雲茯苓三錢白蒺藜二錢左牡蠣三錢蘆根八寸

光按簡潔老當方亦靈動

杭州王平居嗜酒濕凝陽鬱爲病去秋四肢疼痺兩足及左臂爲甚乃是濕蒸氣滯足太陰陽明脈絡不宣也繼則鼻衂難經所謂陽絡傷則血外溢陰絡傷則血內溢熱泄氣通自然絡痺較衰矣今春左乳結核時欬痰稠體疲脉濡舌黄目昏耳鈍亦濕邪上蒙耳然絡病宜清腑病宜通時值夏令收效難速擬用和陽化濕清氣宣絡緩圖之

潞黨參三錢法半夏一錢木防己一錢五分赤豆衣三錢竹茹七分新會皮一錢五分生冬朮一錢川黄柏一錢五分粉丹皮一錢五分雲苓二錢炙甘草四錢米仁三錢建澤瀉一錢五分

炒谷芽三钱　丹皮一钱五分　桑叶一钱五分　云茯苓三钱　白蒺藜二钱　左牡蛎三钱　芦根八寸

【光按】简洁老当，方亦灵动。

杭州王，平居嗜酒，湿凝阳郁为病，去秋四肢疼痹，两足及左臂为甚，乃是湿蒸气滞，足太阴、阳明脉络不宣也，继则鼻衄。《难经》所谓阳络伤则血外溢，阴络伤则血内溢。热泄气通，自然络痹较衰矣。今春左乳结核，时欬痰稠，体疲脉濡，舌黄目昏，耳钝，亦湿邪上蒙耳。然络病宜清，腑病宜通，时值夏令，收效难速，拟用和阳化湿，清气宣络，缓图之。

潞党参二钱　法半夏一钱　木防己一钱五分　赤豆衣三钱　竹茹七分　新会皮一钱五分　生冬术一钱　川黄柏一钱五分　粉丹皮一钱五分　云苓二钱　炙甘草四钱　米仁三钱　建泽泻一钱五分

洞庭山蔡，阳虚嗜酒之体，屡为湿困，以致腰重，不耐久坐，左肩臂痛，疮痍时发，不能尽泄经隧之湿，由阳明深入厥阴，为便难，肛痔为囊，风腿癣滋蔓无已，皆湿病也。脉濡涩，不宜用刚药。燥劫议养阳明，以清厥阴，冀其缓效。

大生地　归身　川断　米仁　制首乌　丹皮　杜仲　稀（豨）莶草　生冬术　萆薢　黄柏　忍冬藤　另服指迷茯苓丸三钱，酒下。

【光按】此症生地、首乌太觉腻滞，可加银花、丝瓜络、桑叶等，以靖厥阴之湿热，比麻李，身热已退七八，大便逐日一度，干而尚顺，耳聪神清，食进溺淡黄，舌薄白，脉濡滑缓。论症情喜已退舍，此时宜清养阳明，冀其肠胃通和，则未尽之湿热便可渐次清化矣。

西洋参一钱五分　陈皮一钱五分　米仁三钱　竹叶念片　煨石羔（膏）三钱　赤苓四钱　通草六分　芦根八寸　益元散三钱　知母一钱五分　杏仁二钱

洞庭山蔡陽虛嗜酒之體屢爲濕困以致腰重不耐久坐左肩臂痛瘡痍時發不能盡洩經隧之濕由陽明深入厥陰爲便難肛痔爲囊風腿癬滋蔓無已皆濕病也脈濡濇不宜用剛藥燥刼議養陽明以清厥陰冀其緩效

大生地歸身川斷米仁製首烏丹皮杜仲稀薟草生冬朮萆薢黃柏忍冬籐

另服指迷茯苓丸三錢酒下

光按此症生地首烏太覺膩滯可加銀花絲瓜絡桑葉等以靖厥陰之溼熱比麻李身熱已退七八大便逐日一度乾而尚順耳聰神清食進溺淡黃舌薄白脈濡滑緩論症情喜已退舍此時宜清養陽明冀其腸胃通和則未盡之濕熱便可漸次清化矣

西洋參一錢五分陳皮一錢五分米仁三錢竹葉念片煨石羔三錢赤苓四錢通草七分蘆根八寸益元散三錢知母一錢五分杏仁二錢

光按南方地形卑下入夏以來雨水較多泛潮更甚故溼病最多往往胸痞納呆頭額脹悶身熱凜寒甚或壯熱汗多發爲白痦治不得法動輒經月更有延誤傷生者此證最忌辛溫發表苦寒冰伏要在清熱不助溼利溼不傷陰方爲妙手

火

吳姿顧兩耳鳴次第失聰皆因外風內襲而來據述胸腹氣火上升爲鼻淵齒衄胸痹痰多下迫爲痔瘍便難或溏今脈得細弦遲全屬少陽陽明風火痰三者爲病矣

潞黨參陳皮枳殼穭豆衣法半夏茯苓胡麻炒杭菊麥門冬丹皮桑皮竹茹

光按此症磁硃丸亦可選用

杭州裘五內如焚起滅無定時易怒多疑舌膩口甜脈弦左尤甚肝熱由於膽

【光按】南方地形卑下，入夏以来，雨水较多，泛潮更甚，故湿病最多。往往胸痞纳呆，头额胀闷，身热凛寒，甚或壮热汗多，发为白痦。治不得法，动辄经月，更有延误伤生者。此证最忌辛温发表，苦寒冰伏，要在清热不助湿，得湿不伤阴，方为妙手。

火

吴姿颐，两耳鸣，次第失聪，皆因外风内袭而来。据述胸腹气火上升，为鼻渊齿衄，胸痹痰多，下迫为痔疡，便杂或溏。今脉得细、弦、迟，全属少阳、阳明风、火、痰三者为病矣。

潞党参　陈皮　枳壳　穞豆衣　法半夏　茯苓　胡麻炒　杭菊　麦门冬　丹皮　桑皮　竹茹

【光按】此症磁硃丸，亦可选用。

杭州裘，五内如焚，起灭无定时，易怒多疑，舌腻口甜，脉弦左尤甚，肝热由于胆

寒，脾痹由于胃滞，所谓五志火动，神明内扰也。隆冬蛰藏之时，宜用育阴潜阳法。

大熟地三钱　阿胶一钱五分　天冬一钱五分　茯神二钱　竹茹八分　牡丹皮一钱五分　牡蛎三钱　佩兰叶一钱　莲心十粒　白芍二钱　泽泻一钱五分　枣仁二钱　黑芝麻三钱

另服硃砂安神丸，莲心糊丸。

【光按】此方与症，丝丝入筘。

王泾江张女，病阅六年，初因气滞饮聚，久则络逆火升，两月来才得平卧血止。然饮沫上溢，日必碗许。欬呕眩悸，齿血牙疳，颈疬面浮，气阻络痹，辄觉郁痛。此皆由于气火之郁，偏寒偏热，非调郁法也。缓图尚可少安，第难欲速耳。

西洋参一钱五分　驴皮胶二钱　金石斛三钱　穞豆衣三钱　茯苓二钱　蛤壳三钱　石决明三钱　旱莲草二钱　川贝母二钱　海石粉三钱

寒脾痺由於胃滯所謂五志火動神明內擾也隆冬蟄藏之時宜用育陰潛陽法

大熟地三錢阿膠一錢五分天冬一錢五分茯神二錢竹茹八分牡丹皮一錢五分牡蠣三錢佩蘭葉一錢蓮心十粒白芍二錢澤瀉一錢五分棗仁二錢黑芝麻三錢　另服硃砂安神丸蓮心糊丸

光按此方與症絲絲入簆

王涇江張女病閱六年初因氣滯飲聚久則絡逆火升兩月來纔得平臥血止然飲沫上溢日必碗許欬嘔眩悸齒血牙疳頸癧面浮氣阻絡痺輒覺鬱痛此皆由於氣火之鬱偏寒偏熱非調鬱法也緩圖尚可少安第難欲速耳

西洋參一錢五分驢皮膠二錢金石斛三錢穭豆衣三錢茯苓二錢蛤殼三錢石決明三錢旱蓮草二錢川貝母二錢海石粉三錢

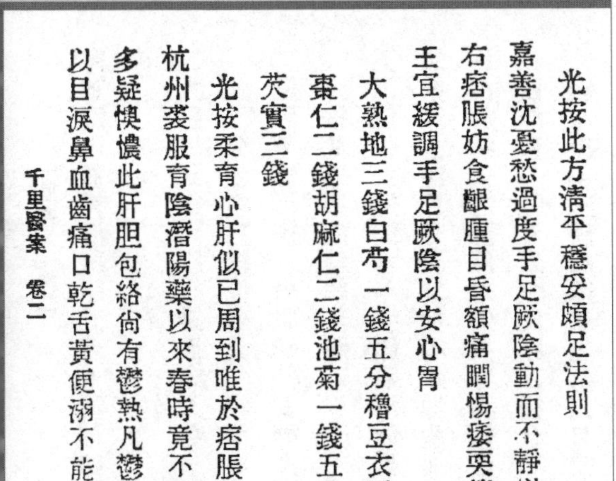
光按此方清平穩妥頗足法則
嘉善沈憂愁過度手足厥陰動而不静以致疝聚於中火升於上精洩於下脘右痞脹妨食皻腫目昏額痛瞤惕痿苶等症紛擾數年不已甚至心神不能自主宜緩調手足厥陰以安心胃
大熟地三錢白芍一錢五分穭豆衣三錢龍骨二錢荔枝兩枚紫石英三錢棗仁二錢胡麻仁二錢池菊一錢五分金櫻子三錢牡蠣三錢建蓮子十粒芡實三錢
光按柔育心肝似已周到唯於痞脹妨食似未顧及綠萼梅砂仁亦可加入
杭州裘服育陰潛陽藥以來春時竟不夢遺是可喜也然晨易心悸悸即易怒多疑懊儂此肝胆包絡尚有鬱熱凡鬱熱之衝原無定時而心胃獨當其衝所以目淚鼻血齒痛口乾舌黃便溺不能了了脈弦實相因而來也宜清肝之用

【光按】此方清平稳妥，颇足法则。

嘉善沈，忧愁过度，手足厥阴动而不静，以致疝聚于中，火升于上，精泄于下，脘右痞胀妨食，皻肿目昏，额痛瞤惕，痿苶等症，纷扰数年不已。甚至心神不能自主，宜缓调手足厥阴，以安心胃。

大熟地三钱　白芍一钱五分　穞豆衣三钱　龙骨二钱　荔枝两枚　紫石英三钱　枣仁二钱　胡麻仁二钱　池菊一钱五分　金樱子三钱　牡蛎三钱　建莲子十粒　芡实三钱

【光按】柔育心肝，似已周到。唯于痞胀妨食，似未顾及，绿萼梅、砂仁亦可加入。

杭州裘，服育阴潜阳药以来，春时竟不梦遗，是可喜也。然晨易心悸，悸即易怒，多疑懊侬，此肝胆包络尚有郁热，凡郁热之冲，原无定时，而心胃独当其冲，所以目泪鼻血，齿痛口干，舌黄便溺，不能了了。脉弦实，相因而来也。宜清肝之用

养肝之体，以调疎泄之职，则胆与包络皆和矣。

西洋参一钱五分　白芍一钱五分　陈海蛰二钱　炒山栀一钱五分　霜桑叶一钱五分　大生地三钱　丹皮一钱五分　金石斛三钱　白蒺藜二钱　石决明三钱　荸荠两枚　火麻仁二钱　女贞子三钱

临卧仍用灯心汤下硃砂安神丸四五钱。

【光按】丹溪云：上升之气多自肝出，此方平肝清肝，一线穿成。

燥

桐乡曾，八月初寒热似疟，是新凉外迫，伏暑内动之感证。奈挟食挟怒而脘痛，呕逆吐蛔特甚，客反胜主，治法不免喧宾夺主矣。腑病宜通，得濡润而痛减，得溏泄而痛竟暂止，感症之流连肺胃者，每每如此纠缠一月。病未了了，寒热又作，频加欬嗽面浮，则又病中体虚，复加一层秋燥之邪，肺气益痹，以致腹痛作，

養肝之體以調疎泄之職則胆與包絡皆和矣
西洋參一錢五分白芍一錢五分陳海蛰二錢炒山梔一錢五分霜桑葉一錢五分大生地三錢丹皮一錢五分金石斛三錢白蒺藜二錢石决明三錢荸薺兩枚火麻仁二錢女貞子三錢
臨臥仍用燈心湯下硃砂安神丸四五錢
光按丹溪云上升之氣多自肝出此方平肝清肝一線穿成
燥
桐鄉曾八月初寒熱似瘧是新凉外廹伏暑內動之感證奈挾食挾怒而脘痛嘔逆吐蚘特甚客反勝主治法不免喧賓奪主矣腑病宜通得濡潤而痛減得溏泄而痛竟暫止感症之流連肺胃者每每如此糾纏一月病未了了寒熱又作頻加欬嗽面浮則又病中體虛復加一層秋燥之邪肺氣益痺以致腹痛作

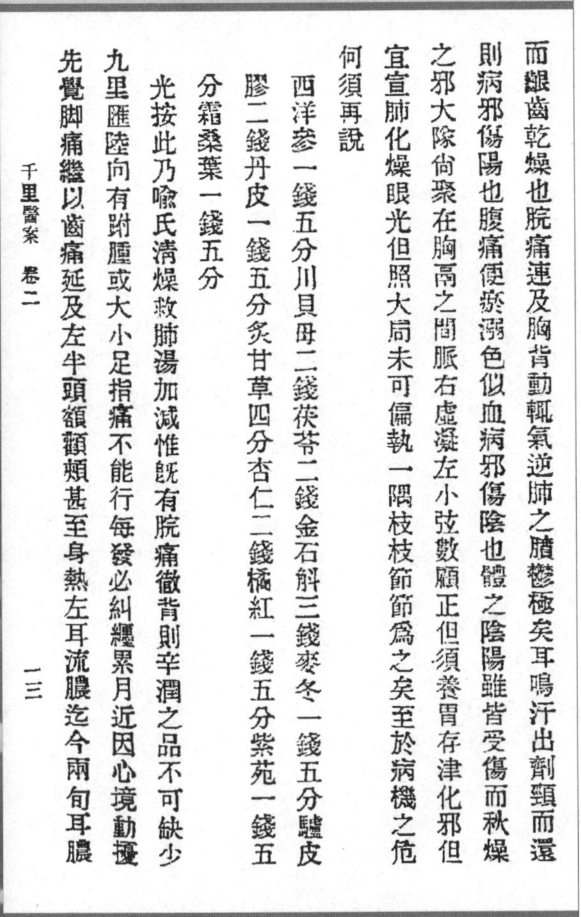
而齦齒乾燥也脘痛連及胸背動輒氣逆肺之膹鬱極矣耳鳴汗出剤頸而還
則病邪傷陽也腹痛便瘀溺色似血病邪傷陰也體之陰陽雖皆受傷而秋燥
之邪大隊尚聚在胸鬲之間脈右虛凝左小弦數顧正但須養胃存津化邪但
宜宣肺化燥眼光但照大局未可偏執一隅枝枝節節爲之矣至於病機之危
何須再說
西洋參一錢五分川貝母二錢茯苓二錢金石斛三錢麥冬一錢五分驢皮
膠二錢丹皮一錢五分炙甘草四分杏仁二錢橘紅一錢五分紫苑一錢五
分霜桑葉一錢五分
光按此乃喻氏清燥救肺湯加減惟既有脘痛徹背則辛潤之品不可缺少
九里匯陸向有跗腫或大小足指痛不能行每發必糾纏累月近因心境動擾
先覺脚痛繼以齒痛延及左半頭額顴頰甚至身熱左耳流膿迄今兩旬耳膿
千里醫案　卷二　一三

而龈齿干燥也。脘痛连及胸背，动辄气逆，肺之膹郁极矣。耳鸣汗出，剂颈而还，则病邪伤阳也。腹痛便瘀，溺色似血，病邪伤阴也。体之阴阳虽皆受伤，而秋燥之邪大队尚聚在胸膈之间，脉右虚凝，左小弦数，顾正但须养胃存津，化邪但宜宣肺化燥。眼光但照大局，未可偏执一隅，枝枝节节为之矣。至于病机之危，何须再说。

西洋参一钱五分　川贝母二钱　茯苓二钱　金石斛三钱　麦冬一钱五分　驴皮胶二钱　丹皮一钱五分　炙甘草四分　杏仁二钱　橘红一钱五分　紫苑（菀）一钱五分　霜桑叶一钱五分

【光按】此乃喻氏清燥救肺汤加减，惟既有脘痛彻背，则辛润之品不可缺少。

九里汇陆，向有跗肿，或大小足指痛不能行，每发必纠缠累月。近因心境动扰，先觉脚痛，继以齿痛，延及左半头额颧颊，甚至身热，左耳流脓，迄今两旬。耳脓

及额俱痛，而彻夜不能成寐，烦躁益增，咽腭干燥，耳鸣口干，咯有凝血，食少便难。脉两关见弦，素体操劳，忧郁由来久矣。心脾营虚，是其质，近来复感风燥之火，上烁肺金，金不制木，肝阳化风化火，上扰清空。肺胃津液皆为消烁，是以现症种种虚实混淆，宜先用甘凉濡润，以存津液，以化虚燥。

鲜生地三钱　知母一钱五分　胡麻仁二钱　夏枯草一钱五分　茅根四钱　驴皮胶二钱　麦冬一钱五分　杭黄菊二钱　西洋参二钱　桑叶一钱五分　石决明三钱　枣仁二钱　川芎七分　川贝母二钱

又连服甘凉濡润之剂，以存胃津，熄肝风咽腭之燥，已减血亦渐止。右额浮肿亦退，大便虽涩而日行，胃纳亦安。脉左静小而虚，右关稍有弦象。惟寐尚少，即寐亦未酣，适鼻气室塞。盖燥为虚邪而言，以素虚之体，易受燥邪也。其平素面跗庞然，两足易痛，原属阳明津虚，络脉久失濡润，故燥气加临，愈觉冲逆。今拟

及額倶痛而徹夜不能成寐煩躁益增咽腭乾燥耳鳴口乾咯有凝血食少便
難脈兩關見弦素體操勞憂鬱由來久矣心脾營虛是其質近來復感風燥之
火上爍肺金金不制木肝陽化風化火上擾清空肺胃津液皆爲消爍是以現
症種種虛實混淆宜先用甘凉濡潤以存津液以化虛燥
鮮生地三錢知母一錢五分胡麻仁二錢夏枯草一錢五分茅根四錢驢皮
膠二錢麥冬一錢五分杭黃菊二錢西洋參二錢桑葉一錢五分石决明三
錢棗仁二錢川芎七分川貝母二錢
又連服甘凉濡潤之劑以存胃津熄肝風咽腭之燥已減血亦漸止右額浮腫
亦退大便雖濇而日行胃納亦安脈左靜小而虛右關稍有弦象惟寐尚少即
寐亦未酣適鼻氣窒塞蓋燥爲虛邪而言以素虛之體易受燥邪也其平素面
跗龐然兩足易痛原屬陽明津虛絡脈久失濡潤故燥氣加臨愈覺衝逆今擬

滋養肺胃充潤津液肺金清肅則肝木自平胃氣充和則夜寐自安矣至於節勞戒怒則在自愛者留意焉

鮮生地二錢麥冬一錢五分西洋參二錢蛤殼三錢桑葉三錢驢皮膠二錢橘紅一錢五分丹皮一錢五分枇杷葉兩片金石斛三錢川貝二錢胡麻仁二錢

又脈六部緩小右關之滑形已退大便稍潤漸能假寐然咽腭仍乾上及於鼻瘀聚氣穢呼吸不利兩耳抽掣心中時惕凡鼻息不得臥眠陽明病也顯屬風燥之火上傷天氣清竅窒塞津液不能上承疊投甘涼濡潤而迄今不能大效計惟有倣古人風以潤之之義取其清陽上達可至病所則存津滋液庶乎有裨

西洋參二錢元參一錢驢皮膠二錢夏枯草一錢五分薄荷一錢五分川貝

滋养肺胃，充润津液，金清肃则肝木自平，胃气充和则夜寐自安矣。至于节劳戒怒，则在自爱者留意焉。

鲜生地二钱　麦冬一钱五分　西洋参二钱　蛤壳三钱　桑叶三钱　驴皮胶二钱　橘红一钱五分　丹皮一钱五分　枇杷叶两片　金石斛三钱　川贝母二钱　胡麻仁二钱

又，脉六部缓小，右关之滑形已退，大便稍润，渐能假寐。然咽腭仍干，上及于鼻，瘀聚气秽，呼吸不利，两耳抽掣，心中时惕。凡鼻息不得卧眠，阳明病也。显属风燥之火，上伤天气，清窍室塞，津液不能上承。叠投甘凉濡润，而迄今不能大效计。惟有仿古人，风以润之之义，取其清阳上达，可至病所，则存津滋液，庶乎有裨。

西洋参二钱　元参一钱　驴皮胶二钱　夏枯草一钱五分　薄荷一钱五分　川贝

母二钱　甘草四分　鲜生地三钱　枇杷叶两片　茅根三钱　犀角尖六分　辛夷一钱　牛蒡子二钱　防风八分

西窑头陈妇，经来色黑久矣，渐致届期少腹必痛胀，似崩似淋，而成紫黑，且有块，兼之去年至今，便血半年。血分郁热之深，可见血燥则脏燥。故悲喜无端，似有鬼神。凡妇科血燥而郁热，则心营之有虚火不待言矣。心主易震，则肝胆相火，安得不动火焰于上，则肺受克而津气易酿痰浊。痰与瘀血为心火所引，则渐入手厥阴包络，故现症有如此之变幻庞杂也。病之源流标本如此，从此用意自有治法。总而言之，此藏躁夹痰症也。

鲜生地三钱　白薇一钱五分　五灵脂二钱　川百合二钱　淮小麦二钱　紫草一钱　黑芝麻二钱　羚羊角一钱五分　炙甘草四分　驴皮胶二钱　天竺黄二钱

又进治脏躁血郁方，半月余诸症皆退，体中颇适。近因经候之期，先觉便难，继

母二錢甘草四分鮮生地三錢枇杷葉兩片茅根三錢犀角尖六分辛夷一
錢牛蒡子二錢防風八分
西窰頭陳婦經來色黑久矣漸致屆期少腹必痛脹似崩似淋而成紫黑且有
塊兼之去年至今便血半年血分鬱熱之深可見血燥則臟燥故悲喜無端似
有鬼神凡婦科血燥而鬱熱則心營之有虛火不待言矣心主易震則肝胆相
火安得不動火燄於上則肺受尅而津氣易釀痰濁痰與瘀血爲心火所引則
漸入手厥陰包絡故現症有如此之變幻龐雜也病之源流標本如此從此用
意自有治法總而言之此藏躁夾痰症也
鮮生地三錢白薇一錢五分五靈脂二錢川百合二錢淮小麥二錢紫草一
錢黑芝麻二錢羚羊角一錢五分炙甘草四分驢皮膠二錢天竺黄二錢
又進治臟躁血鬱方半月餘諸症皆退體中頗適近因經候之期先覺便難繼

以內熱經來仍然紫黑自覺諸症皆動而忽悲忽笑不能自主此其故總由血
分尙有鬱熱深伏於衝任血室之間屆期血動則鬱火亦動心主血主火君火
動則五志之火一時燄發故現症種種幾乎無藏不動也乘其血動之時因勢
而內奪之必得鬱火清則狂瀾不沸心君泰然矣
犀角尖七分丹皮一錢五分酒製大黃三錢紫草一錢鮮生地三錢白芍一
錢五分桃仁泥一錢五分
光按案語老鍊方亦簡潔
又臟躁漸減秋冬之交竟有三月不大發然稍勞怒輒覺火升鼻乾心神不能
自主而帶重腰痠左足易熱經來參差腹痛氣墜色仍紫黑此八脈鬱火尙未
清化宜用靜劑專淸奇經
鮮生地三錢歸身一錢五分白芍一錢五分驢皮膠二錢丹皮一錢五分川

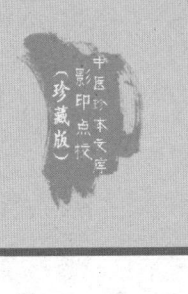

以内热，经来仍然紫黑，自觉诸症皆动，而忽悲忽笑，不能自主。此其故，总由血分尚有郁热深伏于冲任血室之间，届期血动则郁火亦动。心主血，主火，君火动，则五志之火一时焰发，故现症种种几乎无藏不动也。乘其血动之时，因势而内夺之。必得郁火清，则狂澜不沸，心君泰然矣。

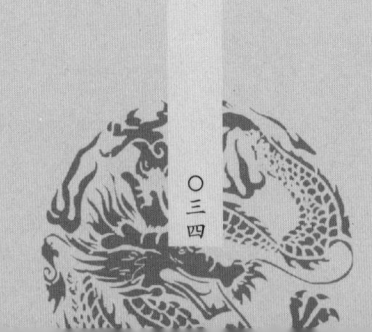

犀角尖七分　丹皮一钱五分　酒制大黄三钱　紫草一钱　鲜生地三钱　白芍一钱五分　桃仁泥一钱五分

【光按】案语老炼，方亦简洁。

又脏躁渐减，秋冬之交，竟有三月不大发。然稍劳怒辄觉火升，鼻干，心神不能自主，而带重腰痠，左足易热，经来参差，腹痛气坠，色仍紫黑，此八脉郁火，尚未清化。宜用静剂，专清奇经。

鲜生地三钱　归身一钱五分　白芍一钱五分　驴皮胶二钱　丹皮一钱五分　川

贝母二钱　蒲黄三分　五灵脂二钱　白薇一钱五分　西洋参二钱

【光按】此症与《金匮》之藏躁似是而非，此乃血结成燥，彼乃血虚藏燥，故用药亦不同。

武康钱，肌表微寒而热，似疟非疟，鼻干有血，胃钝少纳，脉浮、弦、数，阳部为甚。此燥火上薄肺金，自秋初至今，迄不肯已。反致便溏，是肺与大肠两金皆困，老年岂是轻症，况素有失血，则气血俱耗矣。

西洋参一钱五分　麦冬一钱五分　川百合四钱　白粳米一撮　川贝母三钱　紫菀（苑）一钱五分　驴皮胶二钱　枇杷叶两片　款冬花一钱五分　炙草四分

【光按】燥为次，寒复气为热故，秋令渐凉，则燥气大行，而其字则从火也。古来治内燥，首推魏玉横之集灵膏。治外燥允推喻西昌之清燥救肺汤。

千里医案卷二终

貝母二錢蒲黃三分五靈脂二錢白薇一錢五分西洋參二錢
光按此症與金匱之藏躁似是而非此乃血結成燥彼乃血虛藏燥故用藥
亦不同
武康錢肌表微寒而熱似瘧非瘧鼻乾有血胃鈍少納脈浮弦數陽部爲甚此
燥火上薄肺金自秋初至今迄不肯已反致便溏是肺與大腸兩金皆困老年
豈是輕症況素有失血則氣血俱耗矣
西洋參一錢五分麥冬一錢五分川百合四錢白粳米一撮川貝母三錢紫
苑一錢五分驢皮膠二錢枇杷葉兩片款冬花一錢五分炙草四分
光按燥爲次寒復氣爲熱故秋令漸涼則燥氣大行而其字則從火也古來
治內燥首推魏玉横之集靈膏治外燥允推喻西昌之清燥救肺湯
千里醫案卷二終

千里医案卷三

桐乡张千里梦庐著

金山姚景垣光祖录存

绍兴裘庆元吉生刊行

欬嗽

嘉兴陈，初起寒热，头痛咳嗽，汗泄，明属风伤肺卫为病。奈气体素虚，向有肝郁，今肺既不宣，肝必易逆，挟饮阻络上干清阳，以致欬逆痰薄。左胁引痛，舌苔厚白，干而不渴，胸脘痞闷，不饥少食，溺黄而少，便干而坚。此饮阻络，痹气亦膹郁也。呃逆频出，咽左激痛甚，或气冲至巅，耳鸣头晕，此肝阳化风，郁而为热也。总而言之，始则外风引动内饮，继则外风引动内风。迄今八九日，外风将化而痰饮，肝风反扰攘不解。脉右寸及左三部皆近数急，须清金以制木，通阳以和饮，虚体不宜病魔久扰。

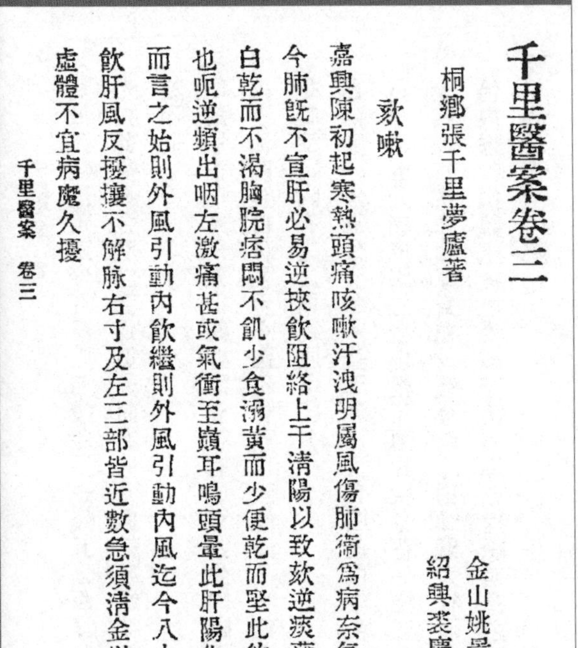

千里醫案卷三

桐鄉張千里夢廬著

金山姚景垣光祖錄存

紹興裘慶元吉生刊行

欬嗽

嘉興陳初起寒熱頭痛咳嗽汗洩明屬風傷肺衛爲病柰氣體素虛向有肝鬱今肺既不宣肝必易逆挾飲阻絡上干清陽以致欬逆痰薄左脇引痛舌苔厚白乾而不渴胸脘痞悶不飢少食溺黃而少便乾而堅此飲阻絡痺氣亦膹鬱也呃逆頻出咽左激痛甚或氣衝至巔耳鳴頭暈此肝陽化風鬱而爲熱也總而言之始則外風引動內飲繼則外風引動內風迄今八九日外風將化而痰飲肝風反擾攘不解脉右寸及左三部皆近數急須清金以制木通陽以和飲虛體不宜病魔久擾

千里醫案　卷三　一

西洋参一钱五分　九孔石决明三钱　陈皮一钱五分　海石粉二钱　川贝母三钱　茯苓二钱　白蒺藜二钱　竹茹七分　杏仁二钱　旋覆花一钱五分　蛤壳四钱　霜桑叶两片

石门吴，烦劳阳虚之体，加以嗜酒积湿，湿浊酿痰，故素有善咳脚气等症。今因新寒外袭宿饮，内动初起，恶寒鼻塞，清涕喘欬，不得卧。痰虽来而气仍逆上，痰气壅于中，湿热脚气动于下，加之阳素虚，而血又动，安内攘外何恃毋恐。姑拟定喘化痰，顺气和络法：

潞党参二钱　驴皮胶一钱五分，分二次入　冬瓜子三钱　川贝母二钱　芦根五钱　橘皮一钱五分　旋覆花包，一钱五分　炙甘草四分　丝瓜络三钱　云苓二钱　海石粉二钱　薏苡仁三钱　杏仁二钱

又诸恙皆退，胃纳已增，脉象静小，舌色润泽。惟寐后干咳，得汤饮即痰出而嗽

西洋參一錢五分九孔石決明三錢陳皮一錢五分海石粉二錢川貝母三錢茯苓二錢白蒺藜二錢竹茹七分杏仁二錢旋覆花一錢五分蛤殼四錢

霜桑葉兩片

石門吳煩勞陽虛之體加以嗜酒積濕濕濁釀痰故素有善欬脚氣等症今因新寒外襲宿飲內動初起惡寒鼻塞清涕喘欬不得臥痰雖來而氣仍逆上痰氣壅於中濕熱脚氣動於下加之陽素虛而血又動安內攘外何恃毋恐姑擬定喘化痰順氣和絡法

潞黨參二錢驢皮膠一錢五分分二次入冬瓜子三錢川貝母二錢蘆根五錢橘皮一錢五分旋覆花包一錢五分炙甘草四分絲瓜絡三錢雲苓二錢

海石粉二錢薏苡仁三錢杏仁二錢

又諸恙皆退胃納已增脈象靜小舌色潤澤惟寐後乾欬得湯飲即痰出而嗽

已臥時又須倚枕足見風燥之火易刼津氣甘凉濡潤以滋氣存津自是此症
要旨擬以前法中再叅濡肺胃法
潞黨參二錢驢皮膠二錢麥門冬一錢五分炙甘草四分橘皮一錢五分川
貝母二錢鮮生地三錢榧子肉氷糖拌炒七粒茯苓二錢杏仁二錢金石斛
二錢
南潯錢血後之欬治之本難不過蓄血與虛損之血稍有間耳今進和補陽明
法神氣漸旺或可漸圖恢復然治欬正須時日斷難欲速也
潞黨參一錢川貝母二錢茯苓二錢澤瀉一錢五分大熟地三錢黃芪一錢
五分橘皮一錢五分驢皮膠二錢甜杏仁三錢炙草四分
平望許初則晨刻欬嘔飲濁久則哮嗽上氣夜不著枕行艱報息頭汗舌膩脈
虛凝如毛右部間露弦象既經多年除根不易議和飲通陽平逆定喘法先爲

已。卧时又须倚枕，足见风燥之火易劫津气，甘凉濡润以滋气，存津自是此症要旨。拟以前法中，再参濡肺胃法。

潞党参二钱　驴皮胶二钱　麦门冬一钱五分　炙甘草四分　橘皮一钱五分　川贝母二钱　鲜生地三钱　榧子肉冰糖拌炒，七粒　茯苓二钱　杏仁二钱　金石斛二钱

南浔钱，血后之欬，治之本难。不过蓄血与虚损之血稍有间耳，今进和补阳明法，神气渐旺，或可渐图恢复。然治欬正须时日，断难欲速也。

潞党参一钱　川贝母二钱
茯苓二钱　泽泻一钱五分
大熟地三钱　黄芪一钱五分
橘皮一钱五分　驴皮胶二钱
甜杏仁三钱　炙草四分

平望许，初则晨刻欬呕，饮浊久则哮嗽，上气夜不著枕，行艰报息，头汗舌腻。脉虚凝如毛，右部间露弦象，既经多年除根不易，议和饮通阳，平逆定喘法，先为

御寒之计。

路党参三钱　陈皮一钱五分　苏子一钱五分　五味子干姜一分，同捣十粒　生冬术一钱五分　炙草四分　海石粉二钱　蜜炙麻黄三分　云茯苓三钱　杏仁二钱　白果三枚　生姜捣　生茹七分

江宁席，易感善欬，欬逆痰清，此肺气损而卫外之阳弱也。既经多年，肺阴已虚，以致近年来音气易涩矣。脉虚濡，右手兼有小弦之象，宜滋肺气，养肺阴，时时调理，毋使失血失音之流弊。

西洋参一钱五分　广橘红一钱五分　紫苑（菀）一钱五分　白蜜三分　杏仁二钱　驴皮胶二钱　牛蒡子一钱五分　糯米百粒　川贝母二钱　炙甘草四分　马兜铃一钱五分　枇杷叶两片

塘楼毛，肺虚失降，肝郁易升，胃弱饮聚，饮踞于中，则外寒一引即动，是以欬逆，

禦寒之計
潞黨參三錢陳皮一錢五分蘇子一錢五分五味子乾薑一分同搗十粒生冬朮一錢五分炙草四分海石粉二錢蜜炙麻黃三分雲茯苓三錢杏仁二錢白果三枚生薑搗竹茹七分
江寧席易感善欬欬逆痰清此肺氣損而衛外之陽弱也既經多年肺陰已虛以致近年來音氣易澁矣脈虛濡右手兼有小弦之象宜滋肺氣養肺陰時時調理毋使失血失音之流弊
西洋參一錢五分廣橘紅一錢五分紫苑一錢五分白蜜三分杏仁二錢驢皮膠二錢牛蒡子一錢五分糯米百粒川貝母二錢炙甘草四分馬兜鈴一錢五分枇杷葉兩片
塘棲毛肺虛失降肝鬱易升胃弱飲聚飲踞於中則外寒一引即動是以欬逆

至冬为甚也。消渴为肺热，今脉左偏弦，舌苔黄厚，调郁清肝，可望肺胃之阳和而热可平，饮可涤矣。

潞党参二钱　法半夏一钱五分　施覆花包，一钱五分　沉香三分　陈皮一钱五分　小川连三分　代赭石二钱　白蒺藜二钱　云茯苓二钱　蛤壳三钱　苏子一钱五分

新市郑，欬复作痰少不厚，时有肝气左升，腹痛得呕泄始平。脉体本弦长，今弦兼滑长，兼洪，左尤甚。饮欬本宜甘温以和之，所谓饮家欬不治欬也。今既肺降不及，肝升有余，甚至痰滞凝血，宜从湿痰挟火之例矣。

法半夏一钱五分　旋覆花包，一钱五分　蛤壳三钱　竹茹七分　陈皮一钱五分　代赭石二钱　小川连三分　桑叶两张　茯苓二钱　海石粉二钱　炙草五分

又欬势较缓，痰之厚者仍少，脉弦，左仍带滑，不过洪滑较减耳。舌苔白，里半犹

至冬爲甚也消渴爲肺熱今脈左偏弦舌苔黃厚調鬱清肝可望肺胃之陽和
而熱可平飲可滌矣
潞黨參二錢法半夏一錢五分旋覆花包一錢五分沉香三分陳皮一錢五
分小川連三分代赭石二錢白蒺藜二錢雲茯苓二錢蛤殼三錢蘇子一錢
五分
新市鄭欬復作痰少不厚時有肝氣左升腹痛得嘔洩始平脈體本弦長今弦
兼滑長兼洪左尤甚飲欬本宜甘溫以和之所謂飲家欬不治欬也今既肺降
不及肝升有餘甚至痰滯凝血宜從濕痰挾火之例矣
法半夏一錢五分旋覆花包一錢五分蛤殼三錢竹茹七分陳皮一錢五分
代赭石二錢小川連三分桑葉兩張茯苓二錢海石粉二錢炙草五分
又欬勢較緩痰之厚者仍少脈弦左仍帶滑不過洪滑較減耳舌苔白裏半猶

千里醫案　卷三　五

黄腻。饮欬既久，挟湿又兼肝气，当先为清肝化湿，以衰其助。况时届湿土，亦因时制宜之法。

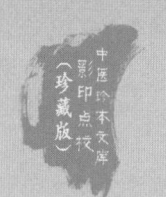

法半夏一钱五分　陈皮一钱五分　蛤壳三钱　海石粉二钱　生冬术一钱五分　茯苓二钱　丹皮一钱五分　小川连三分　白蒺藜二钱　茵陈草一钱五分　桑叶两片　竹茹一钱

又欬逆夜甚，晨则痰饮较多。近加喉糜音欠爽亮，脉右较平，左仍弦滑，寸部尤甚。痰饮既未和，肺气失清，又挟时令之热而为喉糜。人迎脉盛，必有外感，非必心阳上亢也。宜参金水化痰法。

元参一钱五分　马兜铃一钱五分　甘草四分　桑叶一钱五分　紫苑（菀）一钱五分　牛蒡子二钱　天竺黄二钱　竹茹七分　杏仁二钱　川贝母去心，二钱　丹皮一钱五分

黄膩飲欬既久挾濕又兼肝氣當先爲清肝化濕以衰其助況時屆濕土亦因時制宜之法

法半夏一錢五分陳皮一錢五分蛤殼三錢海石粉二錢生冬朮一錢五分茯苓二錢丹皮一錢五分小川連三分白蒺藜二錢茵陳草一錢五分桑葉兩片竹茹一錢

又欬逆夜甚晨則痰飲較多近加喉糜音欠爽亮脈右較平左仍弦滑寸部尤甚痰飲既未和肺氣失清又挾時令之熱而爲喉糜人迎脈盛必有外感非必心陽上亢也宜叅金水化痰法

元參一錢五分馬兜鈴一錢五分甘草四分桑葉一錢五分紫苑一錢五分牛蒡子二錢天竺黃二錢竹茹七分杏仁二錢川貝母去心二錢丹皮一錢五分

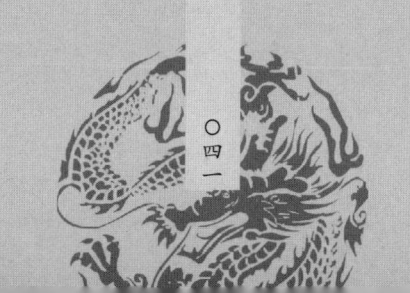

石门陈，去夏之陡然吐血，当是湿热蒸伤阳络，络空则湿热乘虚而入，留酿为饮，饮欬至今。虽有盛衰，究未停息。饮之所聚，虽由血去络空而饮之所生，实由阳虚湿胜。故夏秋胃纳虽和，而体乏无力，右腿时痛也。比因新寒引动宿饮，身热汗多，欬而兼呕，周身络痛，而左胁为甚，且至气逆胃钝，卧偏着左，嗳气失气，便溏溺赤，口腻舌白，脉象沉弦，左手兼数、沉、弦，为饮。左数为肝胆虚热，大抵饮踞于胃，则右降不及，肝胆风木乘胃之虚，则左升有余矣。和胃以涤饮，平逆以清络，胃和则饮欬可缓，而谷气可复。逆平则络痛可止，而血不妄行。

西洋参一钱五分　制半夏一钱　归须一钱五分　海石粉二钱　陈皮一钱五分　甜杏仁二钱　旋覆花包，一钱五分　竹茹七分　云苓二钱　米仁二钱　冬瓜子三钱　芦根八寸

杭州许，欬逆已久，的是肺分痰热未清。加以秋阳酷烈，肺气复伤，身热舌干绛，

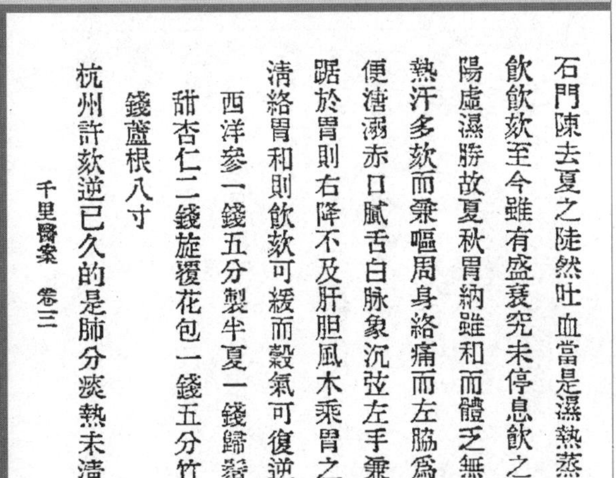

石門陳去夏之陡然吐血當是濕熱蒸傷陽絡絡空則濕熱乘虛而入留釀爲飲飲欬至今雖有盛衰究未停息飲之所聚雖由血去絡空而飲之所生實由陽虛濕勝故夏秋胃納雖和而體乏無力右腿時痛也比因新寒引動宿飲身熱汗多欬而兼嘔周身絡痛而左脇爲甚且至氣逆胃鈍臥偏着左噯氣失氣便溏溺赤口膩舌白脉象沉弦左手兼數沉弦爲飲左數爲肝胆虛熱大抵飲踞於胃則右降不及肝胆風木乘胃之虛則左升有餘矣和胃以滌飲平逆以清絡胃和則飲欬可緩而穀氣可復逆平則絡痛可止而血不妄行

西洋參一錢五分製半夏一錢歸鬚一錢五分海石粉二錢陳皮一錢五分甜杏仁二錢旋覆花包一錢五分竹茹七分雲苓二錢米仁二錢冬瓜子三錢蘆根八寸

杭州許欬逆已久的是肺分痰熱未清加以秋陽酷烈肺氣復傷身熱舌乾絳

苔厚黄形瘦，脉弦，明属湿郁生热，热蒸成痰。既在肺家，只宜清化，表不合理补，亦壅邪也。

西洋参一钱五分　橘红一钱五分　连翘二钱　桑白皮一钱五分　甜杏仁二钱　川贝母二钱　丹皮一钱五分　金石斛三钱　甘草四分　枇杷叶两片

桑叶一钱五分　因鼻衄，去桑叶，加犀角尖八分

又胃知味而渐思食，食后亦和，脉小弦，大便未畅，小便又浑，自是湿热未曾净尽之症。非阳虚之体，补壅非宜，而湿热之邪又黏腻难化，静养缓调，自可渐臻安善，欲速反有弊也。

西洋参一钱五分　橘红一钱五分　炒谷芽三钱　霜桑叶一钱五分　甜杏仁二钱　茯苓二钱　粉丹皮一钱五分　荷叶一角　金石斛三钱　泽泻一钱五分　秫米二钱

苔厚黄形瘦脈弦明屬濕鬱生熱熱蒸成痰既在肺家只宜清化表不合理補亦壅邪也

西洋參一錢五分橘紅一錢五分連翹二錢桑白皮一錢五分甜杏仁二錢川貝母二錢丹皮一錢五分金石斛三錢甘草四分枇杷葉兩片桑葉一錢五分因鼻衄去桑葉加犀角尖八分

又胃知味而漸思食食後亦和脈小弦大便未暢小便又渾自是濕熱未曾淨盡之症非陽虛之體補壅非宜而濕熱之邪又黏膩難化靜養緩調自可漸臻安善欲速反有弊也

西洋參一錢五分橘紅一錢五分炒穀芽三錢霜桑葉一錢五分甜杏仁二錢茯苓二錢粉丹皮一錢五分荷葉一角金石斛三錢澤瀉一錢五分秫米二錢

此方服至便溏暢行溲清熱盡始換後方
又養胃存津清心補肺是此症善後之大法
西洋參一錢五分茯苓二錢白芍一錢五分甘草四分陳皮一錢五分麥冬一錢五分懷山藥二錢蓮子十粒金石斛三錢棗仁二錢穭豆衣三錢南棗兩枚
此方服至胃納復舊之後但有精神疲乏可去洋參茯苓穭豆皮加大生地三錢服後安適可再加阿膠二錢
又秋仲伏氣發病迄今三月餘猶然身熱畏風胃鈍舌刺苔黃口燥脈弦溺黃便溏不爽總屬濕釀爲痰痰氣與肝氣相搏阻遏於胆胃之間所以左脅結腫按之覺有酸疼也積久不清竟能成癰宜清肝胆化濕痰理氣絡法
西洋參一錢五分陳皮一錢五分茵陳草一錢五分澤瀉一錢五分炒山梔

此方服至便溏畅行，溲清热尽，始换后方。

又养胃存津，清心补肺，是此症善后之大法。

西洋参一钱五分　茯苓二钱　白芍一钱五分　甘草四分　陈皮一钱五分　麦冬一钱五分　怀山药二钱　莲子十粒　金石斛三钱　枣仁二钱　穭豆衣三钱　南枣两枚

此方服至胃纳复旧之后，但有精神，疲乏可去。洋参、茯苓、穭豆皮，加大生地三钱，服后妥适，可再加阿胶二钱。

又秋仲伏气，发病迄今三月余，犹然身热，畏风胃钝，舌刺苔黄，口燥脉弦，溺黄便溏不爽。总属湿酿为痰，痰气与肝气相抟，阻遏于胆胃之间，所以左膺结肿，按之觉有酸疼也。积久不清，竟能成痈，宜清肝胆，化湿痰，理气络法。

西洋参一钱五分　陈皮一钱五分　茵陈草一钱五分　泽泻一钱五分　炒山栀

一钱五分　茯苓二钱　川贝母三钱　桑叶一钱五分　小川连四分　蛤壳三钱　白蒺藜二钱

又细参脉症，不但肝胆火升，痰气上阻，且有秋燥之邪乘虚而入。燥火劫金，痰气胶结愈甚，所以无形之病渐致，有形左膺之肿病异源，同前法五剂后，即以此方濡润通和。

西洋参一钱五分　驴皮胶二钱　郁金一钱五分　炙甘草四分　甜杏仁二钱　小生地三钱　白芍一钱五分　莲子十粒　川贝母二钱　白蒺藜二钱　丹皮一钱五分

杭州张，肺胃阳虚，饮聚为欬，八九年来举发无时，去春至今，竟无虚日。痰稠不爽时，或呕痠，口燥消渴，动辄喘急，头晕耳鸣，心悸便急。脉右虚弦左沉涩，精气既虚，肺欬难化。虽根株未易剪除，希冀作止有时。

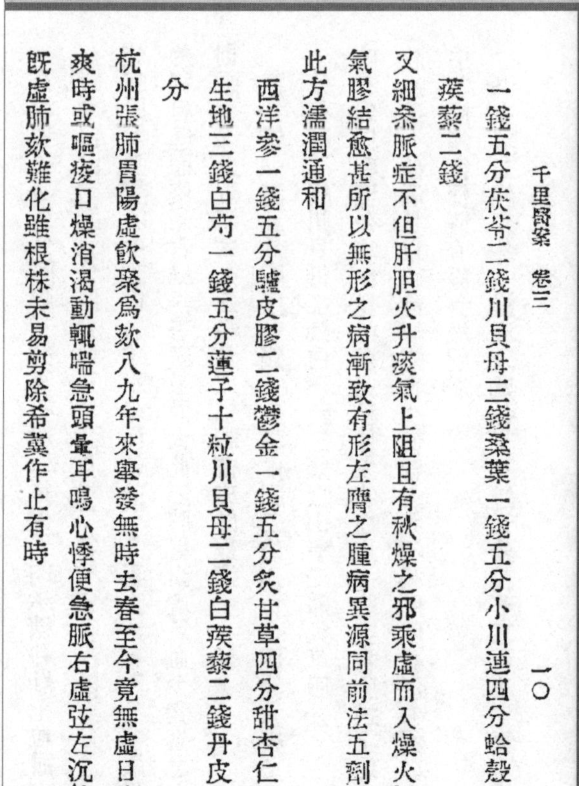
千里醫案　卷三　一〇

一錢五分茯苓二錢川貝母三錢桑葉一錢五分小川連四分蛤殼三錢白蒺藜二錢

又細叅脈症不但肝胆火升痰氣上阻且有秋燥之邪乘虛而入燥火刦金痰氣膠結愈甚所以無形之病漸致有形左膺之腫病異源同前法五劑後即以此方濡潤通和

西洋參一錢五分驢皮膠二錢鬱金一錢五分炙甘草四分甜杏仁二錢小生地三錢白芍一錢五分蓮子十粒川貝母二錢白蒺藜二錢丹皮一錢五分

杭州張肺胃陽虛飲聚爲欬八九年來舉發無時去春至今竟無虛日痰稠不爽時或嘔痠口燥消渴動輒喘急頭暈耳鳴心悸便急脈右虛弦左沉濇精氣既虛肺欬難化雖根株未易剪除希冀作止有時

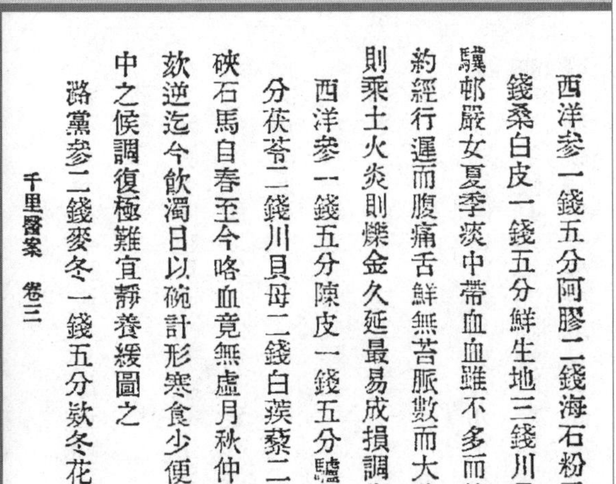
西洋參一錢五分阿膠二錢海石粉二錢榧子肉冰糖拌炒七粒甜杏仁二錢桑白皮一錢五分鮮生地三錢川貝母二錢欵冬花一錢五分

驥邨嚴女夏季痰中帶血血雖不多而乾欬至今不止素有便溏嘔酸胃納甚約經行遲而腹痛舌鮮無苔脈數而大此屬脾胃素虛氣血少資生之本木鬱則乘土火炎則爍金久延最易成損調復亦頗難速

西洋參一錢五分陳皮一錢五分驢皮膠二錢川百合四錢大麥冬一錢五分茯苓二錢川貝母二錢白蒺藜二錢懷山藥二錢炙草四分

硤石馬自春至今咯血竟無虛月秋仲大吐血血去絡空胃脉逆上遂至飲聚欬逆迄今飲濁日以碗計形寒食少便溏上氣不得臥脈虛滞右滑數上損及中之候調復極難宜靜養緩圖之

路黨參二錢麥冬一錢五分欵冬花一錢五分茯苓二錢法半夏一錢五分

千里醫案　卷二　一一

西洋参一钱五分　阿胶二钱　海石粉二钱　榧子肉冰糖拌炒，七粒　甜杏仁二钱　桑白皮一钱五分　鲜生地三钱　川贝母二钱　款冬花一钱五分

骥邨严女，夏季痰中带血，血虽不多，而干欬至今不止。素有便溏，呕酸，胃纳甚约，经行迟而腹痛，舌鲜无苔，脉数而大。此属脾胃素虚，气血少资生之本，木郁则乘土，火炎则烁金，久延最易成损，调复亦颇难速。

西洋参一钱五分　陈皮一钱五分　驴皮胶二钱　川百合四钱　大麦冬一钱五分　茯苓二钱　川贝母二钱　白蒺藜二钱　怀山药二钱　炙草四分

硖石马，自春至今，咯血竟无虚，月秋仲大吐血，血去络空，胃脉逆上，遂至饮聚欬逆，迄今饮浊，日以碗计。形寒食少，便溏，上气不得卧。脉虚滞，右滑数，上损及中之候，调复极难，宜静养缓图之。

路党参二钱　麦冬一钱五分　款冬花一钱五分　茯苓二钱　法半夏一钱五分

海石粉三钱　怀山药二钱　蛤壳三钱　全福花包，一钱五分

又血后欬逆，至三月余，自然胃脉虚，易以逆举，今饮浊虽少，而痰浓难出。欬逆不得卧，便溏，脉数而促，损症及中本难挽回，姑拟静药养胃，以阖阳明。

潞党参三钱　茯苓二钱　大熟地三钱　莲心十粒，炒香扁豆三钱　川贝三钱　驴皮胶二钱　甜杏仁二钱　山药二钱　炙甘草四分

杭州吴，春初咯血不多，越数日欬嗽即作，迄今不止。右胁背时痛，蒸热舌胖，苔黄脉濡，左小弦数。此属肺胃湿热，蒸郁伤络，则失血阻气，则作欬也。体固气血两虚，然兴利必先除害，宜急清养肺胃，以和络止嗽为先，毋使久嗽成损。

西洋参一钱五分　陈皮一钱五分　杏仁二钱　冬瓜子三钱　川贝母二钱　茯苓二钱　米仁三钱　鲜生地三钱　桑白皮一钱五分　炙草四分　枇杷叶两片　芦根八寸

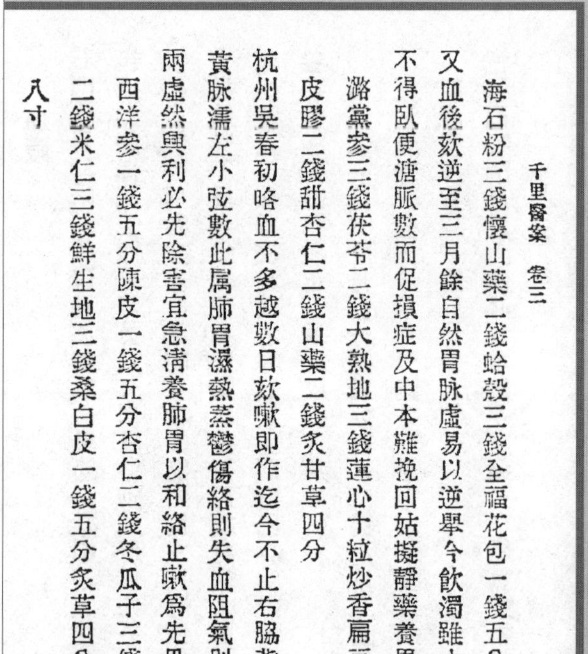

千里醫案　卷三　一二

海石粉三錢懷山藥二錢蛤殼三錢全福花包一錢五分
又血後欬逆至三月餘自然胃脈虛易以逆舉今飲濁雖少而痰濃難出欬逆
不得臥便溏脈數而促損症及中本難挽回姑擬靜藥養胃以闔陽明
潞黨參三錢茯苓二錢大熟地三錢蓮心十粒炒香扁豆三錢川貝三錢驢
皮膠二錢甜杏仁二錢山藥二錢炙甘草四分
杭州吳春初咯血不多越數日欬嗽即作迄今不止右脇背時痛蒸熱舌胖苔
黃脈濡左小弦數此屬肺胃濕熱蒸鬱傷絡則失血阻氣則作欬也體固氣血
兩虛然興利必先除害宜急清養肺胃以和絡止嗽爲先毋使久嗽成損
西洋參一錢五分陳皮一錢五分杏仁二錢冬瓜子三錢川貝母二錢茯苓
二錢米仁三錢鮮生地三錢桑白皮一錢五分炙草四分枇杷葉兩片蘆根
八寸

血證

石門顔自幼陽弱腠疎易感善欬去秋至今欬嗽不止遂致失血屢發血症初起原爲驚悸憂鬱而來至於欬久則陽絡㔼動所以仲冬及仲秋兩次所吐較多也血屢去則陰亦虛身熱晡盛口燥咽痛側左則脇痛側右則氣逆此肝升太過肺降不及自然之理也凡失血家最忌欬況欬久至半年有餘耶今脈象芤虛弦遲尚無躁擾動數之弊然氣血兩虛已有明證惟宜耐心却慮善自調養期其緩緩熱退嗽止不致延成損症爲幸

西洋參一錢五分丹皮一錢五分杏仁二錢川貝二錢炙草四分驢皮膠二錢地骨皮一錢五分米仁三錢冬瓜子三錢茅根五錢枇杷葉兩片鮮生地四錢蜜炙紫苑一錢五分

杭州周嗜酒之體大便必溏本無足慮過投辛燥熱藥動營壅腑以致鼻血腹

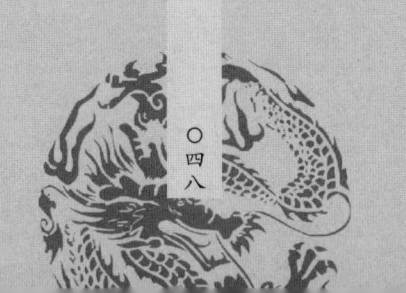

血证

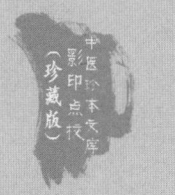

石门颜，自幼阳弱，腠疏易感，善欬。去秋至今，欬嗽不止，遂致失血，屡发血症。初起原为惊悸忧郁而来，至于欬久则阳络㔼动，所以仲冬及仲秋，两次所吐较多也。血屡去则阴亦虚，身热晡盛，口燥咽痛，侧左则肋痛，侧右则气逆，此肝升太过，肺降不及自然之理也。凡失血家最忌欬，况欬久至半年有余耶。今脉象芤、虚、弦、迟，尚无躁扰动数之弊。然气血两虚，已有明证。惟宜耐心，却虑善自调养，期其缓缓热退嗽止，不致延成损症为幸。

西洋参一钱五分　丹皮一钱五分　杏仁二钱　川贝二钱　炙草四分　驴皮胶二钱　地骨皮一钱五分　米仁三钱　冬瓜子三钱　茅根五钱　枇杷叶两片　鲜生地四钱　蜜炙紫苑（菀）一钱五分

杭州周，嗜酒之体，大便必溏，本无足虑，过投辛燥热药，动营壅腑，以致鼻血腹

胀。因胀又进肾气丸，百日腹笥未敛，欬嗽反作，失血失音，脉象弦数，气血乖违，大失冲和矣。

鲜生地四钱　茜草根二钱，蒸　元参一钱五分　川百合四钱　川贝母二钱　杏仁二钱，盐水泡　橘红一钱五分　驴皮胶二钱　甘草四分　茅根八钱　藕节两枚

平望吴，素有欬嗽失血，发作无时。去冬至今，已逾两旬。痰清兼呕时，或带血。左眦赤，两额痛，不饥不食，食即呕逆。脉弦搏，肝阳郁勃化风化火，挠金侮土，急宜清息。

羚羊角二钱　广郁金一钱五分　杏仁二钱　白蒺藜炒，二钱　炒山栀一钱五分　九孔石决明盐水煅，三钱　川贝二钱　竹茹姜汁炒，一钱　粉丹皮一钱五分　杭黄菊一钱五分　蛤壳三钱　霜桑叶一钱五分

【光按】既有欬呕，则此种脉症当用清镇，如旋覆、代赭等，似不可少。

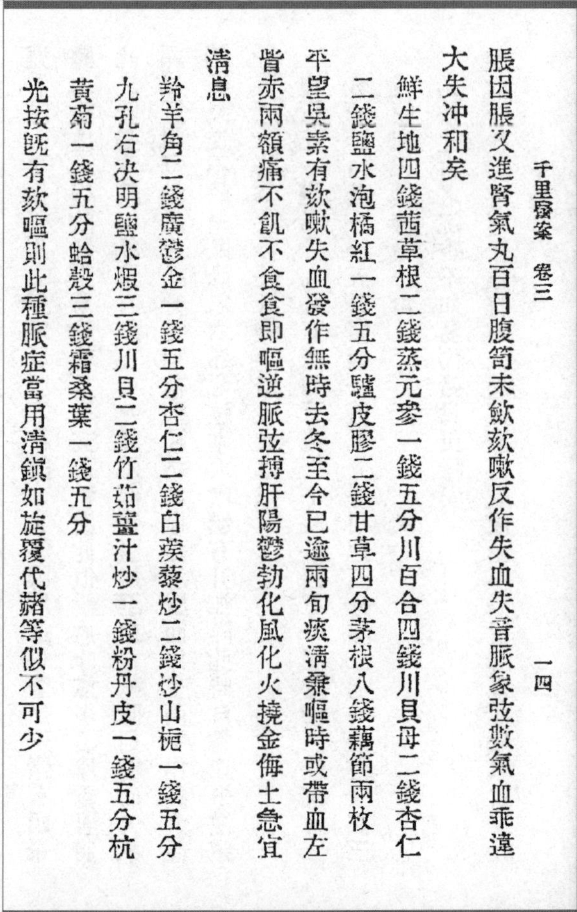

千里醫案　卷三　一四

脹因脹又進腎氣丸百日腹笥未歛欬嗽反作失血失音脈象弦數氣血乖違
大失冲和矣
鮮生地四錢茜草根二錢蒸元參一錢五分川百合四錢川貝母二錢杏仁
二錢鹽水泡橘紅一錢五分驢皮膠二錢甘草四分茅根八錢藕節兩枚
平望吳素有欬嗽失血發作無時去冬至今已逾兩旬痰清兼嘔時或帶血左
眥赤兩額痛不飢不食食即嘔逆脈弦搏肝陽鬱勃化風化火撓金侮土急宜
清息
羚羊角二錢廣鬱金一錢五分杏仁二錢白蒺藜炒二錢炒山梔一錢五分
九孔石决明鹽水煅三錢川貝二錢竹茹薑汁炒一錢粉丹皮一錢五分杭
黃菊一錢五分蛤殼三錢霜桑葉一錢五分
光按既有欬嘔則此種脈症當用清鎮如旋覆代赭等似不可少

盛泽赵，去夏疟后，用力劳伤肝胆之络，络血上溢，因形瘦色苍，居平常有头晕。体本阴虚火盛，故肝胆易动。若是今交初秋，屡此（次）复发，愈吐愈多，浓厚重著。将吐之时，必先脘下气聚，有形上冲干欬，头额觉胀，迨至血止气降，则嗳而矢气，显属肝胆郁勃之火过升无制，扰动阳络之血，遂沸腾而出也。膈中作痒，大便干艰，气逆不敢平卧，脉象六部皆弦，木火内燃，有升无降。此时自当以平逆镇肝，降气安络为要，毋使狂澜不靖，致成虚损。

旋覆花一钱五分　九孔石决明三钱　怀牛膝一钱五分　驴皮胶二钱　沉香三分，酒炒白芍一钱五分　郁金一钱五分　小川连三分　参三七一钱　穞豆衣三钱　胡麻三钱　荷叶一角

【光按】此方之沉香，不如易代赭为更稳妥。

又血止后，诸恙已平。惟脘有瘀痞，气逆辄欬，便溏不畅，舌鲜口燥，脉象虚弦，肝

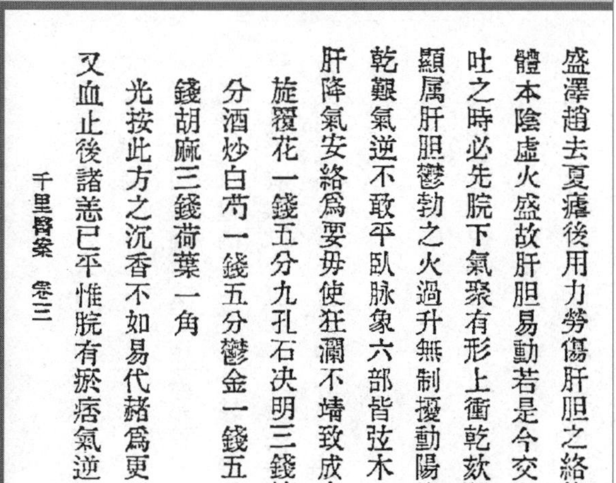
盛澤趙去夏瘧後用力勞傷肝胆之絡絡血上溢因形瘦色蒼居平常有頭暈
體本陰虛火盛故肝胆易動若是今交初秋屢此復發愈吐愈多濃厚重著將
吐之時必先脘下氣聚有形上衝乾欬頭額覺脹迨至血止氣降則噯而矢氣
顯屬肝胆鬱勃之火過升無制擾動陽絡之血遂沸騰而出也鬲中作癢大便
乾艱氣逆不敢平臥脉象六部皆弦木火內燃有升無降此時自當以平逆鎮
肝降氣安絡爲要毋使狂瀾不靖致成虛損
旋覆花一錢五分九孔石决明三錢懷牛膝一錢五分驢皮膠二錢沉香三
分酒炒白芍一錢五分鬱金一錢五分小川連三分參三七一錢穞豆衣三
錢胡麻三錢荷葉一角
光按此方之沉香不如易代赭爲更穩妥
又血止後諸恙已平惟脘有瘀痞氣逆輒欬便溏不暢舌鮮口燥脈象虛弦肝
千里醫案　卷三　一五

胃血虚，而气易逆也。宜柔剂通养。

西洋参一钱五分　驴皮胶二钱　蛤壳三钱　川贝母一钱五分　橘皮一钱五分　大生地三钱　白芍一钱五分　胡麻三钱　云苓二钱　九孔石决明盐水煅，三钱

安吉潘，去夏少寐，多饮酒，热引动心胃之火，以致阳络血溢。秋冬屡发，愈发愈多。胃络既空，饮食水谷之精微不能游溢精气，留酿痰浊，阻遏升降冲和之气。脉濡如弦，弦为饮濡，为气虚而失所附丽也。时当初夏，宜和阳治饮为先，偏寒偏热皆非治法。

潞党参二钱　茯苓二钱　琥珀屑一钱　竹茹七分　制半夏一钱五分　陈皮一钱五分　穞豆衣三钱　莲子十粒　麦门冬一钱五分　蛤壳三钱　枣仁二钱

【光按】案语则一线穿成，立方则丝丝入筘。

平望张，失血起于前年，原属因伤动络。去冬复发较多，今夏五月初，欬嗽痰少。

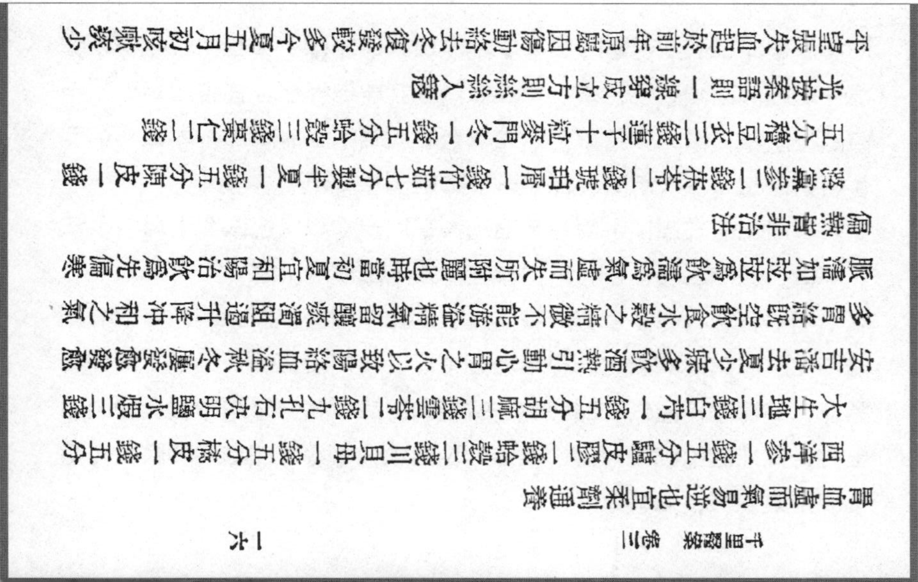
千里醫案　卷三

胃血虛而氣易逆也宜柔劑通養

西洋參一錢五分驢皮膠二錢蛤殼三錢川貝母一錢五分橘皮一錢五分大生地三錢白芍一錢五分胡麻三錢雲苓二錢九孔石決明鹽水煅三錢

安吉潘去夏少寐多飲酒熱引動心胃之火以致陽絡血溢秋冬屢發愈發愈多胃絡既空飲食水穀之精微不能游溢精氣留釀痰濁阻遏升降冲和之氣脈濡如弦弦爲飲濡爲氣虛而失所附麗也時當初夏宜和陽治飲爲先偏寒偏熱皆非治法

潞黨參二錢茯苓二錢琥珀屑一錢竹茹七分製半夏一錢五分陳皮一錢五分穞豆衣三錢蓮子十粒麥門冬一錢五分蛤殼三錢棗仁二錢

光按案語則一線穿成立方則絲絲入筘

平望張失血起於前年原屬因傷動絡去冬復發較多今夏五月初咳嗽痰少

一六

至秋初寒熱似瘧是先受濕而後受暑暑濕之邪糾纏至四閱月之久自然絡氣不免震動而血復湧溢也今身熱舌黃胸悶便溏喉癢時咳右脇之痛雖止而脈象弦數左甚於右顯屬溼邪由氣分傷及血分肺胃失降則肝陽易升也宜急爲通絡化瘀以清火邪俟血止後再商止嗽要法

米仁三錢小川連三分鮮生地四錢茅根五錢杏仁二錢鬱金一錢五分川貝母二錢蘆根八寸冬瓜子三錢茜草根一錢藕節三個

又血止後欬勢亦稀稍覺喉癢則欬作而痰甚凝夜寐安適胃氣亦和惟潮熱蒸蒸面黃舌黃溺色渾濁脈右三部虛濇和靜左三部數象亦已退小弦未盡調暢究屬肝鬱不調挾內蘊之濕蒸爲熱上熏則食少而咳逆也此時咯血已將安靜可無翻覆湧越之虞但欬嗽已經四月之久必須通腑清濕調肝肅肺務期漸漸熱退欬減爲要

至秋初，寒热似疟，是先受湿，而后受暑。暑湿之邪纠缠，至四阅月之久，自然络气不免震动，而血复涌溢也。今身热舌黄，胸闷便溏，喉痒时咳，右胁之痛虽止，而脉象弦数，左甚于右，显属湿邪由气分伤及血分，肺胃失降，则肝阳易升也。宜急为通络化瘀，以清火邪。俟血止后，再商止嗽要法。

米仁三钱　小川连三分　鲜生地四钱　茅根五钱　杏仁二钱　郁金一钱五分　川贝母二钱　芦根八寸　冬瓜子三钱　茜草根一钱　藕节三个

又血止后，欬势亦稀，稍觉喉痒则欬作，而痰甚凝。夜寐安适，胃气亦和，惟潮热蒸蒸，面黄舌黄，溺色浑浊，脉右三部虚涩和静，左三部数象亦已退，小弦未尽调畅，究属肝郁不调，挟内蕴之湿蒸为热，上熏则食少，而欬逆也。此时咯血已将安静，可无翻覆涌越之虞。但欬嗽已经四月之久，必须通腑清湿，调肝肃肺，务期渐渐热退、欬减为要。

苡仁三钱　杏仁三钱　小川连三分　橘皮一钱五分　川贝母二钱　茯苓三钱　炒山栀一钱五分　桑叶一钱五分　鲜生地四钱　丹皮一钱五分　飞滑石三钱　芦根八寸

又投甘凉淡渗苦降之剂，以清养肺胃厥阴之气，以渗湿化热，已二旬余。虽热减食增，欬稀寐安。然舌苔后半犹有凝黄，小溲犹带黄色。阴囊甚至湿痒淋漓，频转矢气，蒸蒸凝热，易以汗泄，足见其湿热之郁蒸于肺胃者，非伊朝夕矣。今脉得左部迟濡，右关尺同。惟右寸尚见濡滑，晨刻痰咳尚较多，且厚，喉痒。宜滋润肺、胃、三焦，以理气化存津气，务使湿热痰浊，渐就清彻，则胃纳充而体气复。阳虚湿胜之体，不可遽进呆补。

西洋参一钱五分　橘红一钱五分　泽泻一钱五分　丹皮一钱五分　芦根八寸　川贝母三钱　茯苓二钱　甜杏仁二钱　炒山栀一钱五分　枇杷叶两片　金石斛

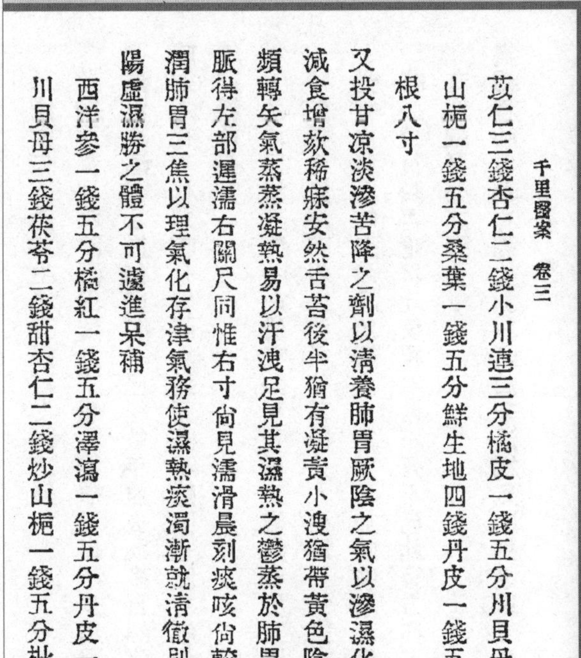

苡仁三錢杏仁二錢小川連三分橘皮一錢五分川貝母二錢茯苓三錢炒山梔一錢五分桑葉一錢五分鮮生地四錢丹皮一錢五分飛滑石三錢蘆根八寸

又投甘凉淡滲苦降之劑以清養肺胃厥陰之氣以滲濕化熱已二旬餘雖熱減食增欬稀寐安然舌苔後半猶有凝黃小溲猶帶黃色陰囊甚至濕癢淋漓頻轉矢氣蒸蒸凝熱易以汗洩足見其濕熱之鬱蒸於肺胃者非伊朝夕矣今脈得左部遲濡右關尺同惟右寸尚見濡滑晨刻痰咳尚較多且厚喉癢宜滋潤肺胃三焦以理氣化存津氣務使濕熱痰濁漸就清徹則胃納充而體氣復陽虛濕勝之體不可遽進呆補

西洋參一錢五分橘紅一錢五分澤瀉一錢五分丹皮一錢五分蘆根八寸川貝母三錢茯苓二錢甜杏仁二錢炒山梔一錢五分枇杷葉兩片金石斛

三錢米仁三錢鮮生地三錢驢皮膠二錢
光按舌黃溲黃陰囊濕癢則下焦之濕熱正復不少用藥仍宜兼顧
西鷄河沈酒客吐血每發必多已經數年血去既多自然疲憊今秋以來漸增
咳逆入夜着枕即咳是胃脈上逆而陽不戀陰也脈右細促數左細弦數論症
頗非輕淺矣
大熟地四錢天門冬一錢五分川貝母二錢紫石英三錢麥門冬一錢五分
驢皮膠二錢海石粉二錢炙甘草四分大生地三錢甜杏仁二錢茯苓二錢
光按血後而咳多致不治蓋血止絡寧不加咳嗆漸可復元若咳嗆不已血
絡必致復裂再嗆再吐反覆無常不死不已此等方亦不過盡人事耳欲求
有效誠戛戛其難矣
斜橋程肺胃素有鬱熱加以煙酒辛泄耗氣助熱是以咳久未止又復咯血血

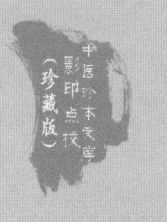

三钱　米仁三钱　鲜生地三钱　驴皮胶二钱

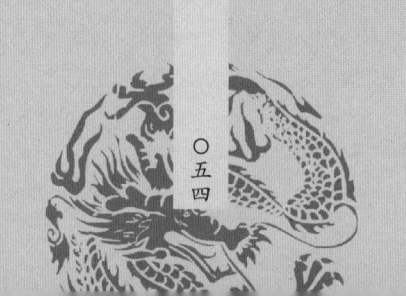

【光按】舌黄溲黄，阴囊湿痒，则下焦之湿热正复，少用药，仍宜兼顾。

西鸡河沈，酒客吐血，每发必多，已经数年。血去既多，自然疲备。今秋以来，渐增咳逆，入夜着枕即咳。是胃脉上逆，而阳不恋阴也。脉右细、促、数，左细、弦、数，论症颇非轻浅矣。

大熟地四钱　天门冬一钱五分　川贝母二钱　紫石英三钱　麦门冬一钱五分　驴皮胶二钱　海石粉二钱　炙甘草四分　大生地三钱　甜杏仁二钱　茯苓二钱

【光按】血后而咳，多致不治。盖血止络宁，不加咳呛，渐可复元。若咳呛不已，血络必致复裂，再呛再吐，反复无常，不死不已，此等方亦不过尽人事耳。欲求有效，诚戛戛其难矣。

斜桥程，肺胃素有郁热，加以烟酒，辛泄耗气助热，是以咳久未止。又复咯血，血

虽不多，而热势夜甚。脉右浮、滑、数，头晕舌黄，此属胃湿，因时而蒸动也。议清气络，以清痰化湿，除热为先。

米仁三钱　桑皮二钱　丹皮一钱五分　地骨皮一钱五分　杏仁二钱　瓜蒌二钱　川石斛三钱　通草七分　紫苑（菀）一钱五分　象贝三钱　茅根四钱　芦根八寸

双林穆妇，经行太早，阳明便属不充，去春咯血之后，或郁怒，或烦劳，辄易举发。今年热咳时作，于今为甚，脉弦数，舌黄而刺，咳呕便溏，又属肝胆木火挟湿上扰肺胃。宜先清气熄热，莫作损症用补。

桑白皮蜜炙，一钱五分　西洋参一钱五分　橘红一钱五分　炒山栀一钱五分　地骨皮一钱五分　叭甜杏二钱　连翘二钱　黄芩一钱五分　粉丹皮一钱五分　川贝母二钱　桑叶一钱五分

泗安赵，失血屡发，已三四年，今夏独多，近更咳逆，痰稠带血，加以额胀耳鸣，头

雖不多而熱勢夜甚脈右浮滑數頭暈舌黄此屬胃濕因時而蒸動也議清氣絡以消痰化濕除熱爲先

米仁三錢桑皮二錢丹皮一錢五分地骨皮一錢五分杏仁二錢瓜蔞二錢川石斛三錢通草七分紫苑一錢五分象貝三錢茅根四錢蘆根八寸

雙林穆婦經行太早陽明便屬不充去春咯血之後或鬱怒或煩勞輒易舉發今年熱咳時作於今爲甚脈弦數舌黄而刺咳嘔便溏又屬肝胆木火挾濕上擾肺胃宜先清氣熄熱莫作損症用補

桑白皮蜜炙一錢五分西洋參一錢五分橘紅一錢五分炒山梔一錢五分地骨皮一錢五分叭甜杏二錢連翹二錢黄芩一錢五分粉丹皮一錢五分川貝母二錢桑葉一錢五分

泗安趙失血屢發已三四年今夏獨多近更咳逆痰稠帶血加以額脹耳鳴頭

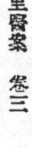

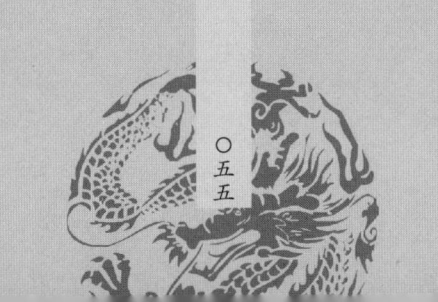

暈口渴胸悶溺黃脈象芤弦此由肝鬱而致胃熱血虛而復受凝暑也先清暑化氣以理其標徐止其咳以治其本舒鬱却慮尤爲靜養之要圖

西洋參一錢五分橘紅一錢五分丹皮一錢五分荷葉一角甜杏仁二錢金石斛三錢茜草根一錢益元散包三錢川貝母二錢鮮生地三錢枇杷葉兩片

桐鄉曹吐血起於去夏至今屢發而多多爲胃絡之血然不能左臥咳而兼嘔且有滑洩是胃兼肝矣今胃鈍舌白脈右細弦左反虛小而靜脈左靜是血症之佳兆然細弦是肝邪陰脈今偏見於右當是木乘中土胃不降而肝過升以致陽絡之血上溢不止也肝胃皆宜降議以靜藥降之

大熟地三錢白芍一錢五分驢皮膠二錢川百合四錢紫石英三錢紫苑一錢五分潞黨參三錢沉香三分懷山藥二錢蘄艾一錢五分款冬花一錢五

晕口渴，胸闷溺黄。脉象芤弦，此由肝郁而致。胃热血虚而复受凝暑也，先清暑化气，以理其标。徐止其咳，以治其本，舒郁却虑，尤为静养之要图。

西洋参一钱五分　橘红一钱五分　丹皮一钱五分　荷叶一角　甜杏仁二钱　金石斛三钱　茜草根一钱　益元散包，三钱　川贝母二钱　鲜生地三钱　枇杷叶两片

桐乡曹，吐血起于去夏，至今屡发而多。多为胃络之血，然不能左卧，咳而兼呕，且有滑泄；是胃兼肝矣。今胃钝舌白，脉右细弦，左反虚小而静。脉左静是血症之佳兆，然细弦是肝邪，阴脉今偏见于右，当是木乘中土，胃不降而肝过升，以致阳络之血上溢不止也。肝胃皆宜降，议以静药降之。

大熟地三钱　白芍一钱五寸　驴皮胶二钱　川百合四钱　紫石英三钱　紫苑（菀）一钱五分　潞党参三钱　沉香三分　怀山药二钱　蕲艾一钱五分　款冬花一钱五

分　童便半盏

又血止后咳逆未罢，仍难左卧，畏寒，是阳虚胃弱。偏卧是气竭肝伤，脉微弱，神虚怯，根蒂未固风浪。《难经》：血之暂止，不足恃。再发深为可忧，宜乘平时，急为补养。

照前方去款冬、紫苑（菀）、蕲艾、沉香、童便，加蜜炙黄芪一钱五分，川贝母二钱，炙甘草四分。

【光按】此亦不治之证。

湖州杨颜，上年五月咯血不多，即有胁痛，咳逆迁延，至今内热，脉数。咳既不止，左胁复痛，自然络血复动矣。若咳久不止，最易成损，急宜养阴滋气，先期热退胁和，然后力图咳止。

大生地三钱　白芍一钱五分　驴皮胶二钱　石决明三钱　地骨皮一钱五分　丹

分童便半盞

又血止後咳逆未罷仍難左臥畏寒是陽虛胃弱偏臥是氣竭肝傷脈微弱神虛怯根蒂未固風浪難經血之暫止不足恃再發深爲可憂宜乘平時急爲補養

照前方去欵冬紫苑蘄艾沉香童便加蜜炙黃芪一錢五分川貝母二錢炙甘草四分

光按此亦不治之證

湖州楊顏上年五月咯血不多即有脇痛咳逆遷延至今內熱脈數咳既不止左脇復痛自然絡血復動矣若咳久不止最易成損急宜養陰滋氣先期熱退脇和然後力圖咳止

大生地三錢白芍一錢五分驢皮膠二錢石决明三錢地骨皮一錢五分丹

皮一錢五分澤瀉一錢五分懷山藥二錢川貝母二錢茯苓三錢炙甘草四
分
太湖楊煩勞嗜酒陽虛久矣飲咳年餘冬夏兩次失血先傷氣後動營病勢駸
駸入裏今氣息短促脈象虛數不免有成損之慮非息心靜養何能充復
西洋參一錢五分杏仁二錢款冬花一錢五分榧子肉冰糖炒四粒川貝母
三錢蛤殼三錢炙甘草四分驢皮膠二錢茯苓二錢川百合三錢
周渡曹素有噯氣原屬肝鬱去冬勞冗傷肝適當春木發動之初咯血左膺痛
止而復作是肝陽未靖時衝其絡脈右虛而靜左弦而大弦爲肝陽勃動大則
爲虛宜柔靜之劑育陰潛陽
大熟地三錢白芍一錢五分女貞子三錢炙草四分驢皮膠二錢牡蠣二錢
旱蓮草二錢藕節兩枚紫石英三錢棗仁二錢穭豆衣三錢

皮一钱五分　泽泻一钱五分　怀山药二钱　川贝母二钱　茯苓三钱　炙甘草四分

太湖杨，烦劳嗜酒，阳虚久矣。饮咳年余，冬夏两次失血，先伤气，后动营，病势骎骎入里。今气息短促，脉象虚数，不免有成损之虑。非息心静养，何能充复。

西洋参一钱五分　杏仁二钱　款冬花一钱五分　榧子肉冰糖炒，四粒　川贝母三钱　蛤壳三钱　炙甘草四分　驴皮胶二钱　茯苓二钱　川百合三钱

周渡曹，素有嗳气，原属肝郁，去冬劳冗伤肝。适当春木发动之初，咯血，左膺痛止而复作，是肝阳未靖，时冲其络。脉右虚而静，左弦而大弦，为肝阳勃动。大则为虚，宜柔静之剂，育阴潜阳。

大熟地三钱　白芍一钱五分　女贞子三钱　炙草四分　驴皮胶二钱　牡蛎二钱　旱莲草二钱　藕节两枚　紫石英三钱　枣仁二钱　穞豆衣三钱

又去秋咯血，后微咳，下发脏毒，肺火下移大肠，咳势顿止。近复吐血，经旬所去过多，寒热盗汗，口腻舌滑。脉芤、弦、虚、数，阳络空洞，痰涎蒸聚阳明，虚耗极矣。急宜充养阳明，以为峻补肝肾之先导，息心静养，节劳戒怒，毋使久延成损。

潞党参二钱　陈皮一钱五分　怀山药二钱　穞豆衣三钱　大黄芪一钱五分　茯苓二钱　川贝母二钱　甜杏仁二钱　大熟地三钱　丹皮一钱五分　泽泻一钱五分

嘉兴陈，前年冬陡然咳嗽，吐血过多，遂致两年来，咳嗽竟不肯止。内热时寒，痰多食少，舌光口燥，肉削神疲，脉象沉、细、虚、数。胃肾两虚，虚则成损。若能屏弃一切，恬神静养，或尚有挽回之望。然治法先宜养胃，不可斋也。

西洋参一钱五分　杏仁二钱　生扁豆三钱　炙甘草四分　麦门冬一钱五分　川百合四钱　驴皮胶二钱　榧子肉冰糖炒，七粒　川贝母二钱　怀山药二钱　女贞

又去秋咯血後微咳下發臟毒肺火下移大腸咳勢頓止近復吐血經旬所去過多寒熱盜汗口膩舌滑脈芤弦虛數陽絡空洞痰涎蒸聚陽明虛耗極矣急宜先養陽明以爲峻補肝腎之先導息心靜養節勞戒怒毋使久延成損

潞黨參二錢陳皮一錢五分懷山藥二錢穭豆衣三錢大有芪一錢五分茯苓二錢川貝母二錢甜杏仁二錢大熟地三錢丹皮一錢五分澤瀉一錢五分

嘉興陳前年冬陡然咳嗽吐血過多遂致兩年來咳嗽竟不肯止內熱時寒痰多食少舌光口燥肉削神疲脈象沉細虛數胃腎兩虛虛則成損若能屏棄一切恬神靜養或尚有挽回之望然治法先宜養胃不可衾也

西洋參一錢五分杏仁二錢生扁豆三錢炙甘草四分麥門冬一錢五分川百合四錢驢皮膠二錢榧子肉冰糖炒七粒川貝母二錢懷山藥二錢女貞

子二錢
又去冬咳嗽而失血血雖不多屢發無已迄今仍有凝血痰薄頭脹消渴汗多
時或脘腹痞脹脈弦右甚此胃濕內蒸肝陽上逆因之肺不清肅絡血時動宜
清肝胃以理肺務使喘止
西洋參一錢五分茯苓二錢小川連三分丹皮一錢五分陳皮一錢五分杏
仁二錢白蒺藜二錢桑葉一錢川貝母二錢蛤殼三錢黃芩一錢五分藕節
兩枚
又春間肺感身熱咳嗽胸痛以致血症復發嗣後竟似遇節必發者肺絡未爲
清養也環唇赤瘰亦屬肺胃之火病發則火內擾故外反似退也血症不宜屢
發宜先清上脘之䐜脹無慮也
大生地三錢旱蓮草二錢川貝母二錢丹皮一錢五分驢皮膠二錢西洋參

子二钱

又去冬咳嗽而失血，血虽不多，屡发无已。迄今仍有凝血，痰薄头胀，消渴汗多，时或脘腹痞胀，脉弦右甚，此胃湿内蒸，肝阳上逆。因之肺不清肃，络血时动，宜清肝胃，以理肺，务使喘止。

西洋参一钱五分　茯苓二钱　小川连三分　丹皮一钱五分　陈皮一钱五分　杏仁二钱　白蒺藜二钱　桑叶一钱　川贝母二钱　蛤壳三钱　黄芩一钱五分　藕节两枚

又春间肺感，身热咳嗽，胸痛，以致血症复发。嗣后竟以遇节必发者，肺络未为清养也。环唇赤瘰，亦属肺胃之火。病发则火内扰，故外反似退也。血症不宜屡发，宜先清上脘之䐜胀无虑也。

大生地三钱　旱莲草二钱　川贝母二钱　丹皮一钱五分　驴皮胶二钱　西洋参

一钱五分　白蒺藜二钱　藕节两枚　女贞子三钱　金石斛三钱　炙甘草四分

吴江许，吐血发过两次，止后体无大异。今复发，每日碗许，已旬余不止。微寒而不大热，胸闷能食，溺黄。脉芤、弦、虚、迟。此暑湿蒸郁胃，脉逆上络，血随溢，急宜清胃，理气化邪，以和络止血为先。

犀角尖八分　白芍一钱五分　连翘二钱　茜草根二钱　益元散二钱　鲜生地三钱　丹皮一钱五分　杏仁二钱　川贝母二钱　紫苑（菀）一钱五分　藕节两枚　茅根四钱　西瓜皮翠衣一钱

【光按】此似阳虚证，而认为暑湿蒸郁者，其得窍在胸闷，能食溺黄。若脉之芤、弦、虚、迟，尚未足为凭也。

盛泽汪，烦劳多思虑。体本阳虚，当此酷暑，不耐大气之发泄。加以暑热外逼，肝阳内动，以致胃脉逆上，阳络之血骤然涌溢，连吐三次，去血颇多，且易此属胃

一錢五分白蒺藜二錢藕節兩枚女貞子三錢金石斛三錢炙甘草四分

吳江許吐血發過兩次止後體無大異今復發每日碗許已旬餘不止微寒而不大熱胸悶能食溺黄脉芤弦虛遲此暑濕蒸鬱胃脉逆上絡血隨溢急宜清胃理氣化邪以和絡止血爲先

犀角尖八分白芍一錢五分連翹二錢茜草根二錢益元散二錢鮮生地三錢丹皮一錢五分杏仁二錢川貝母二錢紫苑一錢五分藕節兩枚茅根四錢西瓜翠衣一錢

光按此似陽虛證而認爲暑濕蒸鬱者其得竅在胸悶能食溺黄若脉之芤弦虛遲尚未足爲憑也

盛澤汪煩勞多思慮體本陽虛當此酷暑不耐大氣之發洩加以暑熱外逼肝陽內動以致胃脉逆上陽絡之血驟然湧溢連吐三次去血頗多且易此屬胃

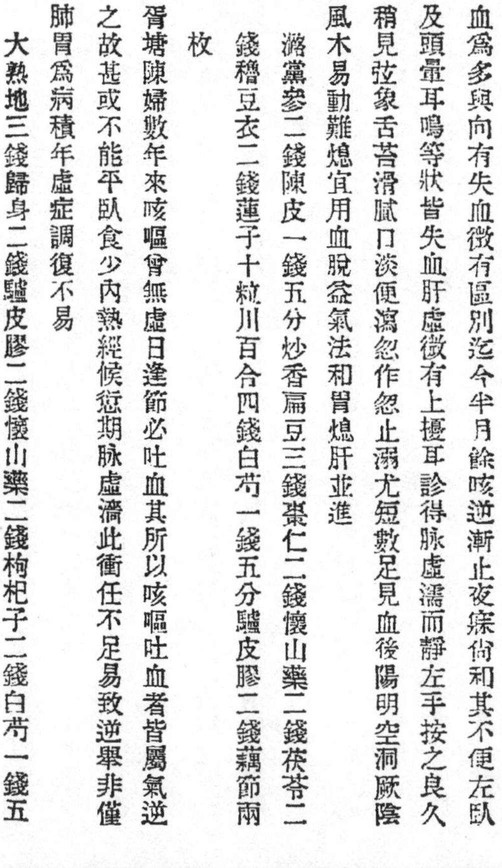

血爲多與向有失血微有區别迄今半月餘咳逆漸止夜寐尚和其不便左臥及頭暈耳鳴等狀皆失血肝虛微有上擾耳診得脉虛濡而靜左手按之良久稍見弦象舌苔滑膩口淡便瀉忽作忽止溺尤短數足見血後陽明空洞厥陰風木易動難熄宜用血脱益氣法和胃熄肝並進

潞黨參二錢陳皮一錢五分炒香扁豆三錢棗仁二錢懷山藥二錢茯苓二錢穭豆衣二錢蓮子十粒川百合四錢白芍一錢五分驢皮膠二錢藕節兩枚

胥塘陳婦數年來咳嘔曾無虛日逢節必吐血其所以咳嘔吐血者皆屬氣逆之故甚或不能平臥食少內熱經候愆期脉虛濇此衝任不足易致逆舉非僅肺胃爲病積年虛症調復不易

大熟地三錢歸身二錢驢皮膠二錢懷山藥二錢枸杞子二錢白芍一錢五

血为多，与向有失血微有区别。迄今半月余，咳逆渐止，夜寐尚和，其不便左卧，及头晕耳鸣等状，皆失血肝虚，微有上扰耳。诊得脉虚濡而静，左手按之良久，稍见弦象。舌苔滑腻，口淡，便泻忽作忽止，溺尤短数，足见血后阳明空洞，厥阴风木易动难熄。宜用血脱益气法，和胃熄肝并进。

潞党参二钱　陈皮一钱五分　炒香扁豆三钱　枣仁二钱　怀山药二钱　茯苓二钱　稆豆衣二钱　莲子十粒　川百合四钱　白芍一钱五分　驴皮胶二钱　藕节两枚

胥塘陈妇，数年来咳呕，曾无虚日，逢节必吐血。其所以咳呕吐血者，皆属气逆之故。甚或不能平卧，食少内热，经候愆期，脉虚涩。此冲任不足，易致逆举，非仅肺胃为病积年，虚症调复不易。

大熟地三钱　归身二钱　驴皮胶二钱　怀山药二钱　枸杞二钱　白芍一钱五

分左牡蠣二錢炙甘草四分紫石英三錢川貝二錢
餘杭費咳嗽三四年時或失血去秋以來更加便血溏則不多溺渾脈弦大肺胃大腸濕熱蒸鬱久而不化陰陽之絡皆傷矣然治咳難而治血易宜先戒酒
西洋參二錢杏仁二錢炒荆芥三錢椿根白皮三錢川貝母二錢茯苓二錢炒冬朮一錢五分柿餅半枚驢皮膠二錢炙草四分荷葉一角
杭州沈肝陽過鬱鬱極上乘衝動大絡則右脇痞悶作痛咯痰如膠時或失血得噯氣與矢氣則稍快素易夢泄亦屬肝腎之熱宜先和絡化滯以防血溢過多
歸鬚二錢旋覆花一錢五分包川鬱金一錢五分荸薺兩枚米仁三錢海石粉二錢漂青黛一錢陳海蜇二錢蛤殼三錢川貝母二錢橘紅一錢五分
臨平鍾體肥陽明偏旺幼即患頭痛兼吐痰血近年來酒熱助胃濕火痰濁益

分　左牡蛎二钱　炙甘草四分　紫石英三钱　川贝二钱

余杭费，咳嗽三四年，时或失血。去秋以来，更加便血，溏则不多，溺浑，脉弦大，肺、胃、大肠湿热蒸郁久而不化，阴阳之络皆伤矣。然治咳难而治血易，宜先戒酒。

西洋参二钱　杏仁二钱　炒荆芥三钱　椿根白皮三钱　川贝母二钱　茯苓二钱　炒冬术一钱五分　柿饼半枚　驴皮胶二钱　炙草四分　荷叶一角

杭州沈，肝阳遏郁，郁极上乘冲动大络，则右胁痞闷作痛，咯痰如胶，时或失血，得嗳气与矢气则稍快。素易梦泄，亦属肝肾之热。宜先和络化滞，以防血溢过多。

归须二钱　旋覆花一钱五分，包　川郁金一钱五分　荸荠两枚　米仁三钱　海石粉二钱，漂　青黛一钱　陈海蜇二钱　蛤壳三钱　川贝母二钱　橘红一钱五分

临平钟，体肥，阳明偏旺，幼即患头痛，兼吐痰血。近年来，酒热助胃湿火，痰浊益

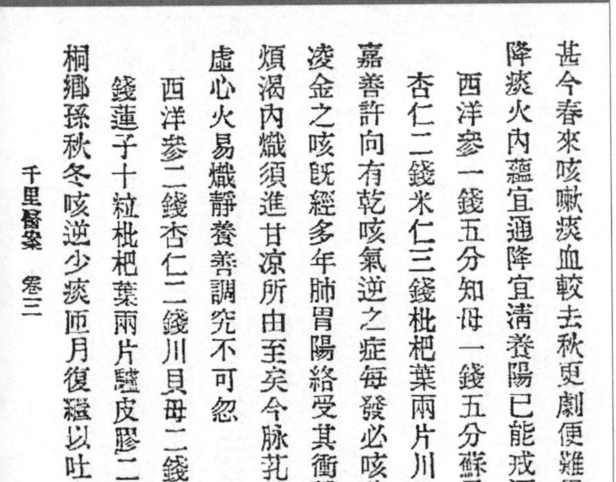

甚今春來咳嗽痰血較去秋更劇便難胃鈍氣逆火升脉弦滑數此皆陽明失
降痰火內蘊宜通降宜清養陽已能戒酒可望全愈也
西洋參一錢五分知母一錢五分蘇子一錢五分鷄距子二錢煨石膏二錢
杏仁二錢米仁三錢枇杷葉兩片川貝母二錢陳皮一錢五分茅根四錢
嘉善許向有乾咳氣逆之症每發必咳甚不能平臥向發於冬時爲盛此心火
淩金之咳既經多年肺胃陽絡受其衝擊久矣當此流火爍金之令絡血妄動
煩渴內熾須進甘涼所由至矣今脉芤虛而靜小論症情尚可無礙但肺金素
虛心火易熾靜養善調究不可忽
西洋參二錢杏仁二錢川貝母二錢元參一錢五分鮮生地三錢金石斛三
錢蓮子十粒枇杷葉兩片驢皮膠二錢益元散三錢藕節兩枚
桐鄉孫秋冬咳逆少痰匝月復繼以吐血血後咳逆無故反加胸次隱痛此屬

甚。今春来咳嗽痰血，较去秋更剧，便难胃钝，气逆火升。脉弦、滑、数，此皆阳明失降，痰火内蕴。宜通降，宜清养阳，已能戒酒，可望全愈也。

西洋参一钱五分　知母一钱五分　苏子一钱五分　鸡距子二钱　煨石膏二钱　杏仁二钱　米仁三钱　枇杷叶两片　川贝母二钱　陈皮一钱五分　茅根四钱

嘉善许，向有干咳气逆之症，每发必咳，甚不能平卧，向发于冬时为盛。此心火凌金之咳，既经多年，肺胃阳络受其冲击久矣。当此流火烁金之令，络血妄动，烦渴内炽，须进甘凉，所由至矣。今脉芤虚而静小，论症情尚可无碍，但肺金素虚，心火易炽，静养善调，究不可忽。

西洋参二钱　杏仁二钱　川贝母二钱　元参一钱五分　鲜生地三钱　金石斛三钱　莲子十粒　枇杷叶两片　驴皮胶二钱　益元散三钱　藕节两枚

桐乡孙，秋冬咳逆少痰，匝月复继以吐血，血后咳逆，无故反加胸次隐痛，此属

陽虛痰飲內踞久則胃絡血湧血去之後煩勞不能靜養以致痰飲瘀血膹鬱
中宮今喘咳短氣舌黃脉弦凡胃脈逆上血家大忌論症頗非輕淺
潞黨參二錢陳皮一錢五分沉香三分驢皮膠二錢旋覆花一錢五分茯苓
二錢炙草四分參三七一錢炙大有芪一錢五分蘇子一錢五分新絳一錢
光按此不治之症方却清靈可喜
馬窰陳痰飲爲咳起於秋季雖經屢次失血甚少至春又復稍來是春木隱隱
勃動上擾陽絡故復連吐三日血去過多凡咳而兼嘔痰薄而稠本屬胃家痰
飲爲咳咳久則胃脈逆上血熱沸湧所以上越過多今雖脈象靜小而咳引胸
痛便難口燥多夢紛紜尚屬陽明氣火上壅未能通降猶恐絡血復動急宜清
肺疏腑以化熱安絡爲要
西洋參一錢五分杏仁二錢粉丹皮一錢五分米仁三錢鮮生地三錢橘紅

阳虚，痰饮内踞，久则胃络血涌。血去之后烦劳，不能静养，以致痰饮瘀血，膹郁中宫。今喘咳短气，舌黄脉弦。凡胃脉逆上，血家大忌，论症颇非轻浅。

潞党参二钱　陈皮一钱五分　沉香三分　驴皮胶二钱　旋覆花一钱五分　茯苓二钱　炙草四分　参三七一钱　炙大有（黄）芪一钱五分　苏子一钱五分　新绛一钱

【光按】此不治之症，方却清灵可喜。

马窑陈，痰饮为咳，起于秋季，虽经屡次失血甚少，至春又复稍来，是春木隐隐勃动，上扰阳络。故复连吐三日，血去过多。凡咳而兼呕，痰薄而稠，本属胃家痰饮为咳，咳久则胃脉逆上，血热沸涌，所以上越过多。今虽脉象静小，而咳引胸痛，便难口燥，多梦纷纭，尚属阳明气火上壅，未能通降。犹恐络血复动，急宜清肺疏腑，以化热安络为要。

西洋参一钱五分　杏仁二钱　粉丹皮一钱五分　米仁三钱　鲜生地三钱　橘红

一錢五分參三七一錢藕節兩枚犀角尖六分蘇子一錢五分白芍一錢五
分
上柏李上年夏秋寒熱往來繼以吐血過多痔瘍遂致咳嗽右腹時痛近進附
桂等劑咳逆益熾咽痛皆發脈數最防絡血大來深爲可慮
小生地三錢西洋參二錢杏仁二錢炙草四分金石斛二錢川貝母二錢陳
皮一錢五分白芍一錢五分青皮八分元胡索一錢五分荔子核兩枚
嘉興繆每日午後必覺脘痛已十數年矣去春咳嗽起至今吐血後咳逆蒸熱
舌白溺黃胃鈍脈虛素來酒多穀少中陽大虛愼勿輕視
潞黨參三錢陳皮一錢五分澤瀉一錢五分炒扁豆三錢懷山藥二錢茯苓
二錢蛤殼三錢榧子肉冰糖炒十粒製半夏一錢麥冬一錢五分炙草四分
竹茹一錢

一钱五分　参三七一钱　藕节两枚　犀角尖六分　苏子一钱五分　白芍一钱五分

上柏李，上年夏秋寒热往来，继以吐血过多，痔疡遂致咳嗽，右腹时痛。近进附桂等剂，咳逆益炽，咽痛皆发，脉数，最防络血大来，深为可虑。

小生地三钱　西洋参二钱　杏仁二钱　炙草四分　金石斛二钱　川贝母二钱　陈皮一钱五分　白芍一钱五分　青皮八分　元胡索一钱五分　荔子核两枚

嘉兴缪，每日午后必觉脘痛，已十数年矣。去春咳嗽起，至今吐血后咳逆，蒸蒸舌白，溺黄胃钝脉虚，素来酒多谷少，中阳大虚，慎勿轻视。

潞党参三钱　陈皮一钱五分　泽泻一钱五分　炒扁豆三钱　怀山药二钱　茯苓二钱　蛤壳三钱　榧子肉冰糖炒，十粒　制半夏一钱　麦冬一钱五分　炙草四分　竹茹一钱

屠镇朱，滑泄，舌心光，苔腻，此属心胃虚热，湿火下注，冬来交节，辄见咯血。蒸热溺黄，脉濡弦，亦属湿热蒸郁之象，未可遽进壅补，反助相火。

西洋参二钱　陈皮一钱五分　粉丹皮一钱五分　莲子十粒　金石斛三钱　茯苓二钱　泽泻二钱　藕节两枚　驴皮胶二钱　米仁三钱　川贝母二钱　茅根四钱

【光按】吐血之证，其因多端，不可一概施治。热者寒之，虚者补之，伤者理之，肝胃上逆者清之镇之，肺络咳伤者，调养之。缪氏三诀，颇能扼要。

千里医案卷三终

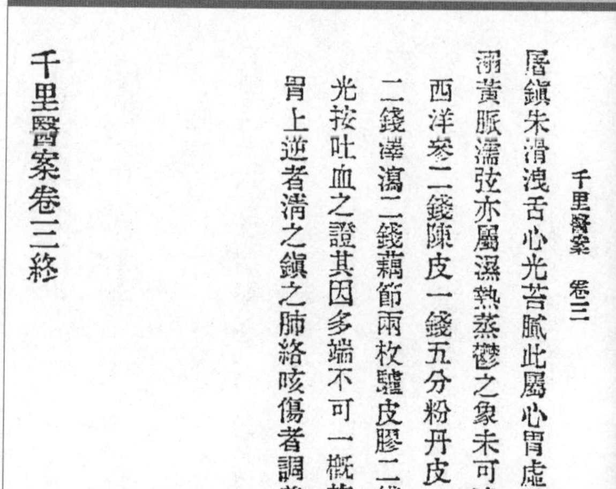

屠鎮朱滑洩舌心光苔膩此屬心胃虛熱濕火下注冬來交節輒見咯血蒸熱溺黃脈濡弦亦屬濕熱蒸鬱之象未可遽進壅補反助相火

西洋參二錢陳皮一錢五分粉丹皮一錢五分蓮子十粒金石斛三錢茯苓二錢澤瀉二錢藕節兩枚驢皮膠二錢米仁三錢川貝母二錢茅根四錢

光按吐血之證其因多端不可一概施治熱者寒之虛者補之傷者理之肝胃上逆者淸之鎮之肺絡咳傷者調養之繆氏三訣頗能扼要

千里醫案卷三終

千里醫案卷四

桐鄉張千里夢廬著
金山姚景垣光祖錄存
紹興裘慶元吉生刊行

腫脹

面論孫平叔宮保病案大人體豐胃强飲啖有兼人之量加以節性褆躬誠爲松柏貞固矣兩年來腫症屢發其發也腫自下起由足及腹上至頭面手臂甚則痰多食少動輒氣逆不能平臥莖囊俱腫小溲淋漓其退也大都專科以草藥爲丸爲醴峻劑逐水或從兩足旁溢或從大腸直瀉所用之藥雖秘不肯洩然投劑少而見效速其峻利可知矣且嘗其味辛澁刺喉所嘗僅似黍米而味留舌本踰時不去則其峻利又可知矣自前年秋冬至今翻覆再四其情狀大略如斯今診得脈象右三部弦而虛其弦見於浮中兩候爲多左手因偏倚支

千里医案卷四

桐乡张千里梦庐著
金山姚景垣光祖录存
绍兴裘庆元吉生刊行

肿胀

面论孙平叔，宫保病案，大人体丰胃强，饮啖有兼人之量，加以节性提躬，诚为松柏贞固矣。两年来，肿症屡发，其发也肿。自下起由足及腹上，至头面手臂，甚则痰多食少，动辄气逆，不能平卧，茎囊俱肿，小溲淋漓，其退也。大都专科以草药为丸，为醴峻剂逐水，或从两足旁溢，或从大肠直泻，所用虽秘不肯泄，然投剂少而见效速，其峻利可知矣。且尝其味辛涩刺喉，所尝仅似黍米而味留舌本，逾时不去，则其峻利又可知矣。自前年秋冬至今，翻覆再四，其情状大略如斯。今诊得脉象右三部弦而虚，其弦见于浮中两候为多，左手因偏倚支

撑，气滞益甚。皮肤肿厚，按之至骨，关位微细，寸尺尤甚。神色痿瘁，气机促逆，项以代头，尻以代踵。痰稠色黑，咯咯难出，溺少欠利，其色黄赤。日食不过四五盏，而饭仅得其一，虽唇黑，缺盆平脐突，足心漏，背平等恶候俱尚未见，且幸神色不衰，音吐洪亮，然亦疲备矣。夫水肿之为病不一，而其为状亦不一。初则日积月盛，久必泛滥，盈溢来去，聚散莫可端倪。倏起倏灭，与身中之元气相为倚伏消长，屡攻屡退，屡退屡复，其复也。病者咎医者之治，理未明，医者咎病者之调养失宜，不知水肿之为病，本如是，其反覆无常也。夫治水之逆行所无事耳，疏凿决排堤防，导引皆宜就水之性，以顺其流，源流既须明辨，次第尤当详察。稍不如法，鲜奏肤功。今承明问究，厥指归将正其名，则支饮为本，皮水为标。将究其流，则思虑伤脾，劳怒伤肝。盖脾不能为胃行其津液，则水谷酒醴，肥甘不能输精布气，运中枢以达于四末，留酿淫溢皆为痰饮，水浊加以肝风鼓荡涌越，

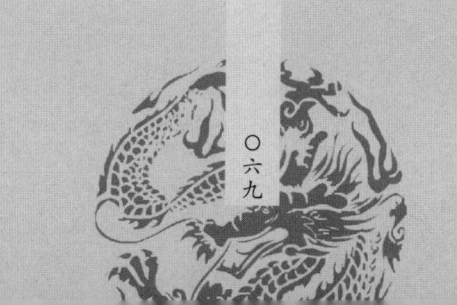

撑氣滯益甚皮膚腫厚按之至骨關位微細寸尺尤甚神色痿瘁氣機促逆項以代頭尻以代踵痰稠色黑咯咯難出溺少欠利其色黄赤日食不過四五盞而飯僅得其一雖唇黑缺盆平臍突足心漏背平等惡候俱尚未見且幸神色不衰音吐洪亮然亦疲憊矣夫水腫之爲病不一而其爲狀亦不一初則日積月盛久必泛濫盈溢來去聚散莫可端倪倏起倏滅與身中之元氣相爲倚伏消長屢攻屢退屢退屢復其復也病者咎醫者之治理未明醫者咎病者之調養失宜不知水腫之爲病本如是其反覆無常也夫治水之逆行所無事耳疏鑿決排隄防導引皆宜就水之性以順其流源流既須明辨次第尤當詳察稍不如法鮮奏膚功今承明問究厥指歸將正其名則支飲爲本皮水爲標將究其流則思慮傷脾勞怒傷肝蓋脾不能爲胃行其津液則水穀酒醴肥甘不能輸精布氣運中樞以達於四末留釀淫溢皆爲痰飲水濁加以肝風鼓盪湧越

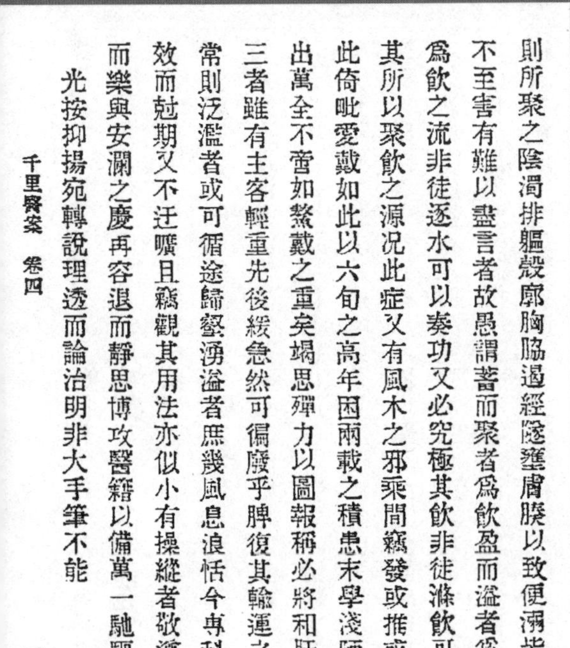
則所聚之陰濁排軀殼廓胸脇遏經隧壅膚腠以致便溺皆澀寢食俱廢無所
不至害有難以盡言者故愚謂蓄而聚者爲飲盈而溢者爲水飲爲水之源水
爲飲之流非徒逐水可以奏功又必究極其飲非徒滌飲可以了事又必探討
其所以聚飲之源况此症又有風木之邪乘間竊發或推或挽乎况又賢勞如
此倚毗愛戴如此以六旬之高年困兩載之積患末學淺陋而欲借箸代籌計
出萬全不啻如鰲戴之重矣竭思殫力以圖報稱必將和肝脾開鬼門潔淨府
三者雖有主客輕重先後緩急然可偏廢乎脾復其輸運之職肝復其疏泄之
常則泛濫者或可循途歸壑湧溢者庶幾風息浪恬今專科投劑踰旬似獲小
效而尅期又不迂曠且竊觀其用法亦似小有操縱者敬遵鈞諭徐俟其成效
而樂與安瀾之慶再容退而靜思博攻醫籍以備萬一馳驅之用謹論列如左
光按抑揚宛轉說理透而論治明非大手筆不能
千里醫案　卷四　三

则所聚之阴浊，排躯壳廓胸胁，遏经隧壅肤腠，以致便溺皆涩，寝食俱废，无所不至害，有难以尽言者。故愚谓蓄而聚者为饮盈，而溢者为水饮，为水之源。水为饮之流，非徒逐水可以奏功。又必究极其饮非徒涤饮可以了事，又必探讨其所以聚饮之源。况此症又有风木之邪，乘间窍发，或推或挽乎？况又贤劳如此，倚毗爱戴如此。以六旬之高年，困两载之积患，末学浅陋而欲借箸代筹，计出万全，不啻如鳌戴之重矣。竭思殚力以图报称，必将和肝脾，开鬼门，洁净府，三者虽有主客轻重，先后缓急。然可遍废乎？脾复其输运之职，肝复其疏泄之常，则泛滥者，或可循途归壑涌溢者，庶几风息浪恬。今专科投剂逾旬，似获小效，而克期又不迂旷，且窃观其用法，亦似小有操纵者，敬遵钧谕徐。俟其成效而乐，与安澜之庆，再容退而静思，博攻医籍，以备万一。驰驱之用，谨论列如左。

【光按】抑扬宛转，说理透而论治明，非大手笔不能。

次日又陈诸药皆停，缘由昨日晋谒，窃观大人色脉，神气皆似备，不可支肿，既复盛溺，又渐少。而钧论谆谆，与左右侍奉之人，似皆以为舍利水之外，更无紧要之着。而不知水之为病，在肾为本，在肺为标。脾土既无堤防，肝风又加鼓荡，愈壅愈逐，愈逐愈壅，驯至中州，陆沈水泉下竭，犹复断除。食味屡进，疏凿天下，岂有粮饷不继，转战无前，尚可望其收功末路者乎？此盖由于专科之医，草泽无知，守一己之口，传图侥幸于万一，以治藜藿劳形之法，概施之君民，倚赖之身效，则国之福也。不效则虽食其肉，犹可逭乎？此愚之所以痛心疾首，而进停药之说也。夫药犹兵也，不得已则用之，以去病耳。表散攻逐，所以去病也。温清和解，所以补偏救弊，以适于中也。然犹有补益培养之法在即，或病未尽，去而正已，先虚尚有攻补兼施，补泻间进等法，参互错综，驯至于得而无弊。从未有病经两年发已，数次不辨病之浅深，体之虚实，只以峻下一法，为可屡投而屡

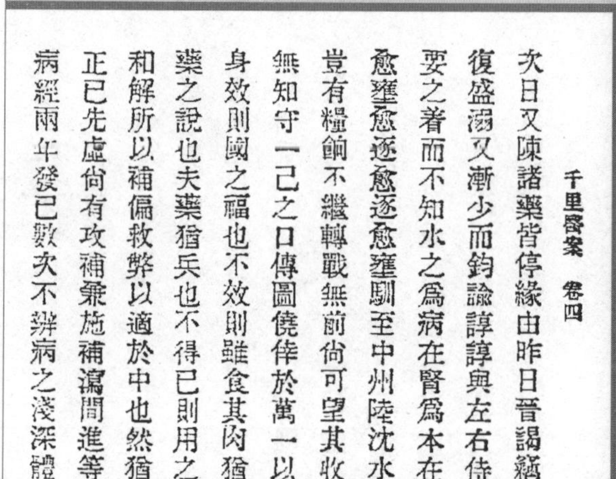

次日又陳諸藥皆停緣由昨日晉謁竊觀大人色脈神氣皆似憊不可支脽既復盛溺又漸少而鈞論諄諄與左右侍奉之人似皆以爲舍利水之外更無緊要之着而不知水之爲病在腎爲本在肺爲標脾土既無隄防肝風又加鼓盪愈壅愈逐愈逐愈壅馴至中州陸沈水泉下竭猶復斷除食味屢進疏鑿天下豈有糧餉不繼轉戰無前尚可望其收功末路者乎此蓋由於專科之醫草澤無知守一己之口傳圖僥倖於萬一以治藜藿勞形之法概施之君民倚賴之身效則國之福也不效則雖食其肉猶可逭乎此愚之所以痛心疾首而進停藥之說也夫藥猶兵也不得已則用之以去病耳表散攻逐所以去病也溫清和解所以補偏救弊以適於中也然猶有補益培養之法在即或病未盡去而正已先虛尚有攻補兼施補瀉間進等法叅互錯綜馴至於利而無弊從未有病經兩年發已數次不辨病之淺深體之虛實祗以峻下一法爲可屢投而屢

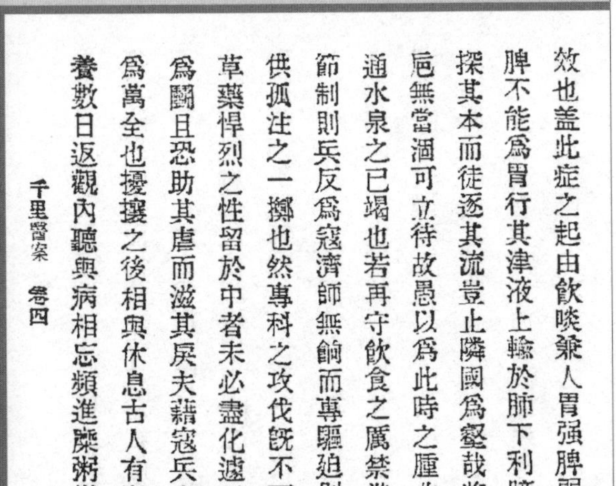
效也蓋此症之起由飲啖兼人胃強脾弱繼則憂勞過度氣竭肝傷飲食所入
脾不能爲胃行其津液上輸於肺下利膀胱通調水道流之壅由於源之塞不
探其本而徒逐其流豈止隣國爲壑哉將必竭一身之津液血氣盡付沃宜漏
巵無當涸可立待故愚以爲此時之脰非水也氣也此時之溲濇非水道之不
通水泉之已竭也若再守飲食之厲禁進暴戾之刼劑初何異剿寇用兵而無
節制則兵反爲寇濟師無餉而專驅廹則民盡爲讐大人何忍以千金之軀輕
供孤注之一擲也然專科之攻伐既不可用矣而補養之劑何以又不亟進蓋
草藥悍烈之性留於中者未必盡化遽以補養之藥接踵而進不但慮其反兵
爲鬬且恐助其虐而滋其戾夫藉寇兵資盜糧誠不如安堵休兵待時而動之
爲萬全也擾攘之後相與休息古人有糜粥充養之法伏望大人放下萬緣靜
養數日返觀內聽與病相忘頻進糜粥以養其胃俟其胃中冲和之氣稍稍來

效也。盖此症之起，由饮啖兼人胃强脾弱，继则忧劳过度，气竭肝伤，饮食所入，脾不能为，胃行其津液，上输于肺，下利膀胱，通调水道。流之壅由于源之塞，不探其本，而徒逐其流，岂止邻国为壑哉，将必竭一身之津液血气尽付沃，宜漏卮无当涸可立待。故愚以为，此时之肿非水也气也，此时之溲涩非水道之不通，水泉之已竭也。若再守饮食之厉禁，进暴戾之劫剂，初何异剿寇用兵而无节制，则兵反为寇。济师无饷而专驱迫，则民尽为仇，大人何忍以千金之躯，轻供孤注之一掷也。然专科之攻伐既不可用矣，而补养之剂何以又不亟进。盖草药悍烈之性，留于中者未必尽化，遽以补养之药接踵而进，不但虑其反兵为斗且恐助其虐而滋其戾。夫藉寇兵资盗粮，诚不如安堵休兵待时而动之为万全也。扰攘之后，相与休息，古人有糜粥充养之法，伏望大人放下万缘，静养数日。返观内听与病相忘，频进糜粥，以养其胃俟。其胃中冲和之气，稍稍来

复，灌溉周身，濡养百脉充满，然后流动，将必有不期肿之退而自退，不期溲之利而自利者。苟或不然，然后审机度势，计出万全。大人之师定能贞吉，又或不然，则专科草药仍在也。更进而谋之，或不虑饥兵之噪矣。敬疏诸药皆停，缘由以答明问，惟鉴纳是幸。

【光按】停药以待胃气之来复，此等议论，可发前人所未发。

论杨拙园明经病案，胃纳稍增大，便较润，自是可喜。但旬日久病，仅投三剂见效，必不能多，腹胀何能遽减。即是右足之痹，原属湿邪阻络，湿是地之气主阴。受于下者必升于上，自觉冷者，正属阴湿之邪未化。既云阴湿，何不用温热，而反用苦燥乎？盖尊丈体多肝火，凡有肝火者，虽受阴湿，亦易化热也。况病起颧颊阳明部，升胃气反致引动肝脾伏火伏湿，由足之络上行入腑，以致腹满气逆耳。湿以下趋为顺，脾胃皆以降为和，故前日拙方主乎通降腑络，以导湿下

復灌漑周身濡養百脉充滿然後流動將必有不期腫之退而自退不期溲之利而自利者苟或不然然後審機度勢計出萬全大人之師定能貞吉又或不然則專科草藥仍在也更進而謀之或不慮飢兵之噪矣敬疏諸藥皆停緣由以答明問惟鑒納是幸

光按停藥以待胃氣之來復此等議論可發前人所未發

論楊拙園明經病案胃納稍增大便較潤自是可喜但旬日久病僅投三劑見效必不能多腹脹何能遽減即是右足之痺原屬濕邪阻絡濕是地之氣主陰受於下者必升於上自覺冷者正屬陰濕之邪未化既云陰濕何不用溫熱而反用苦燥乎蓋尊丈體多肝火凡有肝火者雖受陰濕亦易化熱也况病起額頰陽明部升胃氣反致引動肝脾伏火伏濕由足之絡上行入腑以致腹滿氣逆耳濕以下趨爲順脾胃皆以降爲和故前日拙方主乎通降腑絡以導濕下

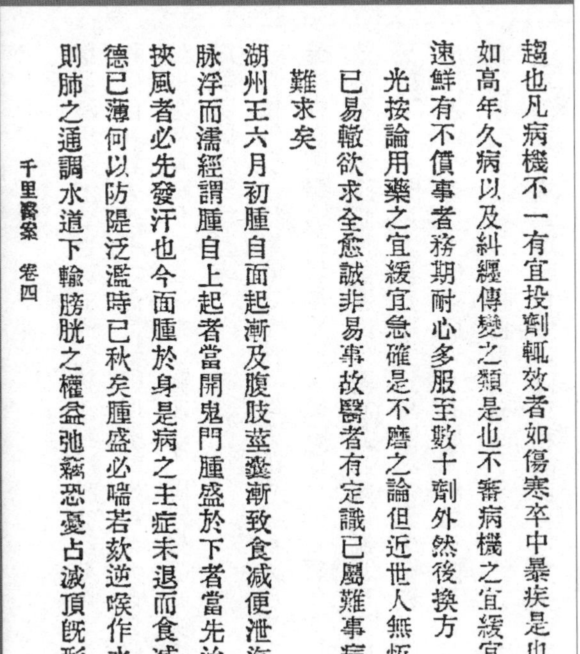
趨也凡病機不一有宜投劑輒效者如傷寒卒中暴疾是也有宜緩爲調劑者
如高年久病以及糾纏傳變之類是也不審病機之宜緩宜急而專以急功欲
速鮮有不僨事者務期耐心多服至數十劑外然後換方
光按論用藥之宜緩宜急確是不磨之論但近世人無恆心一二劑不效早
已易轍欲求全愈誠非易事故醫者有定識已屬難事病者有堅忍心更爲
難求矣
湖州王六月初腫自面起漸及腹肢莖囊漸致食減便泄迄今兩月舌黃有刺
脉浮而濡經謂腫自上起者當開鬼門腫盛於下者當先治其下蓋言水腫之
挾風者必先發汗也今面腫於身是病之主症未退而食減便泄則脾胃之土
德已薄何以防隄泛濫時已秋矣腫盛必喘若欬逆喉作水鷄聲倚息不能臥
則肺之通調水道下輸膀胱之權益弛竊恐憂占滅頂既形之腫固難退退亦

千里醫案 卷四 七

趋也。凡病机不一，有宜投剂辄效者，如伤寒卒中、暴疾是也。有宜缓为调剂者，如高年久病，以及纠缠传变之类是也。不审病机之宜缓宜急，而专以急功欲速，鲜有不偾事者，务期耐心多服至数十剂外，然后换方。

【光按】 论用药之宜缓宜急，确是不磨之论。但近世人无恒心，一二剂不效，早已易辙，欲求全愈，诚非易事。故医者有定识，已属杂事，病者有坚忍心，更为难求矣。

湖州王，六月初，肿自面起，渐及腹肢茎囊，渐致食减，便泄。迄今两月，舌黄有刺，脉浮而濡。经谓：肿自上起者，当开鬼门，肿盛于下者，当先治其下。盖言水肿之挟风者，必先发汗也。今面肿于身，是病之主症未退，而食减便泄，则脾胃之土德已薄，何以防堤泛滥时已秋矣。肿盛必喘，若欬逆，喉作水鸡声，倚息不能卧，则肺之通调水道，下输膀胱之权益弛。窃恐忧占灭顶既形之，肿固难退，退亦

易复，而未形之喘，必将至，至更难御。急须消患于未萌，后图崇土御水之计。

蜜炙麻黄三分　五味子十粒　广皮五钱　猪苓五钱　生姜皮三分　杏仁二钱　米仁三钱　党参一钱　泽泻五钱　炙草四钱　茯苓皮五钱　苏叶一钱　芦根八寸

泗安李，前年冬陡觉面浮气急，延至肢体皆肿。此因风水为病，奈体素湿胜肺，既上痹腑亦下滞，以致迁延反覆。迄今仍然偏体皆肿，便溺赤涩，不能平卧，舌光干燥，脉沉郁，欲疏府必先理气，欲理气必先宣肺。盖肿极，最虑喘也。

蜜炙麻黄三分　杏仁二钱　甘遂末五分　茯苓皮四钱　煨石羔（膏）二钱五分　干姜捣五味十粒　西洋参一钱五分　大枣两枚　炙甘草四分　甜葶苈四分

此方服至咳爽，痰多凝，汗津津，渐能平卧，接服后方：

西洋参二钱　蜜炙桑皮一钱五分　甘遂末五分　枇杷叶两片　橘皮一钱五分　猪苓一钱五分　商陆根五分　丝瓜络三钱　茯苓四钱　泽泻一钱五分　木防己五分

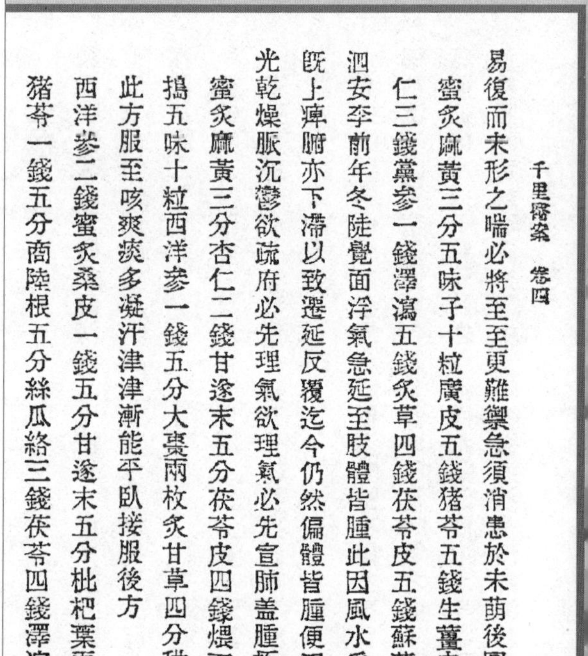
千里醫案　卷四　八

易復而未形之端必將至至更難禦急須消患於未萌後圖崇土禦水之計
蜜炙麻黄三分五味子十粒廣皮五錢猪苓五錢生薑皮三分杏仁二錢米
仁三錢黨參一錢澤瀉五錢炙草四錢茯苓皮五錢蘇葉一錢蘆根八寸
泗安李前年冬陡覺面浮氣急延至肢體皆腫此因風水爲病奈體素濕勝肺
既上痺腑亦下滯以致遷延反覆迄今仍然偏體皆腫便溺赤澀不能平臥舌
光乾燥脈沉鬱欲疏府必先理氣欲理氣必先宣肺蓋腫極最慮喘也
蜜炙麻黄三分杏仁二錢甘遂末五分茯苓皮四錢煨石羔二錢五分乾薑
搗五味十粒西洋參一錢五分大棗兩枚炙甘草四分甜葶藶四分
此方服至咳爽痰多凝汗津津漸能平臥接服後方
西洋參二錢蜜炙桑皮一錢五分甘遂末五分枇杷葉兩片橘皮一錢五分
豬苓一錢五分商陸根五分絲瓜絡三錢茯苓四錢澤瀉一錢五分木防己

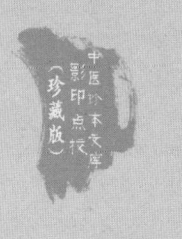

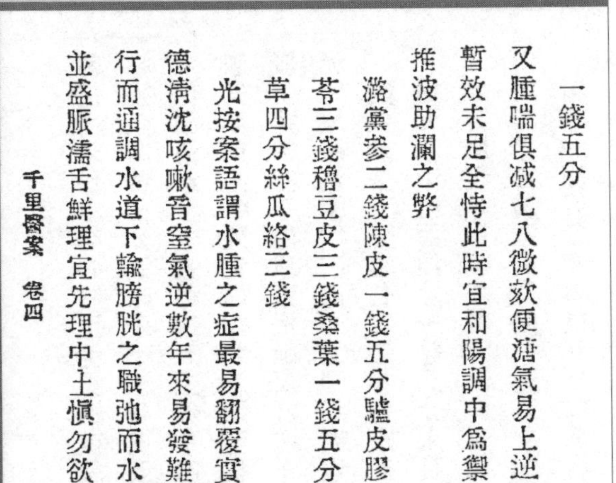
一錢五分
又腫喘俱減七八微欬便溏氣易上逆脉右濡左弦大凡水腫之症最易翻覆暫效未足全恃此時宜和陽調中爲禦水之本熄風養肝爲因時之制冀其無推波助瀾之弊
潞黨參二錢陳皮一錢五分驢皮膠二錢赤豆皮三錢生冬朮一錢五分茯苓三錢穞豆皮三錢桑葉一錢五分乾薑搗五味十粒丹皮一錢五分炙甘草四分絲瓜絡三錢
光按案語謂水腫之症最易翻覆實閱歷有得之言
德清沈咳嗽音窒氣逆數年來易發難已是肺氣之虚痺久矣虚痺則治節不行而通調水道下輸膀胱之職弛而水氣泛濫中土卑濕不能樞運矣况腫喘並盛脈濡舌鮮理宜先理中土愼勿欲速遽投温熱滋膩有礙脾胃
千里醫案　卷四　九

一钱五分

又肿喘俱减七八，微咳便溏，气易上逆，脉右濡左弦大。凡水肿之症，最易翻覆，暂效未足全恃，此时宜和阳调中，为御水之本。熄风养肝为因时之制，冀其无推波助澜之弊。

潞党参二钱　陈皮一钱五分　驴皮胶二钱　赤豆皮三钱　生冬术一钱五分　茯苓三钱　穞豆皮三钱　桑叶一钱五分　干姜捣五味十粒　丹皮一钱五分　炙甘草四分　丝瓜络三钱

【光按】案语谓水肿之症最易翻覆，实阅历有得之言。

德清沈，咳嗽音室，气逆数年，来易发难已，是肺气之虚痹久矣。虚痹则治节不行，而通调水道，下输膀胱之职弛，而水气泛滥，中土卑湿，不能枢运矣。况肿喘并盛，肿濡舌鲜，理宜先理中土，慎勿欲速，遽投温热滋腻，有碍脾胃。

潞党参二钱　甘草四分　大腹皮一钱五分　米仁三钱　蜜炙麻黄三分　陈皮一钱五分　桑白皮二钱　生姜皮三分　杏仁二钱　茯苓皮四钱

【光按】当加生石羔(膏)。

金家壩张，素体平弱，阳虚湿胜，营耗肝滞，左胁下旧有肝积，兼之便溏下血时作时止，自十余岁至今矣。其脾胃之不和如此，则上既无以资肺之气，下亦无以御肝之侮，故入春少寐盗汗，是脾阴不充也。春杪之能食，不为肌肤，是脾阳之不用也。中枢无健运之权，无怪其当湿土之交，而骤见腹满也。今脉象濡弱，舌干齿燥，肉削肌羸，欬嗽痰气有音，饥不能食，便数溺少。总之皆脾、胃、肺气虚已极，健运之权弛，而气化之机废，此臌症之极重者。若喘泻一见便难措手，补既壅滞难胜泻，又虚羸不合。惟有从宣气疏腑一法，希冀万一。

西洋参一钱五分　大腹皮二钱，麸炒　枳壳八分　枇杷叶两张　茯苓皮四钱　川

潞黨參二錢甘草四分大腹皮一錢五分米仁三錢蜜炙麻黃三分陳皮一錢五分桑白皮二錢生薑皮三分杏仁二錢茯苓皮四錢

光按當加生石羔

金家壩張素體平弱陽虛濕勝營耗肝滯左脇下舊有肝積兼之便溏下血時作時止自十餘歲至今矣其脾胃之不和如此則上既無以資肺之氣下亦無以禦肝之侮故入春少寐盜汗是脾陰不充也春杪之能食不爲肌膚是脾陽之不用也中樞無健運之權無怪其當濕土之交而驟見腹滿也今脉象濡弱舌乾齒燥肉削肌羸欬嗽痰氣有音飢不能食便數溺少總之皆脾胃肺氣虛已極健運之權弛而氣化之機廢此臌症之極重者若喘瀉一見便難措手補既壅滯難勝瀉又虛羸不合惟有從宣氣疏腑一法希冀萬一

西洋參一錢五分大腹皮二錢麩炒枳殼八分枇杷葉兩張茯苓皮四錢川

貝母二錢炒穀芽三錢蘆根八寸陳皮一錢五分豬苓一錢五分炙甘草四分

光按此方太輕當從肝脾着想

石門趙喘雖不盛痰氣尚逆脈濡舌白先欬而後腫先治其肺况腫勢盛於下半明屬濕蒸府痺治腑以理氣爲先故專理痰氣之逆

西洋參一錢五分橘皮一錢五分丹皮一錢五分枇杷葉兩張茯苓皮四錢杏仁二錢大腹皮二錢蘆根八寸旋覆花一錢五分桑皮一錢五分川貝二錢

南潯王婦去年痎瘧原屬暑濕鬱於氣分阻遏營衛運行之常故時有閏餘之瘧參錯其間至春血阻而經不行自氣痺而腫腫先於頭面及至陰之地至陰厥陰也厥陰爲肝肝本與胆爲表裏此瘧腫之所由迭起也肝本爲風藏交春

贝母二钱　炒壳芽三钱　芦根八寸　陈皮一钱五寸　猪苓一钱五分　炙甘草四分

【光按】此方太轻，当从肝脾着想。

石门赵，喘虽不盛，痰气尚逆，脉濡舌白，先咳而后肿，先治其肺。况肿势盛于下半，明属湿蒸府痹，治腑以理气为先，故专理痰气之逆。

西洋参一钱五分　橘皮一钱五分　丹皮一钱五分　枇杷叶两张　茯苓皮四钱　杏仁二钱　大腹皮二钱　芦根八寸　旋覆花一钱五分　桑皮一钱五分　川贝二钱

南浔王妇，去年痎疟，原属暑湿郁于气分，阻遏营卫运行之常，故时有闰余之疟参错其间。至春血阻而经不行，自气痹而肿，肿先于头面，及至阴之地。至阴厥阴也，厥阴为肝，肝本与胆为表里，此疟肿之所由迭起也。肝本为风脏，交春

則風木內動風鼓濕動則頭面先腫也遷延至今濕熱薰蒸於內風陽鼓動於外加以情志或有不調飲食或有不節則清陽升降之機益形窒滯而腫及周身脹至於廢食也頃喉間呼吸有音而頷下如垂瘧狀反輕而微時或便乾而數圊溺少而氣穢齒燥口乾舌質砂白脈象左弦數而右沉弦數實臍突背平是乂脾肺大失通降之權而肝氣益橫逆矣急須緩劑以理氣平逆爲先必得喘汗不至庶乎可望遷延而開生機之一綫

旋覆花一錢五分前胡一錢五分雲苓二錢小川連三分大腹皮一錢五分沉香三分紫菀一錢五分生薑皮三分五茄皮二錢橘皮一錢五分桑皮一錢五分絲瓜絡三錢

光按此症與瘧迭起仍當用越婢法加減

關王廟吳欬嗽四五月纔止春木司令即兩脇走注作痛入秋漸增腹滿足腫

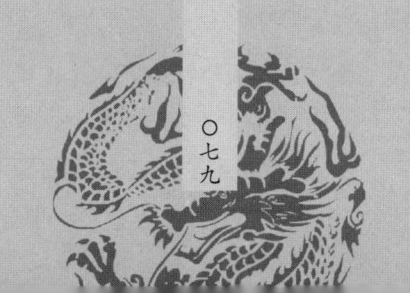

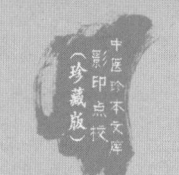

则风木内动，风鼓湿动，则头面先肿也。迁延至今，湿热薰蒸于内，风阳鼓动于外，加以情志或有不调，饮食或有不节，则清阳升降之机益形窒滞，而肿及周身，胀至于废食也。顷喉间呼吸有音，而颔下如垂疟状，反轻而微时，或便干而数圊，溺少而气秽，齿燥口干，舌质砂白，脉象左弦数而右沈、弦、数、实。脐突背平是，又脾肺大失通降之权，而肝气益横逆矣。急须缓剂以理气平逆为先，必得喘汗不至庶乎，可望迁延而开生机之一线。

旋覆花一钱五分　前胡一钱五分　云苓二钱　小川连三分　大腹皮一钱五寸　沉香三分　紫苑（菀）一钱五分　生姜皮三分　五茄皮二钱　橘皮一钱五分　桑皮一钱五分　丝瓜络三钱

【光按】此症与疟迭起，仍当用越婢法加减。

关王庙吴，咳嗽四五月才止，春木司令，即两胁走注作痛，入秋渐增腹满足肿。

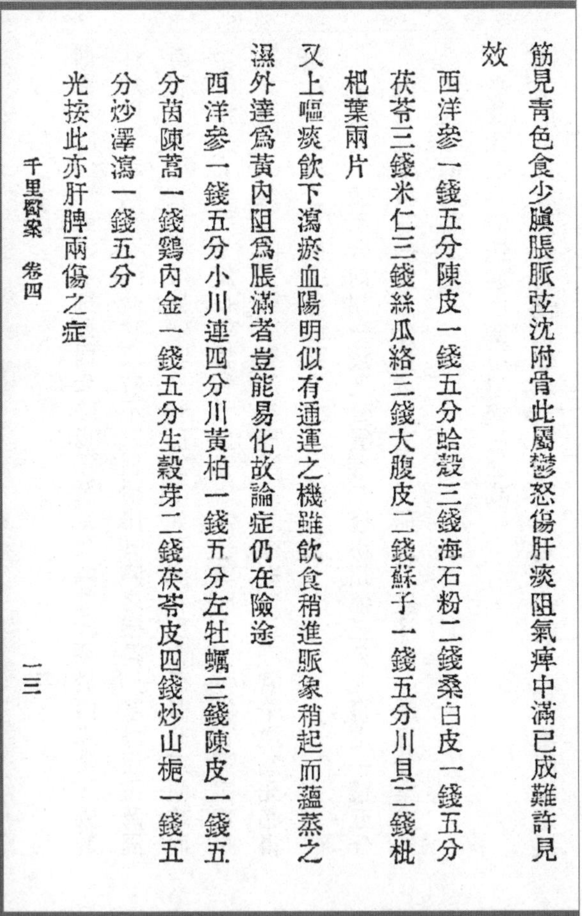
筋見青色食少䐜脹脈弦沈附骨此屬鬱怒傷肝痰阻氣痺中滿已成難許見
效
西洋參一錢五分陳皮一錢五分蛤殼三錢海石粉二錢桑白皮一錢五分
茯苓三錢米仁三錢絲瓜絡三錢大腹皮二錢蘇子一錢五分川貝二錢枇
杷葉兩片
又上嘔痰飲下瀉瘀血陽明似有通運之機雖飲食稍進脈象稍起而蘊蒸之
濕外達爲黃內阻爲脹滿者豈能易化故論症仍在險途
西洋參一錢五分小川連四分川黃柏一錢五分左牡蠣三錢陳皮一錢五
分茵陳蒿一錢鷄內金一錢五分生穀芽二錢茯苓皮四錢炒山梔一錢五
分炒澤瀉一錢五分
光按此亦肝脾兩傷之症

千里醫案　卷四　一三

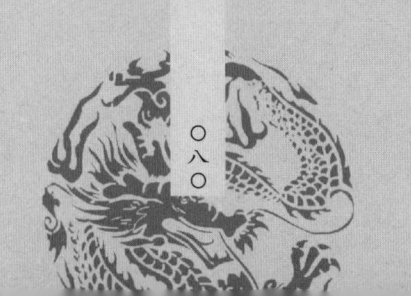

筋见青色，食少䐜胀，脉弦沈附骨，此属郁怒伤肝，痰阻气痹，中满已成，难许见效。

西洋参一钱五分　陈皮一钱五分　蛤壳三钱　海石粉二钱　桑白皮一钱五分　茯苓三钱　米仁三钱　丝瓜络三钱　大腹皮二钱　苏子一钱五分　川贝二钱　枇杷叶两片

又上呕痰饮，下泻瘀血，阳明似有通运之机，虽饮食稍进，脉象稍起而蕴蒸之湿，外达为黄，内阻为胀满者，岂能易化。故论症仍在险途。

西洋参一钱五分　小川连四分　川黄柏一钱五分　左牡蛎三钱　陈皮一钱五分　茵陈蒿一钱　鸡内金一钱五分　生谷芽二钱　茯苓皮四钱　炒山栀一钱五分　炒泽泻一钱五分

【光按】此亦肝脾两伤之症。

菱湖李，幼有哮嗽，近虽不发痰饮，内聚阻肺胃升降之气，加以肝郁不调顺，乘中土以致入夜腹必攻胀，而汤饮香燥皆不能受。脉象小弦，宜和缓调，议通阳涤饮条肝法。

潞党参二钱　陈皮一钱五分　生冬术一钱五分　枳实五分　制半夏一钱五分　茯苓二钱　炙甘草四分　白芍一钱五分　青皮一钱　泽泻一钱五分　制香附一钱五分

平罗王，内有烟辛燥劫，外有疮疥浸淫，燥湿二气内外交迫，脾胃大失通和之序。八月初燥令大行，大肠燥金气膹，以致脘腹膨胀疼痛，泄得不爽。迄今三月，脉之关尺犹然弦坚而数，取效谅难，欲速议通养肠腑，以阖阳明为主。

潞党参二钱　陈皮一钱五分　枳壳八分　驴皮胶二钱　怀山药二钱　茯苓二钱　白芍一钱五分　炙甘草四分　炒黑荆芥三钱　桔梗三分　炒槐米一钱五分　柿

菱湖李幼有哮嗽近雖不發痰飲內聚阻肺胃升降之氣加以肝鬱不調順乘
中土以致入夜腹必攻脹而湯飲香燥皆不能受脉象小弦宜用緩調議通陽
滌飲條肝法
潞黨參二錢陳皮一錢五分生冬朮一錢五分枳實五分製半夏一錢五分
茯苓二錢炙甘草四分白芍一錢五分青皮一錢澤瀉一錢五分製香附一
錢五分
平羅王內有烟辛燥刼外有瘡疥浸淫燥濕二氣內外交廹脾胃大失通和之
序八月初燥令大行大腸燥金氣膹以致脘腹膨脹疼痛泄利不爽迄今三月
脈之關尺猶然弦堅而數取效諒難欲速議通養腸腑以闔陽明爲主
潞黨參二錢陳皮一錢五分枳殼八分驢皮膠二錢懷山藥二錢茯苓二錢
白芍一錢五分炙甘草四分炒黑荆芥三錢桔梗三分炒槐米一錢五分柿

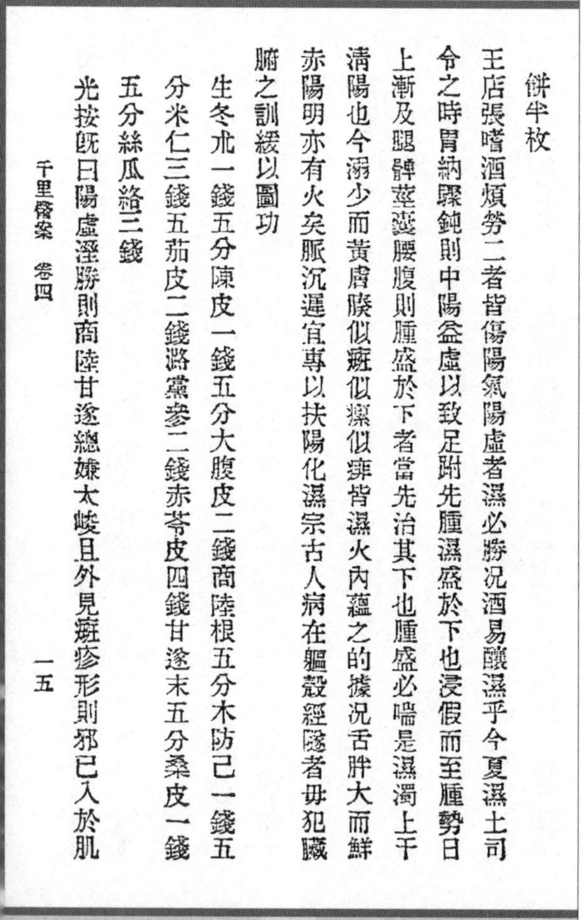
餅半枚
王店張嗜酒煩勞二者皆傷陽氣陽虛者濕必勝況酒易釀濕乎今夏濕土司
令之時胃納驟鈍則中陽益虛以致足跗先腫濕盛於下也浸假而至腫勢日
上漸及腿髀莖囊腰腹則腫盛於下者當先治其下也腫盛必喘是濕濁上干
清陽也今溺少而黃膚膆似瘢似瘰似痱皆濕火內蘊之的據況舌胖大而鮮
赤陽明亦有火矣脈沉遲宜專以扶陽化濕宗古人病在軀殼經隧者毋犯臟
腑之訓緩以圖功
生冬朮一錢五分陳皮一錢五分大腹皮二錢商陸根五分木防己一錢五
分米仁三錢五茄皮二錢潞黨參二錢赤苓皮四錢甘遂末五分桑皮一錢
五分絲瓜絡三錢
光按既曰陽虛溼勝則商陸甘遂總嫌太峻且外見瘢疹形則邪已入於肌
千里醫案　卷四　一五

饼半枚

王店张，嗜酒烦劳，二者皆伤阳气。阳虚者湿必胜，况酒易酿湿乎？今夏湿土司令之时，胃纳骤钝，则中阳益虚，以致足跗先肿，湿盛于下也。浸假而至肿势日上，渐及腿髀，茎囊腰腹则肿盛于下者，当先治其下也。肿盛必喘，是湿浊上干清阳也。今溺少而黄，肤膆似瘢似瘰似痱，皆湿火内蕴之的据。况舌胖大而鲜赤，阳明亦有火矣。脉沉迟，宜专以扶阳化湿，宗古人病在躯壳经隧者，毋犯脏腑之训，缓以图功。

生冬术一钱五分　陈皮一钱五分　大腹皮二钱　商陆根五分　木防己一钱五分　米仁三钱　五茄皮二钱　潞党参二钱　赤苓皮四钱　甘遂末五分　桑皮一钱五分　丝瓜络三钱

【光按】既曰阳虚湿胜，则商陆、甘遂总嫌太峻，且外见瘢疹形，则邪已入于肌

膝，正可用越婢法迎机导之，徒用攻下无益。

又阳虚不复恣啖生冷，中阳受伤，上逆为呃，下壅为肿，汗多食减，舌鲜苔黄，便干溺涩少而赤，脉沉、微、迟、涩。凡阳虚者，湿必胜，此物理之自然。故水肿之反覆，皆当诸阳虚也。第此中有区别焉，今阳虽虚，而湿又甚，一味补阳，未免助湿。宜用通阳法，以调中疏腑，冀有呃即止，肿缓退，切宜樽节饮食，毋使壅遏其式微之阳。

潞党参　法半夏　米仁　大腹皮　生冬术　陈皮　泽泻　广藿香　茯苓皮　木防己　生姜皮　丝瓜络

又饮食不节，骤伤中阳，以致呃逆。人身之阳宜通不宜壅，既阳伤，呃作则不能敷布极矣。所以水肿，旧恙复作。凡水肿，多门其源，不外脾、肺、肾，其治法不外开鬼门，洁净府，实脾温肾。今肿由下渐及于上，便涩溺少，舌鲜苔白，脉沉涩，

膝正可用越婢法迎機導之徒用攻下無益

又陽虛不復恣啖生冷中陽受傷上逆爲呃下壅爲腫汗多食減舌鮮苔黃便乾溺澁少而赤脉沉微遲澁凡陽虛者濕必勝此物理之自然故水腫之反覆皆當責諸陽虛也第此中有區別焉今陽雖虛而濕又甚一味補陽未免助濕宜用通陽法以調中疏腑冀其呃即止腫緩退切宜樽節飲食毋使壅遏其式微之陽

潞黨參法半夏米仁大腹皮生冬朮陳皮澤瀉廣藿香茯苓皮木防己生薑皮絲瓜絡

又飲食不節驟傷中陽以致呃逆人身之陽宜通達不宜壅遏既陽傷呃作則不能敷布極矣所以水腫舊恙復作凡水腫多門其源不外脾肺腎其治法不外開鬼門潔淨府實脾温腎今腫由下漸及於上便澁溺少舌鮮苔白脉沉澁

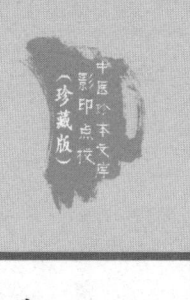

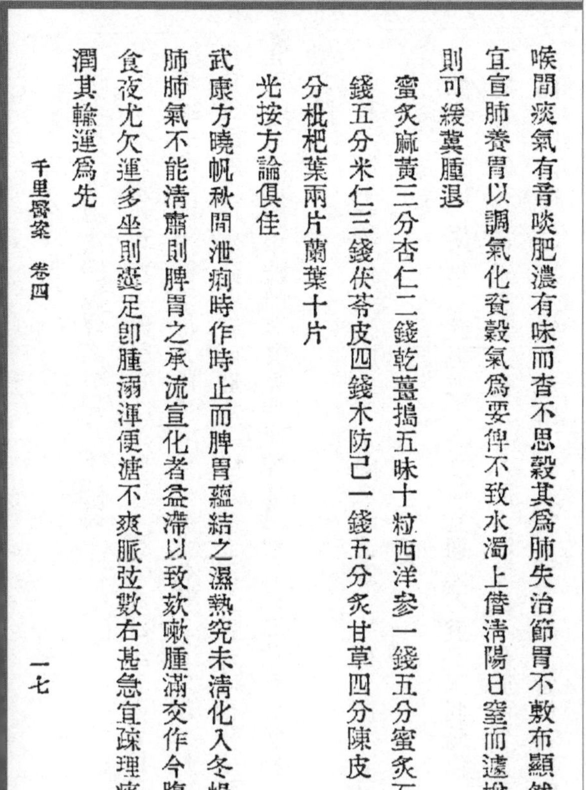

喉間痰氣有音啖肥濃有味而杳不思穀其爲肺失治節胃不敷布顯然此時宜宣肺養胃以調氣化資穀氣爲要俾不致水濁上僭清陽日窒而遽增喘逆則可緩冀腫退

蜜炙麻黃三分杏仁二錢乾薑搗五味十粒西洋參一錢五分蜜炙石羔一錢五分米仁三錢茯苓皮四錢木防己一錢五分炙甘草四分陳皮一錢五分枇杷葉兩片蘭葉十片

光按方論俱佳

武康方曉帆秋間泄痢時作時止而脾胃蘊結之濕熱究未清化入冬燥邪搏肺肺氣不能清肅則脾胃之承流宣化者益滯以致欬嗽腫滿交作今腹膨妨食夜尤欠運多坐則囊足卽腫溺渾便溏不爽脈弦數右甚急宜疏理痰氣以潤其輸運爲先

千里醫案　卷四　一七

喉间痰气有音，啖肥浓有味，而杳不思谷。其为肺失治节，胃不敷布。显然此时宜宣肺养胃，以调气化资谷气，为要俾不致水浊上僭，清阳日窒而遽增喘逆，则可缓冀肿退。

蜜炙麻黄三分　杏仁二钱　干姜捣五味十粒　西洋参一钱五分　蜜炙石羔（膏）一钱五分　米仁三钱　茯苓皮四钱　木防己一钱五分　炙甘草四分　陈皮一钱五分　枇杷叶两片　兰叶十片

【光按】方论俱佳。

武康方晓帆，秋间泄痢时作时止，而脾胃蕴结之湿热究未清化，入冬燥邪搏肺，肺气不能清肃，则脾胃之承流宣化者益滞，以致咳嗽肿满交作。今腹膨妨食，夜尤欠运，多坐则囊足即肿，溺浑便溏不爽，脉弦数右甚急。宜疏理痰气，以润其输运为先。

苏子一钱五分　莱菔子二钱　五加皮二钱　茯苓皮四钱　杏仁一钱　白芥子一钱　大腹皮二钱　地骨皮一钱五分　生姜皮三分　米仁三钱　鸡内金一钱五分

痰饮

长兴俞，劳郁太过，阳泄肝横顺侮所胜，久则饮食不能游溢，精气聚而为饮，举发无时，痛呕交作，已经多年。脘胁胸背皆为凌铜之所驾轻就熟，理难骤止，舌淡白而黄，脉迟弦而虚，面黄筋掣，主客两虚矣。宜平时用丸以养肝和胃，发时用煎，以温中御侮，旷日持久，有备无患，庶乎有济矣。

潞党参二钱　小川连四分　枳实五分　桂枝三分　生冬术一钱五分　云苓二钱　炙草四分　干姜四钱　熟附子三分

又丸方：

潞党参二两　大熟地三两　柏子仁三两　蛤壳三两　生冬术一两五钱　小茴香

蘇子一錢五分萊菔子一錢五加皮二錢茯苓皮四錢杏仁一錢白芥子一錢大腹皮二錢地骨皮一錢五分生薑皮三分米仁三錢雞內金一錢五分

痰飲

長興俞勞鬱太過陽泄肝橫順侮所勝久則飲食不能游溢精氣聚而爲飲舉發無時痛嘔交作已經多年脘脅胸背皆爲淩銅之所駕輕就熟理難驟止舌淡白而黃脈遲弦而虛面黃筋掣主客兩虛矣宜平時用丸以養肝和胃發時用煎以溫中禦侮曠日持久有備無患庶乎有濟矣

潞黨參二錢小川連四分枳實五分桂枝三分生冬朮一錢五分雲苓二錢炙草四分乾薑四錢熟附子三分

又丸方

潞黨參二兩大熟地三兩柏子仁三兩蛤殼三兩生冬朮一兩五錢小茴香

一兩川楝子二兩海石粉二兩雲苓二兩泡吳萸三錢白芍一兩五錢黑芝蔴二兩

右共爲末棗肉爲丸早晚二服每次三錢荔枝橘餅湯下

光按痰飲之症極多此篇句句經驗當熟玩之

大窯沈婦體豐陽虛飲聚氣滯由來久矣交春木氣司令肝胆易動順乘陽明逼動心營以致脘腹攻脹心悸頭暈耳鳴舌光少寐多汗火升足清食減不飢雖痰飲吐咯究難清徹痰火膠結津氣易奪大氣升洩之時尤慮氣火妄動汗液易洩也今脈得寸關濡弦滑數總屬痰火二者交相爲病氣即是火平氣即所以清火汗多亡陽斂汗即所以和陽再加滌飲以和胃胃和則啖食漸安而心營自不至妄動肝胆自不至僭擾也

西洋參一錢五分製半夏一錢五分炒枳實五分蜜炙黃芪一錢五分浮小

一两　川楝子二两　海石粉二两　云苓二两　泡吴萸三钱　白芍一两五钱　黑芝麻二两

右共为末，枣肉为丸，早晚二服，每次三钱，荔枝橘饼汤下。

【光按】痰饮之症极多，此篇句句经验，当熟玩之。

大窑沈妇，体丰阳虚，饮聚气滞，由来久矣。交春木气司令，肝胆易动，顺乘阳明，逼动心营，以致脘腹攻胀，心悸头晕，耳鸣舌光，少寐多汗，火升足清，食减不饥。虽痰饮吐咯，究难清彻。痰火胶结，津气易夺。大气升泄之时，尤虑气火妄动，汗液易泄也。今脉得寸关濡、弦、滑、数，总属痰火二者，交相为病气，即是火平气即所以清火汗多，亡阳敛汗，即所以和阳。再加涤饮，以和胃，胃和则啖食渐安，而心营自不至妄动，肝胆自不至僭扰也。

西洋参一钱五分　制半夏一钱五分　炒枳实五分　蜜炙黄芪一钱五分　浮小

麦三钱　麦冬一钱五分　煅牡蛎三钱　陈皮一钱五分　穞豆衣三钱　竹茹一钱　云茯苓二钱　旋覆花包，一钱五分　蛤壳三钱　生白芍一钱五分

新塍朱，进通阳饮方法，寒热之状已退，饮咳已减六七。然舌苔白腻，脉左浮弦，右胁隐痛，大便仅行一度，小便犹然短赤，尚属余饮未尽，留踞中州。以致便溺未能通行，肝阳不免易动。议仍通阳和饮为主，疏腑润肝为佐。

潞党参二钱　陈皮一钱五分　米仁三钱　炒枳壳五分　生冬术一钱五分　茯苓三钱　蛤壳三钱　竹茹、生姜一片同捣，七分　宋半夏一钱五分　杏仁二钱　猪苓二钱　大枣两枚

新市范，髀厌之痛，虽由劳伤后因发瘧而愈，是必有风寒外袭比来，肢体畏寒，晨起痰饮涌溢，食少便坚，脘中不和，脉来弦滑，犹属寒遏卫阳，饮踞中脘之象。拟和阳涤饮法，以通中州。

麥三錢麥冬一錢五分煅牡蠣三錢陳皮一錢五分穭豆衣三錢竹茹一錢雲茯苓二錢旋覆花包一錢五分蛤殼三錢生白芍一錢五分

新塍朱進通陽飲方法寒熱之狀已退飲欬已減六七然舌苔白膩脈左浮弦右脇隱痛大便僅行一度小便猶然短赤尚屬餘飲未盡留踞中州以致便溺未能通行肝陽不免易動議仍通陽和飲爲主疎腑潤肝爲佐

潞黨參二錢陳皮一錢五分米仁三錢炒枳殼五分生冬朮一錢五分茯苓三錢蛤殼三錢竹茹生薑一片同搗七分宋半夏一錢五分杏仁二錢猪苓二錢大棗兩枚

新市范髀厭之痛雖由勞傷後因發瘧而愈是必有風寒外襲比來肢體畏寒晨起痰飲湧溢食少便堅脘中不和脈來弦滑猶屬寒遏衛陽飲踞中脘之象擬和陽滌飲法以通中州

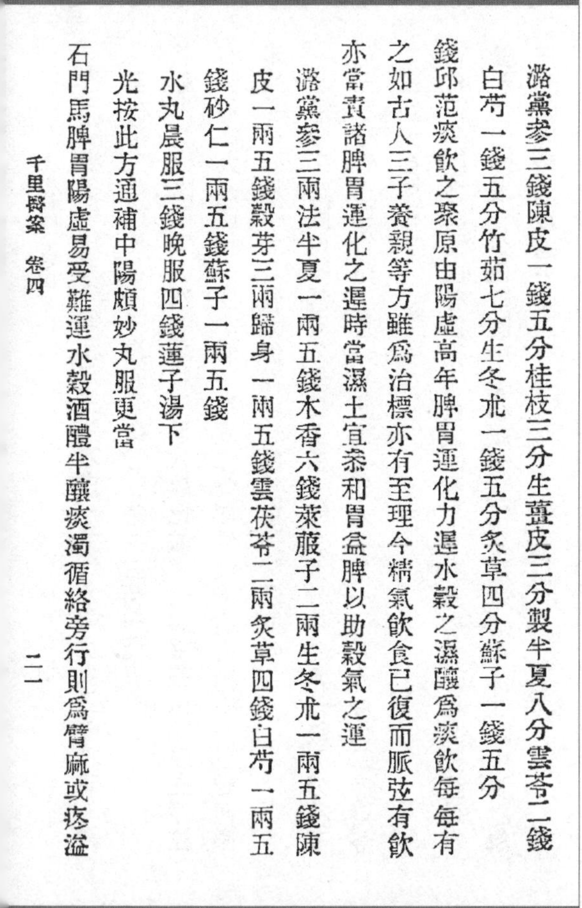

潞黨參三錢陳皮一錢五分桂枝三分生薑皮三分製半夏八分雲苓二錢
白芍一錢五分竹茹七分生冬朮一錢五分炙草四分蘇子一錢五分
錢邱范痰飲之聚原由陽虛高年脾胃運化力遲水穀之濕釀爲痰飲每每有
之如古人三子養親等方雖爲治標亦有至理今精氣飲食已復而脈弦有飲
亦當責諸脾胃運化之遲時當濕土宜參和胃益脾以助穀氣之運
潞黨參三兩法半夏一兩五錢木香六錢萊菔子二兩生冬朮一兩五錢陳
皮一兩五錢穀芽三兩歸身一兩五錢雲茯苓二兩炙草四錢白芍一兩五
錢砂仁一兩五錢蘇子一兩五錢
水丸晨服三錢晚服四錢蓮子湯下
光按此方通補中陽頗妙丸服更當
石門馬脾胃陽虛易受難運水穀酒醴半釀痰濁循絡旁行則爲臂痲或疼溢

潞党参三钱　陈皮一钱五分　桂枝三分　生姜皮三分　制半夏八分　云苓二钱　白芍一钱五分　竹茹七分　生冬术一钱五分　炙草四分　苏子一钱五分

钱邱范，痰饮之聚，原由阳虚高年，脾胃运化力迟，水谷之湿酿为痰饮，每每有之。如古人三子养亲等方，虽为治标，亦有至理。今精气饮食已复，而脉弦，有饮亦当责诸脾胃运化之迟，时当湿土，宜参和胃益脾，以助谷气之运。

潞党参三两　法半夏一两五钱　木香六钱　莱菔子二两　生冬术一两五钱　陈皮一两五钱　谷芽三两　归身一两五钱　云茯苓二两　炙草四钱　白芍一两五钱　砂仁一两五钱　苏子一两五钱

水丸，晨服三钱，晚服四钱，莲子汤下。

【光按】此方通补中阳颇妙，丸服更当。

石门马，脾胃阳虚易受，难运水谷，酒醴半酿，痰浊循络旁行，则为臂麻，或疼溢

冒上行，则为头眩泛滥于中道，则为咳呕便溏，充斥乎营卫，则为汗泄为肢清，此皆痰饮之为患也。去痰饮之源在，补脾和胃，节痰饮之流在，节饮食。今痰饮兼至，尚宜和阳之中，参以清热化湿，为时在湿土朝令因时制宜之法也。

云苓三钱　炙甘草四分　小川连三分　海石粉二钱　桂枝三分　法半夏一钱　蛤粉三钱　泽泻一钱五分　生冬术一钱五分　广陈皮一钱五分　生姜皮三分

又新凉外束，宿饮内动，左臂大痛，痰饮不多，四五十日才得痰少痛缓。然身凝热，脉尚沈着，余邪与饮俱未尽化也。

云苓三钱　桂枝三分　米仁三钱　木防己一钱五分　生冬术一钱五分　川乌三分　陈皮一钱五分　炙甘草四分　煨石羔（膏）二钱五分　猪苓一钱五分

或痛久而无效者，另服活络丹二分，陈酒下。

德清胡，夏末寒热咳嗽，右肋动即觉痛，时或带血，迄今胁和血止，而痰多脘痞，

冒上行則爲頭眩泛濫於中道則爲欬嘔便溏充斥乎營衛則爲汗洩爲肢清
此皆痰飲之爲患也去痰飲之源在補脾和胃節痰飲之流在節飲食今痰飲
乘至尙宜和陽之中參以清熱化濕爲時在濕土朝令因時制宜之法也
雲苓三錢炙甘草四分小川連三分海石粉二錢桂枝三分法半夏一錢蛤
粉三錢澤瀉一錢五分生冬朮一錢五分廣陳皮一錢五分生薑皮三分
又新涼外束宿飲內動左臂大痛痰飲不多四五十日纔得痰少痛緩然身凝
熱脈尙沈着餘邪與飲俱未盡化也
雲苓三錢桂枝三分米仁三錢木防己一錢五分生冬朮一錢五分川烏三
分陳皮一錢五分炙甘草四分煨石羔二錢五分豬苓一錢五分
或痛久而無效者另服活絡丹二分陳酒下
德清胡夏末寒熱欬嗽右脇動即覺痛時或帶血迄今脇和血止而痰多脘痞

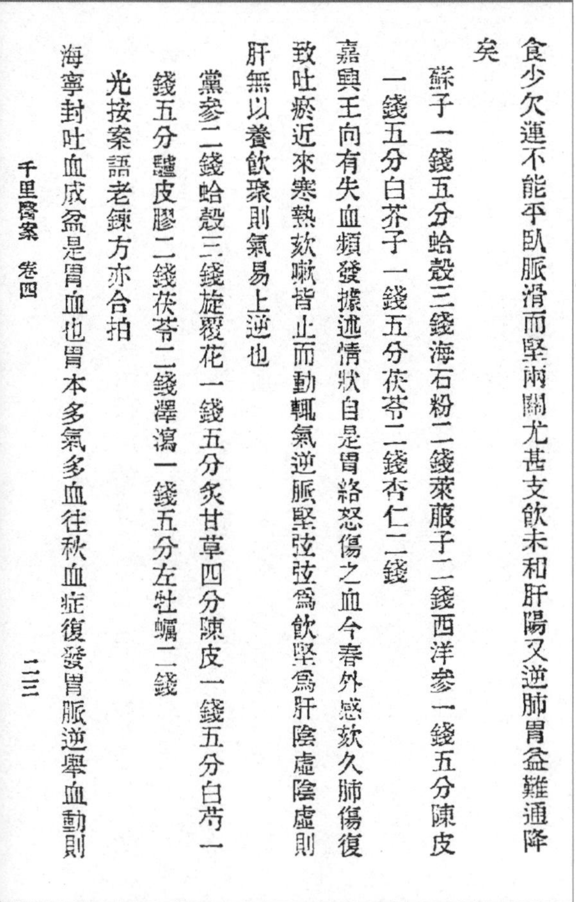
食少欠運不能平卧脈滑而堅兩關尤甚支飲未和肝陽又逆肺胃益難通降
矣
蘇子一錢五分蛤殼三錢海石粉二錢萊菔子二錢西洋參一錢五分陳皮
一錢五分白芥子一錢五分茯苓二錢杏仁二錢
嘉興王向有失血頻發據述情狀自是胃絡怒傷之血今春外感欬久肺傷復
致吐瘀近來寒熱欬嗽皆止而動輒氣逆脈堅弦弦爲飲堅爲肝陰虛陰虛則
肝無以養飲聚則氣易上逆也
黨參二錢蛤殼三錢旋覆花一錢五分炙甘草四分陳皮一錢五分白芍一
錢五分驢皮膠二錢茯苓二錢澤瀉一錢五分左牡蠣二錢
光按案語老鍊方亦合拍
海寧封吐血成盆是胃血也胃本多氣多血往秋血症復發胃脈逆舉血動則
千里醫案　卷四　二三

食少欠运，不能平卧。脉滑而坚，两关尤甚，支饮未和，肝阳又逆，肺胃益难通降矣。

苏子一钱五分　蛤壳三钱　海石粉二钱　莱菔子二钱　西洋参一钱五分　陈皮一钱五分　白芥子一钱五分　茯苓二钱　杏仁二钱

嘉兴王，向有失血频发，据述情状自是胃络怒伤之血，今春外感欬久，肺伤复致吐瘀。近来寒热欬嗽，皆止而动辄气逆，脉坚弦，弦为饮，坚为肝阴虚，阴虚则肝无以养，饮聚则气易上逆也。

党参二钱　蛤壳三钱　旋覆花一钱五分　炙甘草四分　陈皮一钱五分　白芍一钱五分　驴皮胶二钱　茯苓二钱　泽泻一钱五分　左牡蛎二钱

【光按】案语老炼，方亦合拍。

海宁封，吐血成盆，是胃血也。胃本多气多血，往秋血症复发，胃脉逆举，血动则

气亦动。凡胃中蕴结之痰饮湿浊，亦无不随气以动，痰饮湿浊皆阴之属也。故阳为郁而不敷布，则晨起恶风，病经半年余。所投无非温补腻滞，则阳益不能通运，而痰益聚右胁下漉漉有声。厥气上逆，或痞聚于中，或梗塞于内，或浮越于肌肉肤膜，则不耐起坐，仰息沃沫呕嗳。食少，大便干溏，泄泻不一，小便浑赤而少，身处重帏，畏风如虎，种种具在矣。阳虚胃弱，则宜通和，湿浊内蒸则宜淡渗。痰敛内聚，则宜涤逐。病机如此，然久病至此，才思振理，谅难速效也。

西洋参一钱五分　陈皮一钱五分　猪苓一钱五分　白蒺藜二钱　旋覆花一钱五分　茯苓二钱　泽泻一钱五分　丝瓜络三钱　宋半夏一钱五分　蛤壳三钱　米仁二钱　姜汁炒竹茹一钱

【光按】此症吐血，复兼痰饮，湿补柔腻俱在禁例。须看其用药灵动处，所谓成如容易却艰辛。

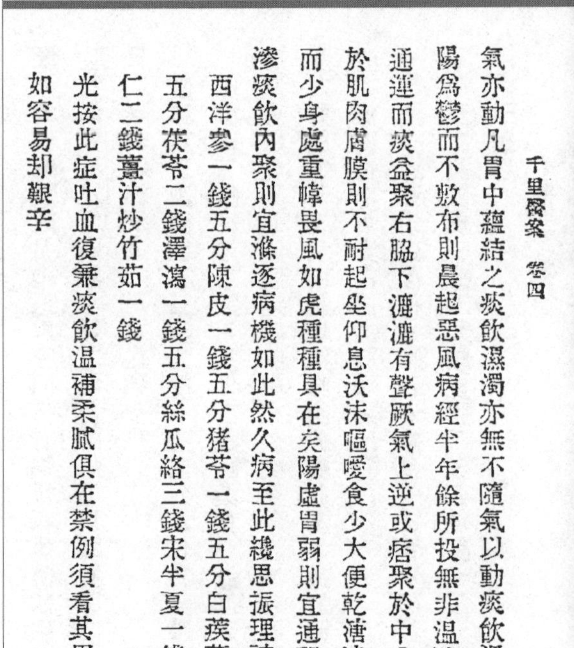

氣亦動凡胃中蘊結之痰飲濕濁亦無不隨氣以動痰飲濕濁皆陰之屬也故陽爲鬱而不敷布則晨起惡風病經半年餘所投無非温補膩滞則陽益不能通運而痰益聚右脇下漉漉有聲厥氣上逆或痞聚於中或梗塞於內或浮越於肌肉膚膜則不耐起坐仰息沃沫嘔噯食少大便乾溏洩瀉不一小便渾赤而少身處重幃畏風如虎種種具在矣陽虛胃弱則宜通和濕濁內蒸則宜淡滲痰飲內聚則宜滌逐病機如此然久病至此纔思振理諒難速效也

西洋參一錢五分陳皮一錢五分猪苓一錢五分白蒺藜二錢旋覆花一錢五分茯苓二錢澤瀉一錢五分絲瓜絡三錢宋半夏一錢五分蛤殼三錢米仁二錢薑汁炒竹茹一錢

光按此症吐血復兼痰飲温補柔膩俱在禁例須看其用藥靈動處所謂成如容易却艱辛

匠人港王瘫發數月纔退膚膝間尚有瞤惕麻痺痰飲粘膩舌苔黃滑脈象濡弦右部兼滑總之陽明水穀之濕易釀痰濁以致脾肺之輸運難速宜清養肺胃之陰以運脾氣遠剛用柔從秋令也

西洋參二錢穞豆衣三錢陳皮一錢五分米仁三錢驢皮膠二錢懷山藥二錢雲苓二錢秫米二錢川貝母二錢霜桑葉一錢五分丹皮一錢五分

周渡曹婦晨刻嘔沫頭運耳鳴由來久矣今年濡瀉自春至秋纔止左脇痛漸及左背肋舌苔或黃或灰胃鈍脈濡此痰飲稽留於肝胆之絡而爲痛前次之瀉亦痰瀉也未可竟作血虛肝病論治

歸鬚一錢五分旋覆花一錢五分鬱金一錢五分茯苓二錢薏苡仁三錢白蒺藜二錢陳皮一錢五分驢皮膠二錢西洋參一錢五分法半夏一錢絲瓜絡三錢

匠人港王，瘫发数月才退，肤膝间尚有瞤惕麻痺，痰饮粘腻，舌苔黄滑，脉象濡弦，右部兼滑。总之，阳明水谷之湿易酿痰浊，以致脾肺之输运难速，宜清养肺胃之阴，以运脾气。远刚用柔，从秋令也。

西洋参二钱　穞豆衣三钱　陈皮一钱五分　米仁三钱　驴皮胶二钱　怀山药二钱　云苓二钱　秫米二钱　川贝母二钱　霜桑叶一钱五分　丹皮一钱五分

周渡曹妇，晨刻呕沫，头运耳鸣由来久矣。今年濡泻，自春至秋才止，左胁痛渐及左背肋，舌苔或黄，或灰。胃钝脉濡，此痰饮稽留于肝胆之络而为痛。前次之泻，亦痰泻也，未可竟作血虚肝病论治。

归须一钱五分　旋覆花一钱五分　郁金一钱五分　茯苓二钱　薏苡仁三钱　白蒺藜二钱　陈皮一钱五分　驴皮胶二钱　西洋参一钱五分　法半夏一钱　丝瓜络三钱

海盐朱云樵，烦劳伤阳，阳虚则饮聚。现病种种，都属痰饮为病。盖烦劳二字，原该劳心劳力而言，伤阳二字亦不专指一脏一腑之阳。惟其阳虚，则水谷之入胃不能游溢精气，上归于脾，与肺而通调水道，下输膀胱之常。皆乖其度，留酿饮浊阻遏清阳，不能升降舒运。所以先见口淡食减，口淡胃阳虚也，食减胃气滞也，才见短气。《金匮》所云，短气者其人有微饮，微者言饮之不多，而属于阳虚也。驯致左胁下漉漉有声，按摩之稍若通运，是饮聚肝胆部分，而渐著其形也。加之右腿麻，是饮之聚于阳明大络也。左臂痹是饮之聚于旁络也，惟其饮微，故无大创。惟其阳虚，故久不愈。然阳虚饮聚，原是一贯，至于营阴亦亏，是体之虚而又虚也。迄今经年投剂已多，而未见成效者，是徒知其虚，而漫投补益纲络原野，而不知从痰饮入想用补也。《金匮》明明有短气，有微饮者，苓桂术甘汤主之，肾气丸亦主之。二条既云苓、桂、术甘通其阳，何以又赘入复出肾气丸，以

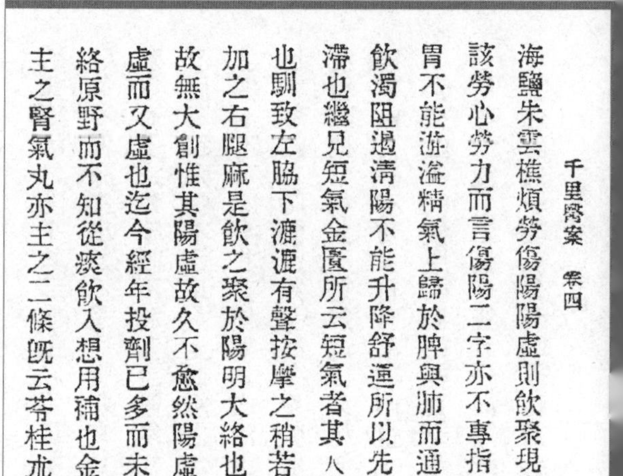
千里醫案　卷四　二六

海鹽朱雲樵煩勞傷陽陽虛則飲聚現病種種都屬痰飲爲病蓋煩勞二字原該勞心勞力而言傷陽二字亦不專指一臟一腑之陽惟其陽虛則水穀之入胃不能游溢精氣上歸於脾與肺而通調水道下輸膀胱之常皆乖其度留釀飲濁阻遏清陽不能升降舒運所以先見口淡食減口淡胃陽虛也食減胃氣滯也纔見短氣金匱所云短氣者其人有微飲微者言飲之不多而屬於陽虛也馴致左脇下漉漉有聲按摩之稍若通運是飲聚肝胆部分而漸著其形也加之右腿麻是飲之聚於陽明大絡也左臂痺是飲之聚於旁絡也惟其飲微故無大創惟其陽虛故久不愈然陽虛飲聚原是一貫至於營陰亦虧是體之虛而又虛也迄今經年投劑已多而未見成效者是徒知其虛而漫投補益綱絡原野而不知從痰飲入想用補也金匱明明有短氣有微飲者苓桂朮甘湯主之腎氣丸亦主之二條既云苓桂朮甘通其陽何以又贅入複出腎氣丸以

納其陰中之陽乎其云亦主之者正示人以智慧無窮而其理又平易切實蓋短氣不獨肺主出氣不足而腎之納氣亦無權矣微飲妨陽自宜宣通微飲挾陰氣而上逆致呼吸不利甚至吸氣短則即宜通九淵下蟄之陽以期龍雷下潛而不致飛騰不妨用奠定繫維之法並行也經旨昭明正與此症吻合腎氣之納下不可緩矣其苓桂朮甘之治上者尚嫌其力微而功淺且性純陽易動目下冬藏之時固應如是然冬至蟄將動又宜稍以靜藥控制之病之理治之法粗陳梗概如此不過病之由來積漸非伊朝夕未能欲速也宜節勞怒慎起居下數月靜養功夫自可漸期康復

光按說明痰飲原委闡明經旨纖悉靡遺令人一讀一擊節

茯苓三錢生冬朮一錢五分潞黨參三錢桂枝三分炙甘草四分白芍一錢五分陳皮一錢五分五味子乾薑一分同搗十粒大棗兩枚

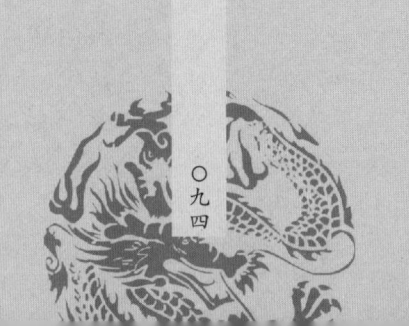

纳其阴中之阳乎？其云亦主之者，正示人以智慧无穷，而其理又平易切实。盖短气不独肺主出气不足，而肾之纳气亦无权矣。微饮妨阳，自宜宣通，微饮挟阴气而上逆，致呼吸不利，甚至吸气短，则即宜通九渊下蛰之阳，以期龙雷下潜而不致飞腾，不妨用奠定系维之法并行也。经旨昭明，正与此症吻合，肾气之纳下不可缓矣。其苓、桂、术甘之治上者，尚嫌其力微而功浅，且性纯阳易动目下，冬藏之时，固应如是。然冬至蛰将动，又宜稍以静药控制之。病之理治之法，粗陈梗概，如此不过病之由来积渐，非伊朝夕，未能欲速也。宜节劳怒，慎起居，下数月静养功夫，自可渐期康复。

【光按】说明痰饮原委，阐明经旨纤悉，靡遗令人一读一击节。

茯苓三钱　生冬术一钱五分　潞党参三钱　桂枝三分　炙甘草四分　白芍一钱五分　陈皮一钱五分　五味子干姜一分同捣，十粒　大枣两枚

丸方

大熟地三两　淮山药二两

茯苓三两　丹皮一两五钱

山萸肉一两五钱　淡附子三钱

泽泻一两五钱　桂枝三钱

右共为末，炼蜜为丸，早晚两服，每服四钱，淡盐汤下。今有河车山药之丸，或纂入钱许同服，至立春止。

又来信诸，知症渐有退意，第起坐，仍觉短气，左胁下饮踞如故，则饮之根株尚未划除。时届春令，虚阳不免易动，宜将肾气丸中之桂附稍减。每晨用淡盐汤下三钱，每晚临卧用莲子汤下黑归脾丸四五钱。为春夏之交治法，其黑归脾丸料，宜酌之。

湖州金，本属阳虚之体，酷嗜茶酒，久而聚饮时苦，右胁痛，控引胸背短气，口干反不渴饮，便溏溺涩，必吐涎沫，肠胃辘转有声，始得痛止。而凡酒家必易聚饮，

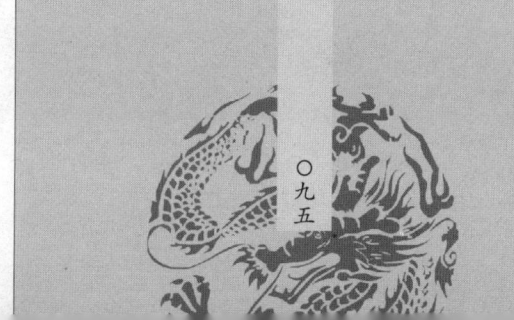

丸方
大熟地三兩淮山藥二兩茯苓三兩丹皮一兩五錢山萸肉一兩五錢淡附
子三錢澤瀉一兩五錢桂枝三錢
右共爲末煉蜜爲丸早晚兩服每服四錢淡鹽湯下今有河車山藥之丸或
纂入錢許同服至立春止
又來信諸知症漸有退意第起坐仍覺短氣左脇下飲踞如故則飲之根株尚
未划除時屆春令虛陽不免易動宜將腎氣丸中之桂附稍減每晨用淡鹽湯
下三錢每晚臨臥用蓮子湯下黑歸脾丸四五錢爲春夏之交治法其黑歸脾
丸料宜酌之
湖州金本屬陽虛之體酷嗜茶酒久而聚飲時苦右脇痛控引胸背短氣口乾
反不渴飲便溏溺澁必吐涎沫腸胃轆轉有聲始得痛止而凡酒家必易聚飲

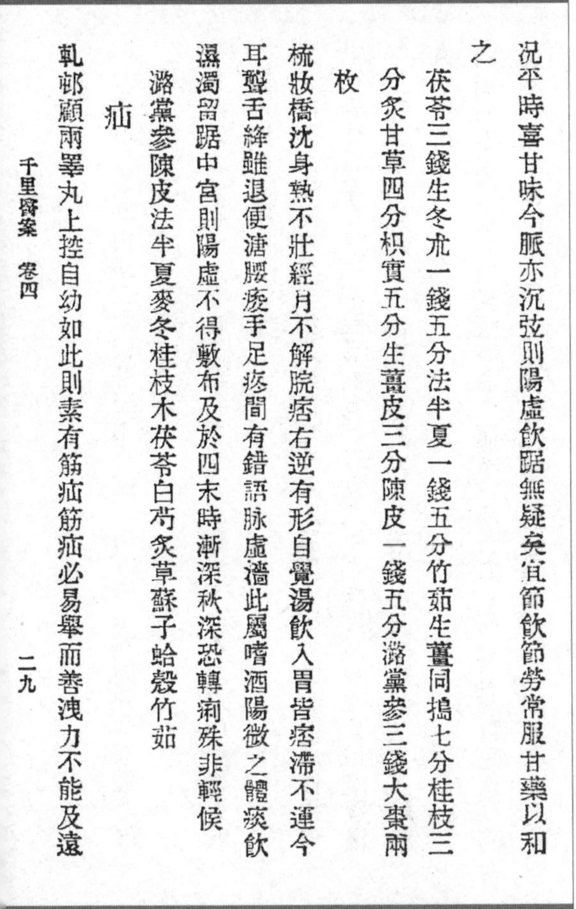

况平時喜甘味今脈亦沉弦則陽虚飲踞無疑矣宜節飲節勞常服甘藥以和
之
茯苓三錢生冬朮一錢五分法半夏一錢五分竹茹生薑同搗七分桂枝三
分炙甘草四分枳實五分生薑皮三分陳皮一錢五分潞黨參三錢大棗兩
枚
梳妝橋沈身熱不壯經月不解脘痞右逆有形自覺湯飲入胃皆痞滞不運今
耳聾舌絳雖退便溏腰痠手足疼間有錯語脉虚濇此屬嗜酒陽微之體痰飲
濕濁留踞中宮則陽虚不得敷布及於四末時漸深秋深恐轉㾓殊非輕候
潞黨參陳皮法半夏麥冬桂枝木茯苓白芍炙草蘇子蛤殼竹茹
疝
軋邨顧兩睾丸上控自幼如此則素有筋疝筋疝必易舉而善洩力不能及遠

千里醫案　卷四　二九

况平时喜甘味，今脉亦沈弦，则阳虚饮踞无疑矣。宜节饮节劳，常服甘药以和之。

茯苓三钱　生冬术一钱五分　法半夏一钱五分　竹茹生姜同捣，七分　桂枝三分　炙甘草四分　枳实五分　生姜皮三分　陈皮一钱五分　潞党参三钱　大枣两枚

梳妆桥沈，身热不壮，经月不解，脘痞右逆有形，自觉汤饮入胃，皆痞滞不运。今耳聋舌绛虽退，便溏腰痠，手足疼，间有错语。脉虚涩，此属嗜酒阳微之体。痰饮湿浊留踞中宫，则阳虚不得敷布，及于四末，时渐深秋，深恐转痢，殊非轻候。

潞党参　陈皮　法半夏　麦冬　桂枝木　茯苓　白芍　炙草　苏子　蛤壳　竹茹

疝

轧邨顾，两睾丸上控，自幼如此，则素有筋疝。筋疝必易举而善泄，力不能及远，

宜结褵多年而未育也。脉得左弦且数，宜养肝以治疝。若乱投壮阳补肾，恐反滋梦泄淋滑之弊，且此时断难欲速。宜丸以缓调，并能节欲尤妙。

大生地四两　金铃子二两　元胡索二两　山萸肉二两　归身二两　小茴香一两　橘核二两　怀山药二两　白芍一两五钱　粉丹皮一两五钱　杜仲二两　韭子一两

右药研末，蜜丸，早晚各服三钱，白滚汤下。

嘉兴曹，腹痛无定时，亦无定所，攻鸣有声而无形，得嗳与矢气则稍舒，经久不已。脉沉而涩，此属厥阴气郁而为冲疝也。宜柔养其体，疏调其用，久久自可渐愈。

大熟地三钱　归身二钱　小茴香一钱　火麻仁二钱　紫石英三钱　白芍一钱五分　金铃子两枚　炙甘草四分　胡芦巴一钱　橘核二钱　青皮八分

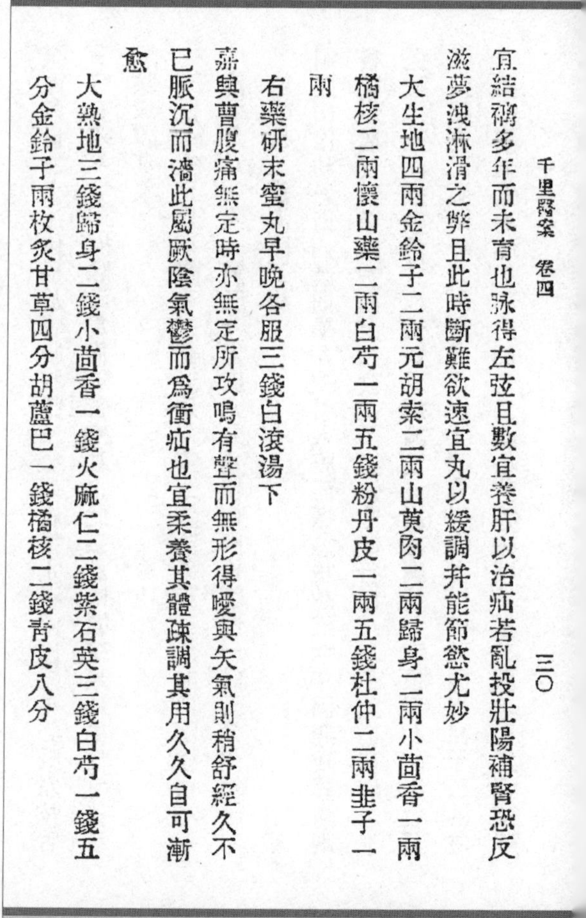
千里醫案　卷四　三〇

宜結褵多年而未育也脉得左弦且數宜養肝以治疝若亂投壯陽補腎恐反滋夢洩淋滑之弊且此時斷難欲速宜丸以緩調并能節慾尤妙

大生地四兩金鈴子二兩元胡索二兩山萸肉二兩歸身二兩小茴香一兩橘核二兩懷山藥二兩白芍一兩五錢粉丹皮一兩五錢杜仲二兩韭子一兩

右藥研末蜜丸早晚各服三錢白滚湯下

嘉興曹腹痛無定時亦無定所攻鳴有聲而無形得噯與矢氣則稍舒經久不已脉沉而濇此屬厥陰氣鬱而爲衝疝也宜柔養其體疎調其用久久自可漸愈

大熟地三錢歸身二錢小茴香一錢火麻仁二錢紫石英三錢白芍一錢五分金鈴子兩枚炙甘草四分胡蘆巴一錢橘核二錢青皮八分

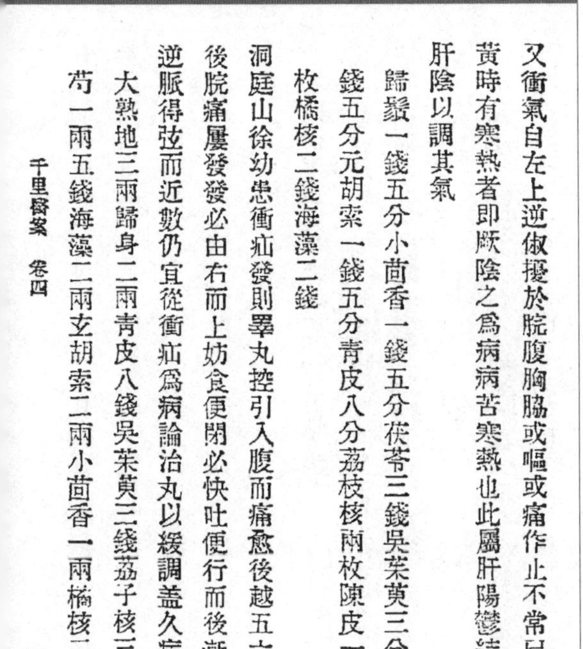
又衝氣自左上逆傲擾於脘腹胸脇或嘔或痛作止不常已經年許脈左弦舌
黄時有寒熱者即厥陰之爲病病苦寒熱也此屬肝陽鬱結聚爲衝疝宜滋養
肝陰以調其氣
歸鬚一錢五分小茴香一錢五分茯苓三錢吳茱萸三分韭白兩枚白芍一
錢五分元胡索一錢五分青皮八分荔枝核兩枚陳皮一錢五分川楝子兩
枚橘核二錢海藻二錢
洞庭山徐幼患衝疝發則睾丸控引入腹而痛愈後越五六年因瘧致鼻衄衄
後脘痛屢發發必由右而上妨食便閉必快吐便行而後漸平此仍屬疝之上
逆脈得弦而近數仍宜從衝疝爲病論治丸以緩調蓋久病根深非能速效耳
大熟地三兩歸身二兩青皮八錢吳茱萸三錢荔子核三兩川楝子二兩白
芍一兩五錢海藻二兩玄胡索二兩小茴香一兩橘核二兩木香六錢茯苓

千里醫案　卷四　三一

又冲气自左上逆，傲扰于脘腹胸胁，或呕或痛作止不常，已经年许。脉左弦，舌黄时有寒热者，即厥阴之为病，病苦寒热也。此属肝阳郁结，聚为冲疝，宜滋养肝阴，以调其气。

归须一钱五分　小茴香一钱五分　茯苓三钱　吴萸三分　韭白两枚　白芍一钱五分　元胡索一钱五分　青皮八分　荔枝核两枚　陈皮一钱五分　川楝子两枚　橘核二钱　海藻二钱

洞庭山徐，幼患冲疝，发则睾丸控引入腹而痛，愈后越五六年，因疟致鼻衄，衄后脘痛屡发，发必由右而上妨食。便闭必快吐，便行而后渐平。此仍属疝之上逆，脉得弦而近数，仍宜从冲疝为病论治，丸以缓调。盖久病根深，非能速效耳。

大熟地三两　归身二两　青皮八钱　吴茱萸三钱　荔子核三两　川楝子二两　白芍一两五钱　海藻二两　玄胡索二两　小茴香一两　橘核二两　木香六钱　茯苓

二两

蜜丸，早晚每服二钱，陈米汤下。

徽州洪，狐疝偏右多年矣。疝为任脉之病，有所触忤，实则下连肝，气虚则内连冲逆。今年春初即发，腹痛攻逆，是二者兼有之矣。然治法仍以疝为主。

归身二钱　元胡索一钱五分　橘核三钱　小茴香二钱　白芍一钱五分　川楝子两枚　青皮一钱　荔子核两枚　木香六分　吴茱萸三分　茯苓二钱

上海杨，初冬疝腹痛，此属劳倦伤阳，饮食阻腑，厥阴之气挟任脉逆行而为痛。冬底复感温邪欬嗽，咽干，今口渴舌鲜，脉濡弦，宜清养肺胃，兼调任脉法。

西洋参二钱　杏仁二钱　小青皮八分　牛旁子二钱　川贝母二钱　陈皮一钱五分　白芍一钱五分　炙甘草四分　川楝子二枚　苏子一钱五分　元胡索二钱　老韭白一钱

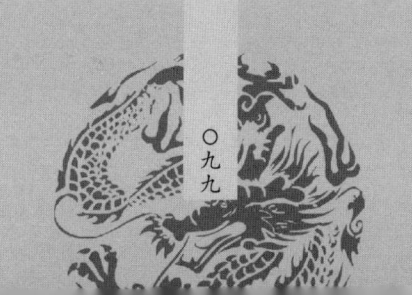

二兩

蜜丸早晚每服二錢陳米湯下

徽州洪狐疝偏右多年矣疝爲任脈之病有所觸忤實則下連肝氣虛則內連衝逆今年春初即發腹痛攻逆是二者兼有之矣然治法仍以疝爲主

歸身二錢元胡索一錢五分橘核三錢小茴香二錢白芍一錢五分川楝子兩枚青皮一錢荔子核兩枚木香六分吳茱萸三分茯苓二錢

上海楊初冬疝攻腹痛此屬勞倦傷陽飲食阻腑厥陰之氣挾任脈逆行而爲痛冬底復感溫邪欬嗽咽乾今口渴舌鮮脈濡弦宜清養肺胃兼調任脈法

西洋參二錢杏仁二錢小青皮八分牛旁子二錢川貝母二錢陳皮一錢五分白芍一錢五分炙甘草四分川楝子二枚蘇子一錢五分元胡索二錢老韭白一錢

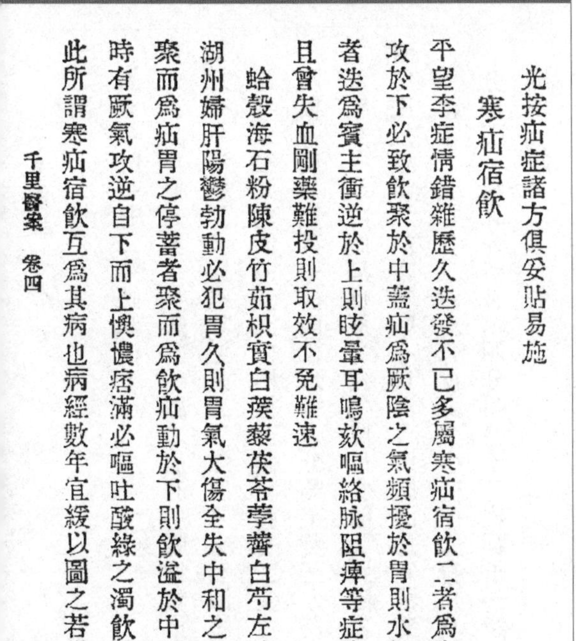
光按疝症諸方俱妥貼易施

寒疝宿飲

平望李症情錯雜歷久迭發不已多屬寒疝宿飲二者爲病據述自幼有症疝攻於下必致飲聚於中蓋疝爲厥陰之氣頻擾於胃則水穀皆易釀爲痰濁二者迭爲賓主衝逆於上則眩暈耳鳴欬嘔絡脈阻痺等症皆至矣脈弦滑搏指且曾失血剛藥難投則取效不免難速

蛤殼海石粉陳皮竹茹枳實白蒺藜茯苓荸薺白芍左牡蠣米仁海蛇

湖州婦肝陽鬱勃動必犯胃久則胃氣大傷全失中和之用以致肝之鬱勃者聚而爲疝胃之停蓄者聚而爲飲疝動於下則飲溢於中所以居常胃氣不振時有厥氣攻逆自下而上懊憹痞滿必嘔吐酸綠之濁飲而後中通便溺漸行此所謂寒疝宿飲互爲其病也病經數年宜緩以圖之若得怡神舒鬱或可漸

千里醫案　卷四　三三

【光按】疝症诸方俱妥贴易施。

寒疝宿饮

平望李，症情错杂，历久迭发不已，多属寒疝宿饮二者为病。据述自幼有症疝，攻于下必致饮聚于中。盖疝为厥阴之气频扰于胃，则水谷皆易酿为痰浊，二者迭为宾主冲于上，则眩晕耳鸣，欬呕，络脉阻痹等症皆至矣。脉弦滑搏指，且曾失血，刚药难投，则取效不免难速。

蛤壳　海石粉　陈皮　竹茹　枳实　白蒺藜　茯苓　荸荠　白芍　左牡蛎　米仁　海蛇

湖州妇，肝阳郁勃，动必犯胃，久则胃气大伤，全失中和之用。以致肝之郁勃者聚而为疝，胃之停蓄者聚而为饮，疝动于下则饮溢于中。所以居常胃气不振，时有厥气攻逆自下而上，懊憹痞满，必呕吐酸绿之浊饮。而后中通便溺渐行，此所谓寒疝宿饮互为其病也。病经数年，宜缓以图之。若得怡神舒郁，或可渐

愈也。

茯苓三钱　生冬术一钱五分　吴萸三分　干姜三分　桂枝三分　小川连三分　枳实五分　生姜三分　白芍一钱五分　炙甘草四分　法半夏一钱　竹茹一钱

【光按】此乃苓、桂、术甘，及温胆戊已丸合成，正如淮阴将，兵多多益善。

又寒疝宿饮盘踞于中，久而不和，阳明大失中和之用。今阳渐通降，屡次所下黑黄干坚之矢，既多且畅，则肠腑之蓄积者得以渐去，肠通然后胃和，此真数年来病之大转机也。盖饮疝互扰，皆在阳明下流壅塞，则上流何能受盛传导。盆满必上溢，此理之易明者也。今宜专与养胃，以充复其受盛传导之职，机不可失，正在此时。至于痔瘘溺少，皆属阳明为病，可一贯也。

党参三钱　宋半夏一钱　黑芝麻三钱　麦冬一钱五分　陈皮一钱五分　火麻仁二钱　刀豆子三钱　杏仁二钱　茯苓三钱　白蒺藜二钱　白粳米一合　柿饼半枚

愈也

茯苓三錢生冬朮一錢五分吳萸三分乾薑三分桂枝三分小川連三分枳實五分生薑三分白芍一錢五分炙甘草四分法半夏一錢竹茹一錢

光按此乃苓桂朮甘及温膽湯戊已丸合成正如淮陰將兵多多益善

又寒疝宿飲盤踞於中久而不和陽明大失中和之用今陽漸通降屢次所下黑黄乾堅之矢既多且暢則腸腑之蓄積者得以漸去腸通然後胃和此眞數年來病之大轉機也蓋飲疝互擾皆在陽明下流壅塞則上流何能受盛傳導盆滿必上溢此理之易明者也今宜專與養胃以充復其受盛傳導之職機不可失正在此時至於痔瘻溺少皆屬陽明爲病可一貫也

黨參三錢宋半夏一錢黑芝麻三錢麥冬一錢五分陳皮一錢五分火麻仁二錢刀豆子三錢杏仁二錢茯苓三錢白蒺藜二錢白粳米一合柿餅半枚

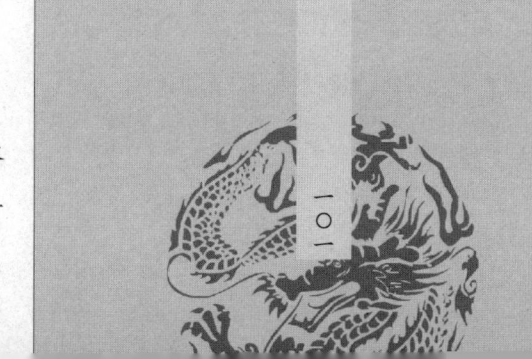

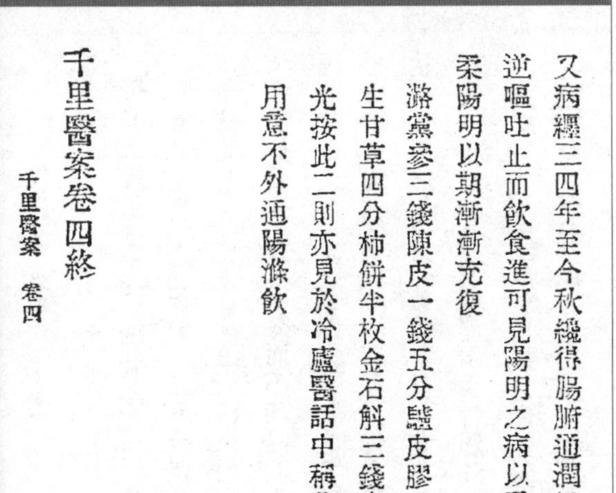
又病纏三四年至今秋纔得腸腑通潤燥結漸來繼以溏潤然後胃脉不至上
逆嘔吐止而飲食進可見陽明之病以通爲補也今秋深燥令痔必稍愈仍宜
柔陽明以期漸漸充復
潞黨參三錢陳皮一錢五分驢皮膠二錢棗仁二錢法半夏一錢茯苓二錢
生甘草四分柿餅半枚金石斛三錢麥冬一錢五分秫米二錢荷葉一角
光按此二則亦見於冷廬醫話中稱其首方效三易方全愈云云統觀三方
用意不外通陽滌飲

千里醫案卷四終

千里醫案　卷四　三五

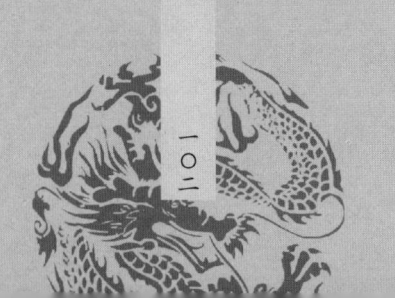

又病缠三四年，至今秋才得肠腑通润，燥结渐来，继以溏润，然后胃脉不至上逆，呕吐止而饮食进，可见阳明之病以通为补也。今秋深燥令，痔必稍愈，仍宜柔阳明，以期渐渐充复。

潞党参三钱　陈皮一钱五分　驴皮胶二钱　枣仁二钱　法半夏一钱　茯苓二钱　生甘草四分　柿饼半枚　金石斛三钱　麦冬一钱五分　秫米二钱　荷叶一角

【光按】此二则亦见于《冷庐医话》中，称其首方效，三易方全愈云云。统观三方，用意不外通阳涤饮。

千里医案卷四终

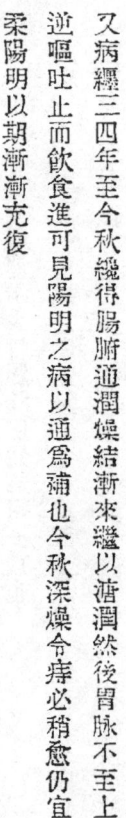

千里医案卷五

桐乡张千里梦庐著
金山姚景垣光祖录存
绍兴裘庆元吉生刊行

诸痛

夹浦庐，脘痛先由绕脐而来，去秋至今，不暂宁息，痛必在下。舌鲜而光，脉滑而数，初由肝木之侮脾，自及胃痛既久，而药剂过温，伤气及络，络伤便有动血之弊，不仅痰凝滞已也。宜柔剂急为，辛温和络。

酒归须二钱　海石粉二钱　九香虫一钱　陈皮一钱五分　薏苡米三钱　蛤壳四钱　柏子仁三钱　云苓二钱　旋覆花包，一钱五分　韭白三枚

南浔李妇，阳虚之体，素多痰湿，加以操劳悲郁，肝风失调，乘阳明挟化风，以致脘痛彻背，旁及胸胁䐜胀，痞嗳作止不常。然肢面浮，脘腹肿，是饮溢于外也。
耳

千里醫案卷五

桐鄉張千里夢廬著
金山姚景垣光祖錄存
紹興裘慶元吉生刊行

諸痛

夾浦盧脘痛先由繞臍而來去秋至今不暫寧息痛必在下舌鮮而光脉滑而數初由肝木之侮脾自及胃痛既久而藥劑過溫傷氣及絡絡傷便有動血之弊不僅痰氣凝滯已也宜柔劑急爲辛溫和絡

酒歸鬚二錢海石粉二錢九香蟲一錢陳皮一錢五分薏苡米三錢蛤殼四錢柏子仁三錢雲苓二錢旋覆花包一錢五分韭白三枚

南潯李婦陽虛之體素多痰濕加以操勞悲鬱肝風失調乘陽明挾化風以致脘痛徹背旁及胸脇䐜脹痞噯作止不常然肢面浮脘腹腫是飲溢於外也耳

千里醫案　卷五　一

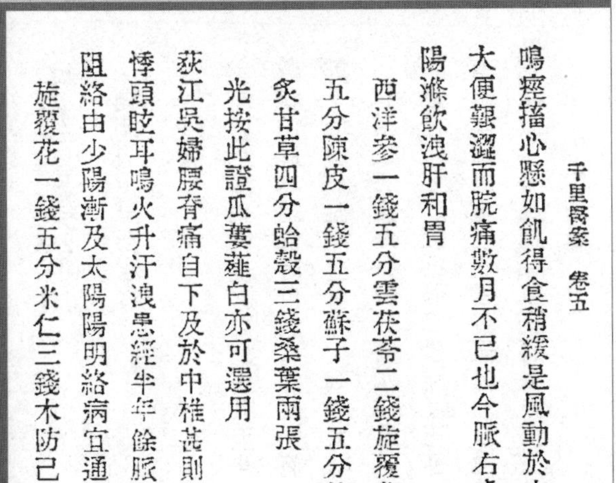
千里醫案　卷五　二

鳴痓搐心懸如飢得食稍緩是風動於中也凡肝升太過必致胃降不及所以大便艱澀而脘痛數月不已也今脈右虛滯左弦數舌苔白膩近燥宜急急通陽滌飲洩肝和胃

西洋參一錢五分雲茯苓二錢旋覆花一錢五分火麻仁二錢法半夏一錢五分陳皮一錢五分蘇子一錢五分竹茹七分生薑一片同搗炒枳實五分炙甘草四分蛤殼三錢桑葉兩張

光按此證瓜蔞薤白亦可選用

荻江吳婦腰脊痛自下及於中椎甚則轉側不便肢體漸惰舌黃口燥胃鈍心悸頭眩耳鳴火升汗洩患經半年餘脈象濡弦右關沉滑此屬肝鬱氣滯挾痰阻絡由少陽漸及太陽陽明絡病宜通膩補益滞矣

旋覆花一錢五分米仁三錢木防己一錢五分石決明三錢歸鬚一錢五分

鸣痓搐，心悬如饥，得食稍缓，是风动于中也。凡肝升太过，必致胃降不及，所以大便艰涩，而脘痛数月不已也。今脉右虚滞，左弦数，舌苔白腻近燥，宜急急通阳涤饮，泄肝和胃。

西洋参一钱五分　云茯苓二钱　旋覆花一钱五分　火麻仁二钱　法半夏一钱五分　陈皮一钱五分　苏子一钱五分　竹茹七分　生姜一片，同捣炒枳实，五分　炙甘草四分　蛤壳三钱　桑叶两张

【光按】此证瓜蒌、薤白亦可选用。

荻江吴妇，腰脊痛，自下及于中椎，甚则转侧不便，肢体渐惰，舌黄口燥，胃钝心悸，头眩耳鸣，火升汗泄。患经半年余，脉象濡弦，右关沉滑，此属肝郁气滞，挟痰阻络，由少阳渐及太阳、阳明络病。宜通腻补益滞矣。

旋覆花一钱五分　米仁三钱　木防己一钱五分　石决明三钱　归须一钱五分

白蒺藜二钱　茯苓二钱　丝瓜络三钱　白芥子三钱　陈皮一钱五分　蛤壳三钱

荻江倪，胸背络痛，由夏秋外感发热而来，则为痰气阻络明矣。至今然后欬逆，是痰气郁极而欲达也。然气痹久则津燥，津燥则痰凝，痰凝则络益痛，舌白口干，脉沉，全属气机壅塞矣。

西洋参一钱五分　旋覆花一钱五分　苡米三钱　海石粉二钱　小川连三分　瓜蒌皮二钱　苏子一钱五分　竹茹七分　杏仁二钱　橘红一钱五分　枳壳八分　芦根八寸

钱家潭万，当脐时痛耎而喜按，食难用饱，大便燥结，得嗳与矢气则快。然痛起上春前年，屡经下血而音窒不扬，喉粗气促。脉右虚左弦，肺、胃、大肠津气大虚。加以木来乘之，宜用柔药通和，不可沾沾治痛。

西洋参一钱五分　大麦冬一钱五分　白芍一钱五分　火麻仁三钱　柏子仁二

白蒺藜二錢茯苓二錢絲瓜絡三錢白芥子三錢陳皮一錢五分蛤殼三錢
荻江倪胸背絡痛由夏秋外感發熱而來則爲痰氣阻絡明矣至今然後欬逆
是痰氣鬱極而欲達也然氣痺久則津燥津燥則痰凝痰凝則絡益痛舌白口
乾脈沉全屬氣機壅塞矣
西洋參一錢五分旋覆花一錢五分苡米三錢海石粉二錢小川連三分瓜
蔞皮二錢蘇子一錢五分竹茹七分杏仁二錢橘紅一錢五分枳殼八分蘆
根八寸
錢家潭厲當臍時痛耎而喜按食難用飽大便燥結得噯與矢氣則快然痛起
上春前年屢經下血而音窒不揚喉粗氣促脈右虛左弦肺胃大腸津氣大虛
加以木來乘之宜用柔藥通和不可沾沾治痛
西洋參一錢五分大麥冬一錢五分白芍一錢五分火麻仁三錢柏子仁二

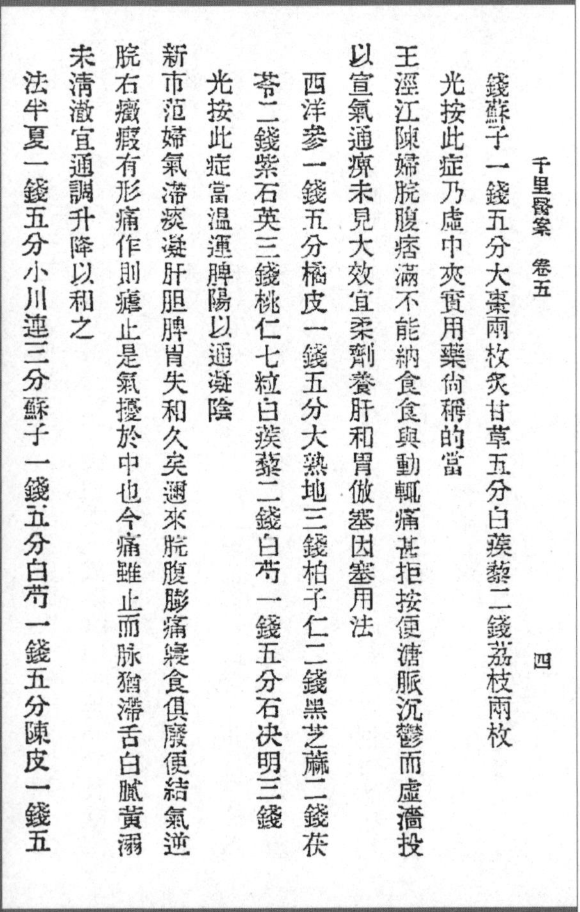
千里醫案　卷五　四

錢蘇子一錢五分大棗兩枚炙甘草五分白蒺藜二錢荔枝兩枚
光按此症乃虛中夾實用藥尚稱的當
王涇江陳婦脘腹痞滿不能納食食與動輒痛甚拒按便溏脈沉鬱而虛濇投以宣氣通痹未見大效宜柔劑養肝和胃做塞因塞用法
西洋參一錢五分橘皮一錢五分大熟地三錢柏子仁二錢黑芝麻二錢茯苓二錢紫石英三錢桃仁七粒白蒺藜二錢白芍一錢五分石决明三錢
光按此症當溫運脾陽以通凝陰
新市范婦氣滯痰凝肝胆脾胃失和久矣邇來脘腹膨痛寢食俱廢便結氣逆脘右癥瘕有形痛作則瘧止是氣擾於中也今痛雖止而脉猶滯舌白膩黃溺未清澈宜通調升降以和之
法半夏一錢五分小川連三分蘇子一錢五分白芍一錢五分陳皮一錢五

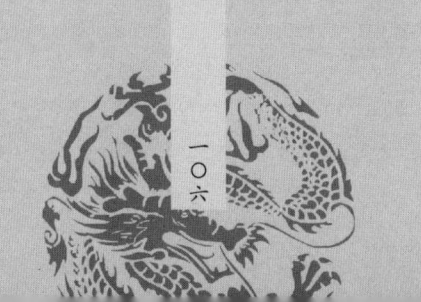

钱　苏子一钱五分　大枣两枚　炙甘草五分　白蒺藜二钱　荔枝两枚

【光按】此症乃虚中夹实，用药尚称的当。

王泾江陈妇，脘腹痞满，不能纳食，食与动辄痛甚拒按，便溏，脉沉郁而虚涩，投以宣气通痹，未见大效。宜柔剂养肝和胃，仿塞因塞用法。

西洋参一钱五分　橘皮一钱五分　大熟地三钱　柏子仁二钱　黑芝麻二钱　茯苓二钱　紫石英三钱　桃仁七粒　白蒺藜二钱　白芍一钱五分　石决明三钱

【光按】此症当温运脾阳，以通凝阴。

新市范妇，气滞痰凝，肝、胆、脾、胃失和久矣。迩来脘腹膨痛，寝食俱废，便结气逆，脘右症瘕有形，痛作则疟止，是气扰于中也。今痛虽止，而脉犹滞，舌白腻黄，溺未清澈。宜通调升降以和之。

法半夏一钱五分　小川连三分　苏子一钱五分　白芍一钱五分　陈皮一钱五

分　干姜四分　柴胡三分　云茯苓二钱　枳壳一钱　青皮一钱

嘉兴莫，初因便坚下血，血燥生风，风阳内扰，左胁痛，连肩背数发不已。蒸痰酿浊，㳺漫清空，堵塞隧络，是以有呕逆痞满，头重肢痹也。脉沉郁，右甚，舌心黄。宜滋液息风，清气化痰法缓调。久病不可以峻剂劫之。

归须一钱五分　海石粉二钱　白芍一钱五分　代赭石二钱　米仁三钱　胡麻仁二钱　旋覆花一钱五分　冬桑叶一钱五分　蛤壳三钱　制首乌二钱　丹皮一钱五分

另服指迷茯苓丸三钱，酒下。

南浔汪，少腹痛，子后午前较甚，三月不止，加以欬嗽，胃钝舌黄，少寐，亦已月余。脉右沉小弦，左弦大坚，肝脾营虚，气郁，故腹痛。宜以丸缓治肺胃阳虚，饮聚，故咳而寝食皆乖，宜以汤液和之。

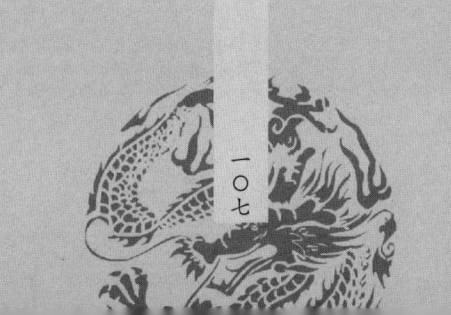

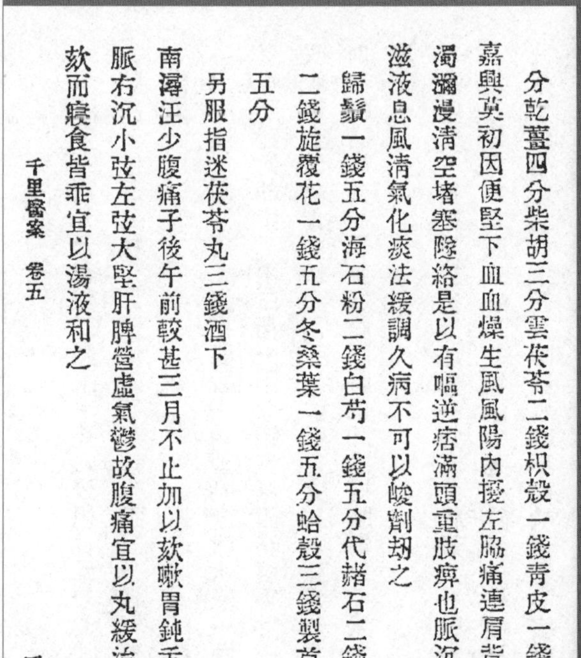
分乾薑四分柴胡三分雲茯苓二錢枳殼一錢青皮一錢
嘉興莫初因便堅下血血燥生風風陽内擾左脇痛連肩背數發不已蒸痰釀
濁瀰漫清空堵塞隧絡是以有嘔逆痞滿頭重肢痹也脈沉鬱右甚舌心黃宜
滋液息風清氣化痰法緩調久病不可以峻劑刼之
歸鬚一錢五分海石粉二錢白芍一錢五分代赭石二錢米仁三錢胡麻仁
二錢旋覆花一錢五分冬桑葉一錢五分蛤殼三錢製首烏二錢丹皮一錢
五分
另服指迷茯苓丸三錢酒下
南潯汪少腹痛子後午前較甚三月不止加以欬嗽胃鈍舌黃少寐亦已月餘
脈右沉小弦左弦大堅肝脾營虛氣鬱故腹痛宜以丸緩治肺胃陽虛飲聚故
欬而寢食皆乖宜以湯液和之
千里醫案　卷五　　五

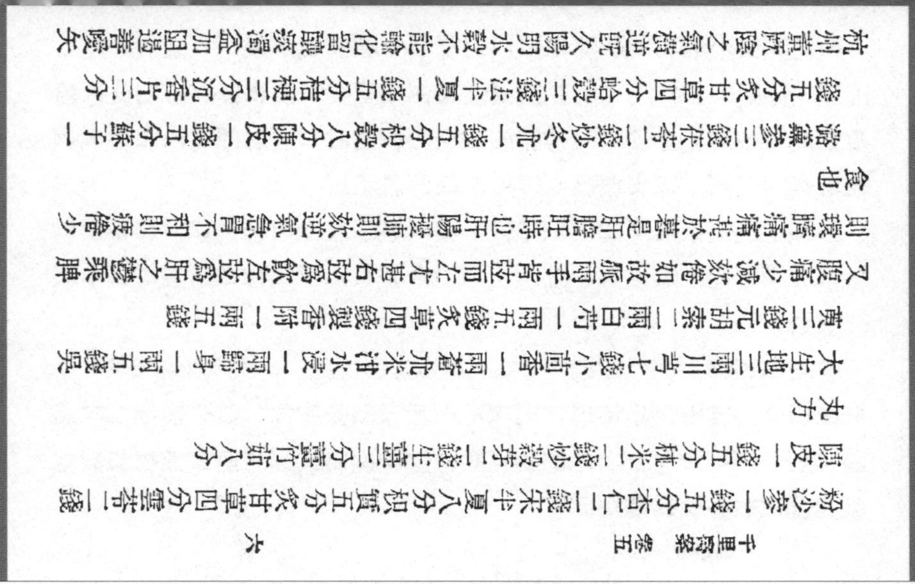
千里堂製　箋五

粉沙參一錢五分杏仁二錢宋半夏八分枳實五分炙甘草四分雲苓二錢陳皮一錢五分秫米二錢炒穀芽二錢生薑三分薑竹茹八分

六

丸方

大生地三兩川芎七錢小茴香一兩蒼朮米泔水浸一兩歸身一兩五錢吳萸三錢元胡索二兩白芍一兩五錢炙草四錢製香附一兩五錢

又腹痛少減欬僂如故脈兩手皆弦而左尤甚右弦為飲左弦為肝之鬱乘脾則環臍痛痛甚於暮是肝膽旺時也肝陽擾肺則欬逆氣急胃不和則痰僂少食也

潞黨參三錢茯苓二錢炒冬朮一錢五分枳殼八分陳皮一錢五分蘇子一錢五分炙甘草四分蛤殼三錢法半夏一錢五分桔梗三分沉香片三分

杭州董厥陰之氣橫逆既久陽明水穀不能輸化留釀痰濁益加阻遏善噯矣

粉沙参一钱五分　杏仁二钱　宁半夏八分　枳实五分　炙甘草四分　云苓二钱　陈皮一钱五分　秫米二钱　炒谷芽二钱　生姜三分　姜竹茹八分

丸方

大生地三两　川芎七钱　小茴香一两　苍术米泔水浸，一两　归身一两五钱　吴萸三钱　元胡索二两　白芍一两五钱　炙草四钱　制香附一两五钱

又腹痛少减，欬偻如故，脉两手皆弦，而左尤甚。右弦为饮，左弦为肝之郁，乘脾则环脐痛，痛甚于暮，是肝胆旺时也。肝阳扰肺，则欬逆气急，胃不和则痰偻少食也。

潞党参三钱　茯苓二钱　炒冬术一钱五分　枳壳八分　陈皮一钱五分　苏子一钱五分　炙甘草四分　蛤壳三钱　法半夏一钱五分　桔梗三分　沉香片三分

杭州董，厥阴之气横逆既久，阳明水谷不能输化，留酿痰浊，益加阻遏，善嗳矣

气。舌黄口苦，左胁腹厥气刺痛无已，肠鸣便溏。宜用轻剂理痰气，愈补愈壅矣。

仙半夏一钱五分　陈皮一钱五分　苏子一钱五分　小川连三分　旋覆花一钱五分　茯苓二钱　蛤壳三钱　刀豆壳三钱　海石粉三钱　川贝二钱　竹茹八分

便血（附肠风痔血）

永泰姚，痔血多年，血液虚燥，去秋郁怒闪挫，气血交阻，吐瘀后右肋气滞，如块中挟痰也。手指时赤而麻，手厥阴虚火亦动也。调气和络固不可少，而病之主尤须以止痔血为先，血液充则痰亦不致易滞。

党参二钱　旋覆花一钱五分　炒荆芥一钱五分　乌梅一枚　陈皮一钱五分　薏苡仁三钱　地榆炭二钱　阿胶二钱　云苓二钱　白蒺藜二钱　炒槐米一钱五分　柿饼煨，半枚

震泽严，鼻血痔血，肺、胃、大肠虚燥之也。数年来，虽有作止，然血既时去，气必易

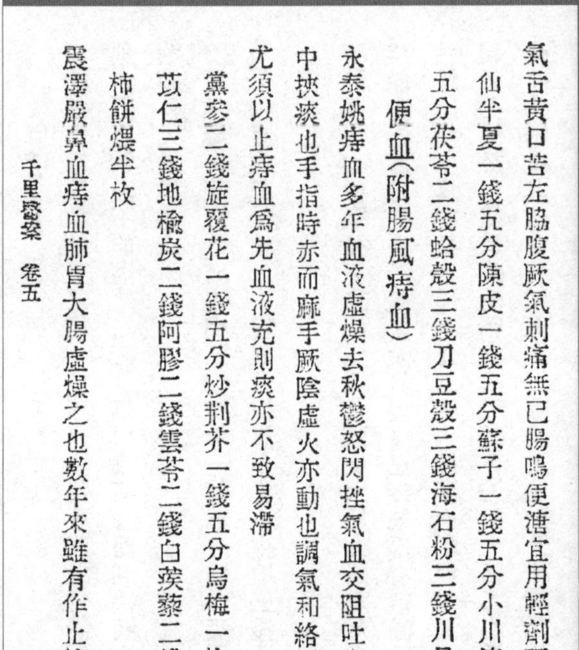
氣舌黄口苦左脇腹厥氣刺痛無已腸鳴便溏宜用輕劑理痰氣愈補愈壅矣
仙半夏一錢五分陳皮一錢五分蘇子一錢五分小川連三分旋覆花一錢
五分茯苓二錢蛤殼三錢刀豆殼三錢海石粉三錢川貝二錢竹茹八分
便血（附腸風痔血）
永泰姚痔血多年血液虛燥去秋鬱怒閃挫氣血交阻吐瘀後右肋氣滯如塊
中挾痰也手指時赤而麻手厥陰虛火亦動也調氣和絡固不可少而病之主
尤須以止痔血爲先血液充則痰亦不致易滯
黨參二錢旋覆花一錢五分炒荆芥一錢五分烏梅一枚陳皮一錢五分薏
苡仁三錢地榆炭二錢阿膠二錢雲苓二錢白蒺藜二錢炒槐米一錢五分
柿餅煨半枚
震澤嚴鼻血痔血肺胃大腸虛燥之也數年來雖有作止然血既時去氣必易
千里醫案　卷五　七

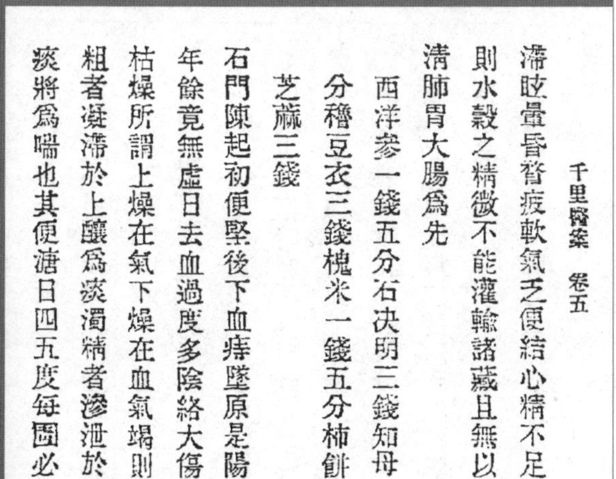
千里醫案　卷五　八

滯眩暈昏瞀疲軟氣乏便結心精不足陽道不旺此皆陽明之爲病蓋陽明虛
則水穀之精微不能灌輸諸藏且無以束筋骨而利機關也興利必先除弊以
清肺胃大腸爲先
西洋參一錢五分石決明三錢知母一錢五分霜桑葉兩張麥門冬一錢五
分穞豆衣三錢槐米一錢五分柿餅半枚小生地三錢炒丹皮一錢五分黑
芝麻三錢
石門陳起初便堅後下血痔墜原是陽明大腸金燥爲病此痔血也遷延至三
年餘竟無虛日去血過度多陰絡大傷血無統攝有似漏卮肝脾腎三陰俱已
枯燥所謂上燥在氣下燥在血氣竭則肝傷血竭則胃涸水穀所入不能敷布
粗者凝滯於上釀爲痰濁精者滲泄於下迸迫大腸其心悸氣逆近更欬逆是
痰將爲喘也其便溏日四五度每圊必失血數升脉右芤弦左寸關牢急面黃

滞，眩晕昏瞀，疲软气乏，便结，心精不足，阳道不旺，此皆阳明之为病。盖阳明虚则水谷之精微不能灌输诸藏，且无以束筋骨，而利机关也。兴利必先除弊，以清肺、胃、大肠为先。

西洋参一钱五分　石决明三钱　知母一钱五分　霜桑叶两张　麦门冬一钱五分　穞豆衣三钱　槐米一钱五分　柿饼半枚　小生地三钱　炒丹皮一钱五分　黑芝麻三钱

石门陈，起初便坚后下血，痔坠原是阳明大肠金燥为病，此痔血也。迁延至三年余，竟无虚，日去血过度多，阴络大伤血，无统摄，有似漏卮，肝、脾、肾三阴俱已枯燥。所谓上燥在气，下燥在血气竭，则肝伤血竭，则胃涸，水谷所入不能敷布。粗者凝滞于上，酿为痰浊，精者渗泄于下，迸迫大肠。其心悸气逆，近更欬逆，是痰将为喘也。其便溏，日四五度，每圊必失血数升，脉右芤弦，左寸关牢急。面黄

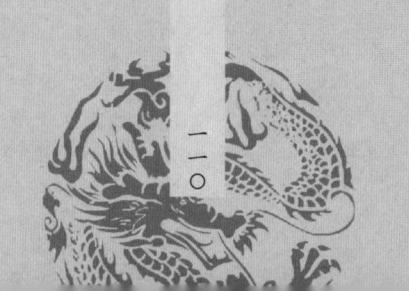

唇燥，舌白如腐，是津液气血皆已告匮矣。然痔血肠风究属阳明本病，此时惟宜急急存养津气，以养胃化痰，敛涩阴络，以安营止血。

西洋参一钱五分　橘皮一钱五分　驴皮胶二钱　大生地三钱　糯稻根须三钱　川贝母二钱　麦冬一钱五分　椿根白皮三钱　炙甘草四分　甜杏仁二钱　白芍一钱五分　炒黑地榆二钱　莲房三钱

蒋溇吴，多痰多湿之体，湿热下迫大肠，痔血五年，肠枯血燥，大便艰涩异常。肠既传导失职，胃之受盛益滞，水谷精微半酿痰浊，以致中脘结块有形。凡中枢不运，则周身脉络气机皆阻，虽吐痰不少，而气逆足软，心荡肠鸣神疲等症皆作矣。今舌苔黄腻，右滑数，欲和胃化痰，必先润肠养血，取效虽难，耐心调之可也。

西洋参一钱五分　蛤壳三钱　旋覆花包，一钱五分　制半夏一钱　茯苓二钱　杏

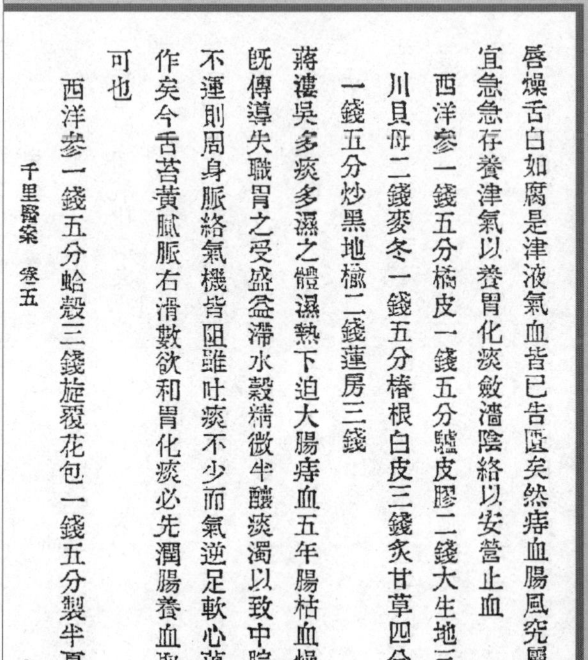
唇燥舌白如腐是津液氣血皆已告匱矣然痔血腸風究屬陽明本病此時惟
宜急急存養津氣以養胃化痰斂濇陰絡以安營止血
西洋參一錢五分橘皮一錢五分驢皮膠二錢大生地三錢糯稻根鬚三錢
川貝母二錢麥冬一錢五分椿根白皮三錢炙甘草四分甜杏仁二錢白芍
一錢五分炒黑地榆二錢蓮房三錢
蔣漊吳多痰多濕之體濕熱下迫大腸痔血五年腸枯血燥大便艱澀異常腸
既傳導失職胃之受盛益滯水穀精微半釀痰濁以致中脘結塊有形凡中樞
不運則周身脈絡氣機皆阻雖吐痰不少而氣逆足軟心蕩腸鳴神疲等症皆
作矣今舌苔黃膩脈右滑數欲和胃化痰必先潤腸養血取效雖難耐心調之
可也
西洋參一錢五分蛤殼三錢旋覆花包一錢五分製半夏一錢茯苓二錢杏

千里醫案　卷五　九

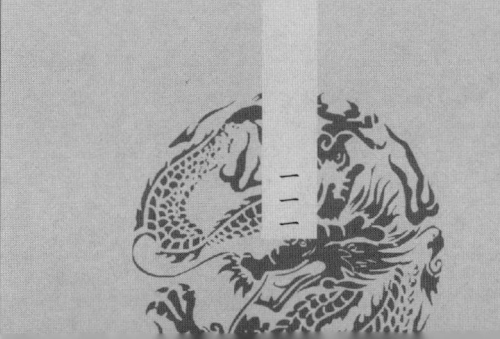

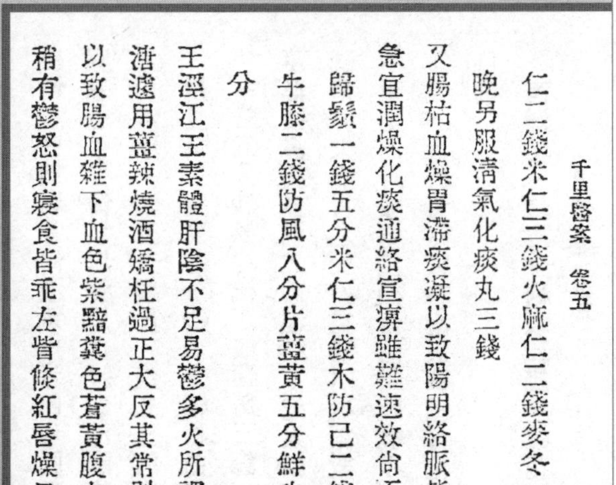
千里醫案　卷五　一〇

仁二錢米仁三錢火麻仁二錢麥冬一錢蘇子一錢五分柿餅半枚

晚另服清氣化痰丸三錢

又腸枯血燥胃滯痰凝以致陽明絡脈皆爲阻遏今左膝腫痛肩項肘背皆痹

急宜潤燥化痰通絡宣痹雖難速效尚不致廢

歸鬚一錢五分米仁三錢木防己二錢煨石羔三錢竹瀝一茶匙薑汁和川

牛膝二錢防風八分片薑黃五分鮮生地三錢稀薟草二錢荊芥炒一錢五

分

王涇江王素體肝陰不足易鬱多火所謂木火之質故平日喜進甘涼九秋便

溏遽用薑辣燒酒矯枉過正大反其常則大腸既受其燥刼厥陰又助其鬱火

以致腸血雜下血色紫黯糞色蒼黃腹中氣聚攻逆亘塞噯與矢氣中仍不快

稍有鬱怒則寢食皆乖左眥倏紅唇燥口乾此皆腸血去多風燥火熾之象也

仁二钱　米仁三钱　火麻仁二钱　麦冬一钱　苏子一钱五分　柿饼半枚

晚另服清气化痰丸三钱。

又肠枯血燥，胃滞痰凝，以致阳明络脉皆为阴遏。今左膝肿痛，肩项肘背皆痹，急宜润燥化痰，通络宣痹。虽难速效，尚不致废。

归须一钱五分　米仁三钱　木防己二钱　煨石羔（膏）三钱　竹沥一茶匙　姜汁和川牛膝二钱　防风八分　片姜黄五分　鲜生地三钱　稀（豨）莶草二钱　荆芥炒，一钱五分

王泾江王，素体肝阴不足，易郁多火，所谓木火之质。故平日喜进甘凉，九秋便溏，遽用姜辣烧酒矫枉过正，大反其常，则大肠既受其燥劫厥阴，又助其郁火，以致肠血杂下，血色紫黯，粪色苍黄。腹中气聚攻逆亘塞，嗳与矢气中仍不快，稍有郁怒，则寝食皆乖，左眦倏红，唇燥口干，此皆肠血去多，风燥火炽之象也。

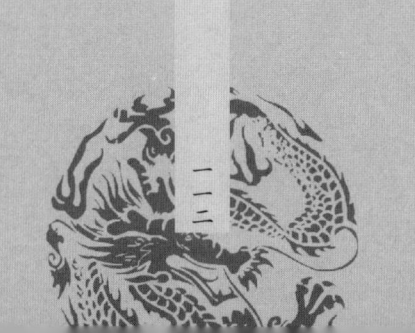

凡肠风为病，前贤皆主燥论，况又挟肝经郁火而发于秋冬之交，其为大肠燥金之病明矣。不待论及便干唇口燥，而可决也。且木火偏旺之质，阳明肠胃津液易被消烁，今病几五旬，肠不润则胃亦虚，自然痰饮上溢。故口燥而恶汤饮，饮反喜温也。此属久病之兼症，又当分别观之。今脉得右虚小而静，左三部皆小弦见数急，当养阳明以止血为要。血止则肝得养而不致横逆，胃不逆而渐就通和，庶乎不至纠缠。

米炒洋参二钱　陈皮一钱五分　茯苓二钱　川贝母二钱　玫瑰花两朵　驴皮胶二钱　白芍一钱五分　荆芥炒，三钱　椿根白皮炒，三钱　粉丹皮一钱五分　炙草四分　白蒺藜二钱　柿饼半枚

杭州许，烦劳饥饱，阳气久虚，便血百日，营阴又耗，以致肝阳挟冲气上逆，手指冷，懊侬呕吐，或竟晕厥。今诊得脉弦，关尺欠柔，议通阳平逆为主，酸甘化阴为

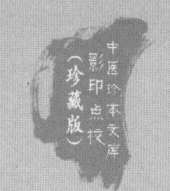

凡腸風爲病前賢皆主燥論況又挾肝經鬱火而發於秋冬之交其爲大腸燥金之病明矣不待論及便乾唇口燥而可决也且木火偏旺之質陽明腸胃津液易被消爍今病幾五旬腸不潤則胃亦虛自然痰飲上溢故口燥而惡湯飲飲反喜温也此屬久病之兼症又當分別觀之今脈得右虛小而靜左三部皆小弦見數急當養陽明以止血爲要血止則肝得養而不致横逆胃不逆而漸就通和庶乎不至糾纏

米炒洋參二錢陳皮一錢五分茯苓二錢川貝母二錢玫瑰花兩朶驢皮膠二錢白芍一錢五分荆芥炒三錢椿根白皮炒三錢粉丹皮一錢五分炙草四分白蒺藜二錢柿餅半枚

杭州許煩勞飢飽陽氣久虛便血百日營陰又耗以致肝陽挾衝氣上逆手指冷懊憹嘔吐或竟暈厥今診得脈弦關尺欠柔議通陽平逆爲主酸甘化陰爲

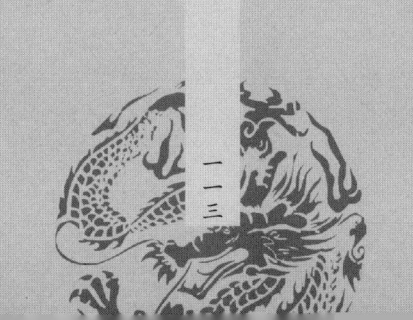

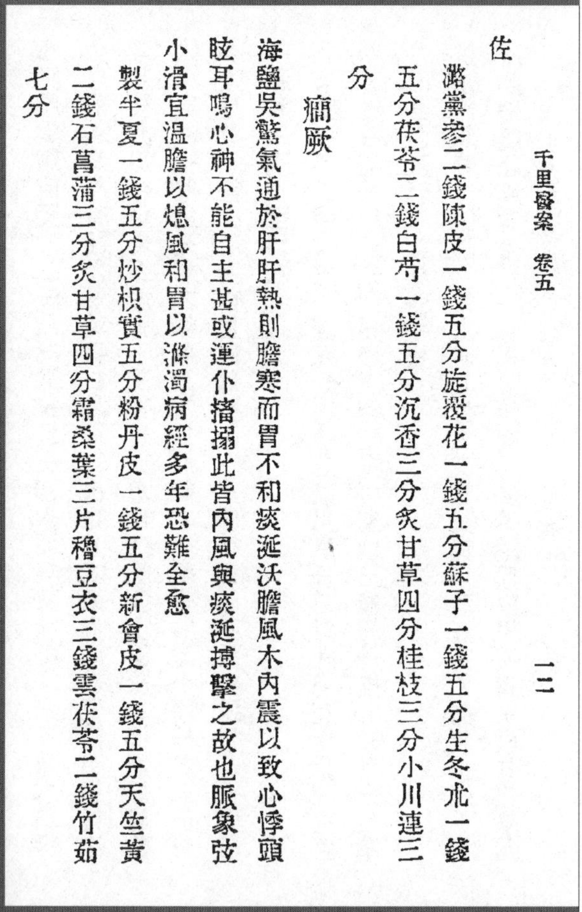

佐
潞黨参二錢陳皮一錢五分旋覆花一錢五分蘇子一錢五分生冬朮一錢五分茯苓二錢白芍一錢五分沉香三分炙甘草四分桂枝三分小川連三分

痫厥

海鹽吳驚氣通於肝肝熱則膽寒而胃不和痰涎沃膽風木內震以致心悸頭眩耳鳴心神不能自主甚或運仆搐搦此皆內風與痰涎搏擊之故也脈象弦小滑宜温膽以熄風和胃以滌濁病經多年恐難全愈

製半夏一錢五分炒枳實五分粉丹皮一錢五分新會皮一錢五分天竺黄二錢石菖蒲三分炙甘草四分霜桑葉三片穞豆衣三錢雲茯苓二錢竹茹七分

佐。

潞党参二钱　陈皮一钱五分　旋覆花一钱五分　苏子一钱五分　生冬术一钱五分　茯苓二钱　白芍一钱五分　沉香三分　炙甘草四分　桂枝三分　小川连三分

痫厥

海盐吴，惊气通于肝，肝热则胆寒，而胃不和，痰涎沃胆，风木内震，以致心悸头眩，耳鸣，心神不能自主。甚或运仆搐搦，此皆内风与痰涎搏击之故也。脉象弦、小、滑，宜温胆以熄风和胃以涤浊。病经多年，恐难全愈。

制半夏一钱五分　炒枳实五分　粉丹皮一钱五分　新会皮一钱五分　天竺黄二钱　石菖蒲三分　炙甘草四分　霜桑叶三片　穞豆衣三钱　云茯苓二钱　竹茹七分

塘西劳妇，去冬猝发痫症，迄今月必数发，发在夜昏痉，口角血沫，必吐痰涎而后醒。居平经事不调，头运耳鸣，心悸食少，脉右芤弦近数，此属肝郁生风，胆虚聚涎，猝犯胞络，神明遽蒙。宜戒忧郁恚恼，缓为图治。

制半夏一钱　陈皮一钱五分　炙甘草四分　大生地三钱　竹茹七分　天竺黄二钱　茯苓三钱　西洋参二钱　穞豆衣三钱　桑叶一钱五分　石菖蒲三分　枳实五分　酸枣仁二钱　胡麻仁二钱

【光按】此症当治在血分。

又肝郁生风，胆寒聚液，夜寐每发痫状，痰涎潮流，昏不知人，甚或失溲。平时脉虚而静，头痛脊瘦，耳鸣心悸，经事不调，前投熄风化痰未见大效，拟养血液，以治其本。

大生地四钱　归身二钱　元参一钱五分　石菖蒲四分　驴皮胶二钱　白芍一钱

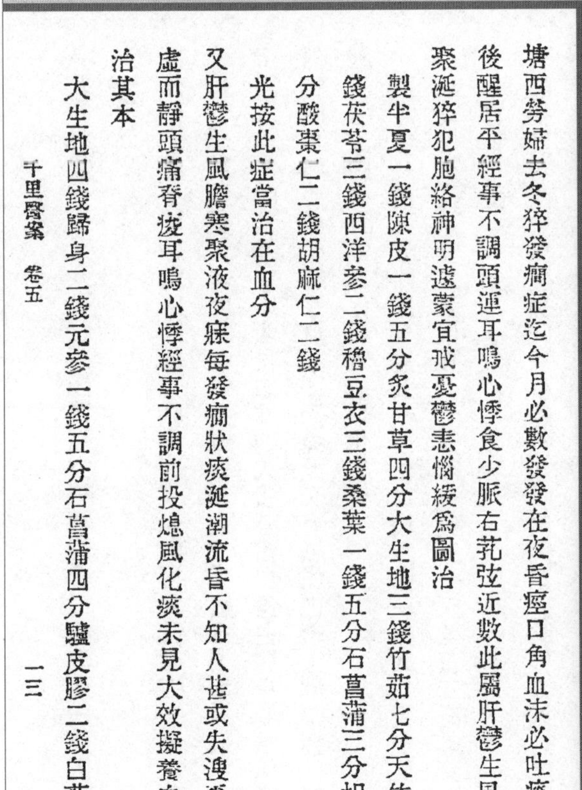
塘西勞婦去冬猝發癎症迄今月必數發發在夜昏痙口角血沫必吐痰涎而後醒居平經事不調頭運耳鳴心悸食少脈右芤弦近數此屬肝鬱生風胆虛聚涎猝犯胞絡神明遽蒙宜戒憂鬱恚惱緩爲圖治
製半夏一錢陳皮一錢五分炙甘草四分大生地三錢竹茹七分天竺黃二錢茯苓三錢西洋參二錢穞豆衣三錢桑葉一錢五分石菖蒲三分枳實五分酸棗仁二錢胡麻仁二錢
光按此症當治在血分
又肝鬱生風膽寒聚液夜寐每發癎狀痰涎潮流昏不知人甚或失溲平時脈虛而靜頭痛脊瘦耳鳴心悸經事不調前投熄風化痰未見大效擬養血液以治其本
大生地四錢歸身二錢元參一錢五分石菖蒲四分驢皮膠二錢白芍一錢
千里醫案　卷五　一三

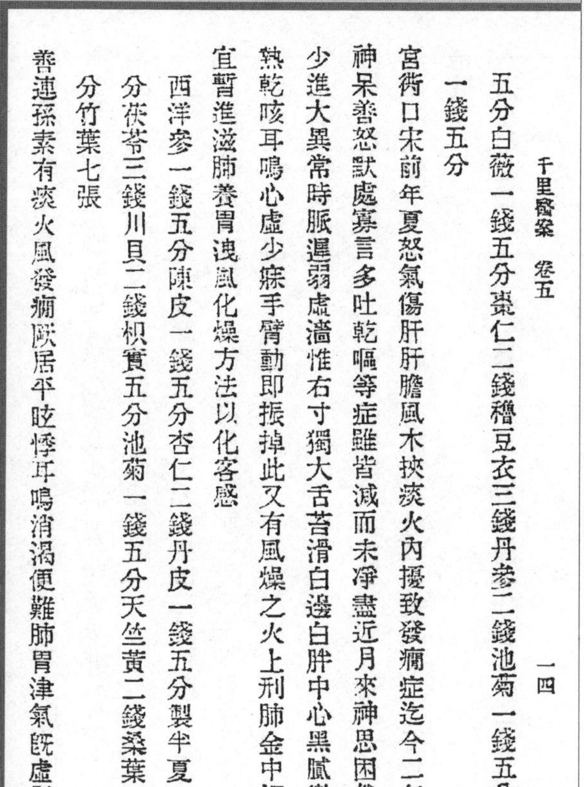
千里醫案　卷五　　一四

五分白薇一錢五分棗仁二錢穞豆衣三錢丹參二錢池菊一錢五分桑葉
一錢五分
宮衎口宋前年夏怒氣傷肝肝膽風木挾痰火內擾致發癇症迄今二年餘其
神呆善怒默處寡言多吐乾嘔等症雖皆減而未淨盡近月來神思困倦飲食
少進大異常時脈遲弱虛濇惟右寸獨大舌苔滑白邊白胖中心黑膩微寒而
熱乾咳耳鳴心虛少寐手臂動即振掉此又有風燥之火上刑肺金中刧腸胃
宜暫進滋肺養胃洩風化燥方法以化客感
西洋參一錢五分陳皮一錢五分杏仁二錢丹皮一錢五分製半夏一錢五
分茯苓三錢川貝二錢枳實五分池菊一錢五分天竺黃二錢桑葉一錢五
分竹葉七張
善連孫素有痰火風發癇厥居平眩悸耳鳴消渴便難肺胃津氣既虛則痰濕

五分　白薇一钱五分　枣仁二钱　穞豆衣三钱　丹参二钱　池菊一钱五分　桑叶一钱五分

宫衎口宁，前年夏怒气伤肝，肝胆风木挟痰火，内扰致发痫症，迄今二年余。其神呆善怒，默处寡言，多吐干呕等症，虽皆减而未净尽。近月来神思困倦，饮食少进，大异常时，脉迟弱虚涩。惟右寸独大，舌苔滑白，边白胖，中心黑腻，微寒而热，干咳耳鸣，心虚少寐，手臂动即振掉。此又有风燥之火，上刑肺金，中劫肠胃，宜暂进滋肺养胃，泄风化燥方法，以化客感。

西洋参一钱五分　陈皮一钱五分　杏仁二钱　丹皮一钱五分　制半夏一钱五分　茯苓三钱　川贝二钱　枳实五分　池菊一钱五分　天竺黄二钱　桑叶一钱五分　竹叶七张

善连孙，素有痰火，风发痫厥，居平眩悸耳鸣，消渴便难，肺胃津气既虚，则痰湿

愈益凝聚。今湿令气蒸，胸次欠舒，知饥不运，足痠，脉滑干咳，音涩。宜滋养肺胃津气，以化痰湿。

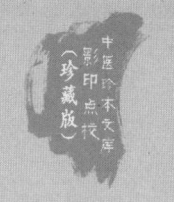

西洋参二钱　杏仁二钱　驴皮胶三钱　赤茯苓三钱　川贝母二钱　橘红一钱五分　煨石羔（膏）三钱　霜桑叶两片　火麻仁二钱　米仁三钱　天竺黄二钱

疟疾

双林冯，先觉寒热，模糊呕吐殊甚，继则疟状分明，先参差后间日，总计已旬有余日。昨疟来寒战而热甚，竟日始平。汗多消渴，额胀胸闷，胁痞烦冤疲惫，大便越数日一更衣，坚硬色黑，小溲赤热而不多，舌质红而苔凝白。脉濡长而数，此属暑热之邪，由少阳直迫阳明，阻痹三焦。幸得战汗畅达，虽痞闷烦冤，而不致十分纠缠。宜辛凉清解阳明，可望渐愈也。

西洋参一钱五分　知母一钱五分　半夏一钱五分　竹叶十五片　橘皮一钱五

愈益凝聚今濕令氣蒸胸次欠舒知飢不運足痠脈滑乾欬音澁宜滋養肺胃津氣以化痰濕

西洋參二錢杏仁二錢驢皮膠三錢赤茯苓三錢川貝母二錢橘紅一錢五分煨石羔三錢霜桑葉兩片火麻仁二錢米仁三錢天竺黃二錢

瘧疾

雙林馮先覺寒熱模糊嘔吐殊甚繼則瘧狀分明先參差後間日總計已旬有餘日昨瘧來寒戰而熱甚竟日始平汗多消渴額脹胸悶脇痞煩冤疲憊大便越數日一更衣堅硬色黑小溲赤熱而不多舌質紅而苔凝白脈濡長而數此屬暑熱之邪由少陽直廹陽明阻痹三焦幸得戰汗暢達雖痞悶煩冤而不致十分糾纏宜辛凉清解陽明可望漸愈也

西洋參一錢五分知母一錢五分半夏一錢五分竹葉十五片橘皮一錢五

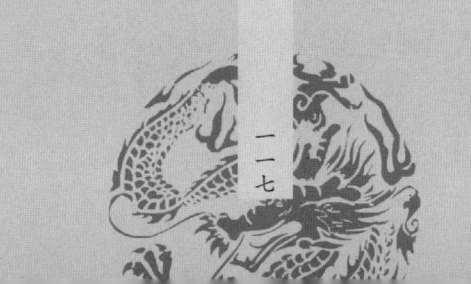

分　煨石羔（膏）一钱五分　白蔻仁五分　荷花露一匙，分二次冲　赤苓三钱　杏仁二钱　益元散包，三钱

嘉兴宋，中年以后，不免劳郁，则形气易虚。今秋因感作疟，所感者湿故，胃易钝气易滞，舌黄脉濡，阳事不充，皆阳明湿困。宜先和阳明，以祛弊后，商培补以复元。

潞党参二钱　陈皮一钱五分　泽泻一钱五分　莲心十粒　大黄芪一钱五分　茯苓一钱五分　黄柏一钱五分　鲜佛手一钱五分　广藿香一钱五分　米仁三钱

归安吴伯壎，上年秋季发痎疟，纠缠至今，虽去年间有参差，然内蕴之湿，迄不能解。甚至肿满，且发疮痍。盖阳虚之体，阳益虚，则湿热益不能化，况疟为经邪留连，而暑湿之疟，又属阳明多而少阳少。阳明属腑，每多经邪传腑，内阻气化，外遏肌肉隧络，浸淫漫衍无处不到，为肿为胀，皆势力之必至也。今脉得虚涩

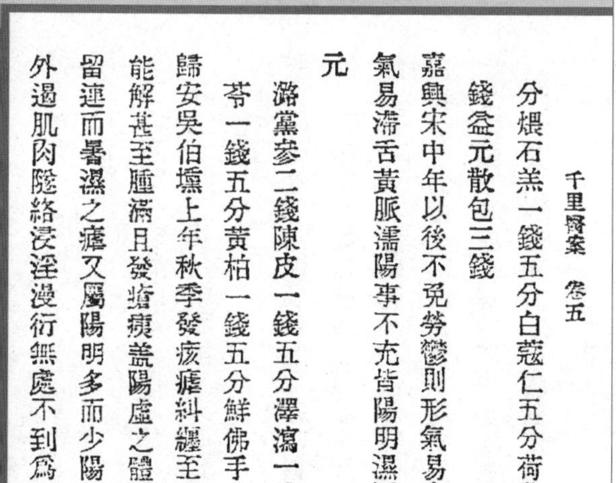
千里醫案　卷五　一六

分煨石羔一錢五分白蔻仁五分荷花露一匙分二次沖赤苓三錢杏仁二
錢益元散包三錢
嘉興宋中年以後不免勞鬱則形氣易虛今秋因感作瘧所感者濕故胃易鈍
氣易滯舌黃脈濡陽事不充皆陽明濕困宜先和陽明以祛弊後商培補以復
元
潞黨參二錢陳皮一錢五分澤瀉一錢五分蓮心十粒大有芪一錢五分茯
苓一錢五分黃柏一錢五分鮮佛手一錢五分廣藿香一錢五分米仁三錢
歸安吳伯壎上年秋季發痎瘧糾纏至今雖去年間有參差然內蘊之濕迄不
能解甚至腫滿且發瘖痱蓋陽虛之體陽益虛則濕熱益不能化況瘧爲經邪
留連而暑濕之瘧又屬陽明多而少陽少陽明屬腑每多經邪傳腑內阻氣化
外遏肌肉隧絡浸淫漫衍無處不到爲腫爲脹皆勢力之必至也今脈得虛濇

似弦，舌质光红，不但阳为湿困，兼之津液亦渐消耗，急须存津液，和阳气，以为自强之本。佐以开太阳，阖阳明，以止疟消肿，必得病魔渐退，不致拖延，到长夏湿土之时，方可免陈陈困积之弊。

潞党参二钱　生冬木一钱五分　茯苓二钱　桂枝三分　丝瓜络三钱　炙甘草四分　蜜炙石羔（膏）二钱五分　五味子十粒　干姜一分同捣生姜皮三分　制半夏一钱五分　麦门冬一钱五分　猪苓一钱五分　泽泻一钱五分

乌镇周念，九日竟得寒战而热，则暑邪已有外达之机。盖战则邪与正相持，而可毕达，况间日又作疟状，则暑当无不达矣。其热甚时之昏沉谵语，是暑中夹湿之浊邪碍清也。暑欲去则湿亦不能独留，而其湿流连于肠胃之间者既久，且未免夹食夹痧，所以肠腑之气奔迫而下。夹溏夹痰夹血，或多或少，腹痛滞下，且有干黑之宿垢亦渐错杂而来，则湿亦有下泄之机矣。暑湿之为疟为痢，

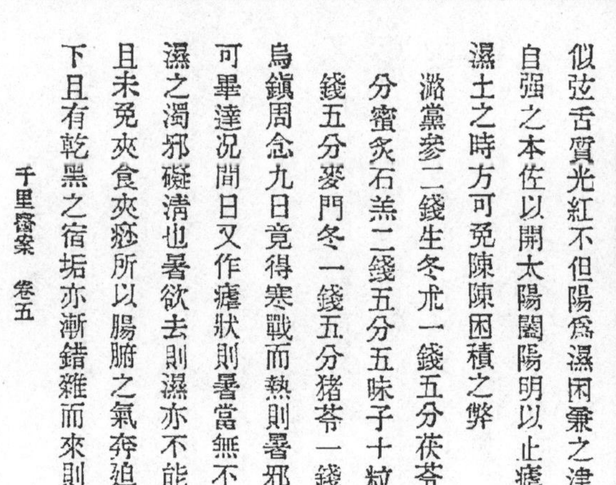

似弦舌質光紅不但陽爲濕困兼之津液亦漸消耗急須存津液和陽氣以爲
自强之本佐以開太陽闔陽明以止瘧消腫必得病魔漸退不致拖延到長夏
濕土之時方可免陳陳困積之弊
潞黨參二錢生冬朮一錢五分茯苓二錢桂枝三分絲瓜絡三錢炙甘草四
分蜜炙石羔二錢五分五味子十粒乾薑一分同搗生薑皮三分製半夏一
錢五分麥門冬一錢五分猪苓一錢五分澤瀉一錢五分
烏鎮周念九日竟得寒戰而熱則暑邪已有外達之機蓋戰則邪與正相持而
可畢達況間日又作瘧狀則暑當無不達矣其熱甚時之昏沉譫語是暑中夾
濕之濁邪礙清也暑欲去則濕亦不能獨留而其濕流連於腸胃之間者既久
且未免夾食夾痧所以腸腑之氣奔迫而下夾溏夾痰夾血或多或少腹痛滯
下且有乾黑之宿垢亦漸錯雜而來則濕亦有下泄之機矣暑濕之爲瘧爲痢

千里醫案　卷五　一七

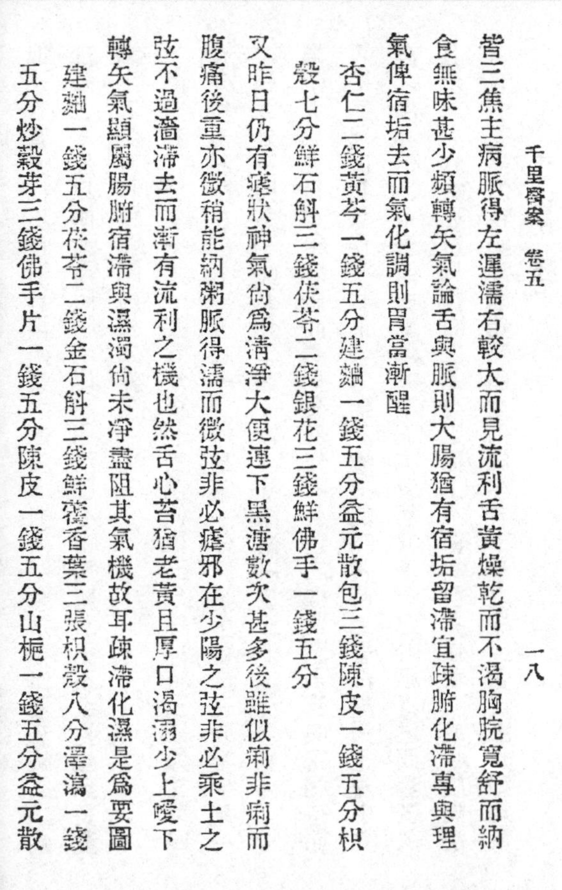
千里醫案　卷五　　一八

皆三焦主病脈得左遲濡右較大而見流利舌黃燥乾而不渴胸脘寬舒而納食無味甚少頻轉矢氣論舌與脈則大腸猶有宿垢留滯宜疏腑化滯專與理氣俾宿垢去而氣化調則胃當漸醒

杏仁二錢黃芩一錢五分建麯一錢五分益元散包三錢陳皮一錢五分枳殼七分鮮石斛三錢茯苓二錢銀花三錢鮮佛手一錢五分

又昨日仍有瘧狀神氣尚爲清淨大便連下黑溏數次甚多後雖似痢非痢而腹痛後重亦微稍能納粥脈得濡而微弦非必瘧邪在少陽之弦非必乘土之弦不過濇滯去而漸有流利之機也然舌心苔猶老黃且厚口渴溺少上嗳下轉矢氣顯屬腸腑宿滯與濕濁尚未淨盡阻其氣機故耳疏滯化濕是爲要圖

建麯一錢五分茯苓二錢金石斛三錢鮮藿香葉三張枳殼八分澤瀉一錢五分炒穀芽三錢佛手片一錢五分陳皮一錢五分山梔一錢五分益元散

皆三焦主病。脉得左迟濡右较大，而见流利，舌黄干燥，干而不渴，胸脘宽舒而纳食无味甚少，频转矢气。论舌与脉则大肠犹有宿垢留滞，宜疏腑化滞，专与理气。俾宿垢去而气化调，则胃当渐醒。

杏仁二钱　黄芩一钱五分　建曲一钱五分　益元散包，三钱　陈皮一钱五分　枳壳七分　鲜石斛三钱　茯苓二钱　银花三钱　鲜佛手一钱五分

又昨日仍有疟状，神气尚为清净，大便连下黑溏数次甚多，后虽似痢非痢，而腹痛后重亦微，稍能纳粥。脉得濡而微弦，非必疟邪在少阳之弦，非必乘土之弦，不过涩滞去而渐有流利之机也。然舌心苔犹老黄且厚，口渴溺少，上嗳下转矢气，显属肠腑宿滞与湿浊尚未净尽，阻其气机故耳。疏滞化湿，是为要图。

建曲一钱五分　茯苓二钱　金石斛三钱　鲜藿香叶三张　枳壳八分　泽泻一钱五分　炒壳芽三钱　佛手片一钱五分　陈皮一钱五分　山栀一钱五分　益元散

包，三钱　荷梗八寸

三诊感症初平，遽尔啖饮，衣单且思出房，未免欲速太甚。当此大气升泄湿热蒸腾之际，即强壮无病，亦须加意调护，以防客气之侵，况体虚病后乎？五六日来忽寒忽热，热时烦冤呕恶，消渴喜凉，两额筋掣，耳鸣面赤，汗出涔涔，甚至神昏错语。热退则肢冷，引衣自覆，此皆湿热之邪郁蒸未化，阻遏气腑，充斥三焦。故唇燥齿干，舌苔或干或润，而黄苔究未肯退。嗳闷䐜胀，寝食俱废，脉得弦大而数。分观之，似乎肝、胆、肠、胃都病，且似虚实混淆，其实三焦湿热为病如是耳。虚弱之体，平时极宜小心，既病不可躁急，则病不易受，而重者轻矣。

西洋参一钱五分　小川连三分　通草八分　橘皮一钱五分　粉丹皮一钱五分　石菖蒲三分　赤苓三钱　炒山栀一钱五分　佩兰叶七片　鲜石斛三钱　郁金一钱五分　芦根八寸

包三錢荷梗八寸
三診感症初平遽爾啖飲衣單且思出房未免欲速太甚當此大氣升洩濕熱蒸騰之際即强壯無病亦須加意調護以防客氣之侵況體虛病後乎五六日來忽寒忽熱熱時煩寃嘔惡消渴喜凉兩額筋掣耳鳴面赤汗出涔涔甚至神昏錯語熱退則肢冷引衣自覆此皆濕熱之邪鬱蒸未化阻遏氣腑充斥三焦故唇燥齒乾舌苔或乾或潤而黃苔究未肯退噯悶䐜脹寢食俱廢脈得弦大而數分觀之似乎肝膽腸胃都病且似虛實混淆其實三焦濕熱爲病如是耳虛弱之體平時極宜小心既病不可躁急則病不易受而重者輕矣
西洋參一錢五分小川連三分通草八分橘皮一錢五分粉丹皮一錢五分石菖蒲三分赤苓三錢炒山梔一錢五分佩蘭葉七片鮮石斛三錢鬱金一錢五分蘆根八寸

歸安徐初起寒熱不常而欬嗽較盛繼以間日瘧狀四作寒熱俱甚嘔逆汗多便溏或瀉欬痰濃而黃舌苔白膩粗厚脈象弦滑之中反似有力可見初起原是新涼引動伏飲因素體多痰聚飲蓄之既久則出之必多阻遏肺胃則寒熱交戰即所謂無痰不成瘧也今據脈象痰飲之留於中者尚多必須緩爲清化毋任逗遛致生他變

羚羊角杏仁川貝母炒黃芩天竺黃橘紅西洋參枇杷葉薑炒山梔雲苓宋半夏

痿躄

雙洋伍初夏寒熱原屬濕熱爲病濕阻氣絡則足腫濕釀痰濁則欬嗽糾纏半年濕仍不化足痿肉削內熱神疲二便艱澀濕病延至秋深又兼燥氣刼津痿躄益深矣

归安徐，初起寒热不常而欬嗽较盛，继以间日疟状四作，寒热俱甚，呕逆汗多，便溏或泻欬痰浓而黄，舌苔白腻粗厚，脉象弦滑之中反似有力。可见初起原是新凉引动伏饮，因素体多痰聚饮，蓄之既久，则出之必多，阻遏肺胃，则寒热交战，即所谓无痰不成疟也。今据脉象，饮之留于中者尚多，必须缓为清化，毋任逗遛，致生他变。

羚羊角　杏仁　川贝母

炒黄芩　天竺黄　橘红

西洋参　枇杷叶　姜炒山栀

云苓　宋半夏

痿躄

双洋伍，初夏寒热，原属湿热为病，湿阻气络，则足肿，湿酿痰浊，则欬嗽纠缠半年。湿仍不化，足痿肉削内热神疲，二便艰涩，湿病延至秋深，又兼燥气劫津，痿躄益深矣。

西洋参一钱五分　麦冬一钱五分　米仁三钱　稀莶草二钱　小生地三钱　玉竹二钱　木瓜一钱五分　川柏片二钱　黑芝麻三钱　丹皮一钱五分　首乌二钱　忍冬藤四钱

【光按】太少通络之药。

双林刘，阳虚积湿，体肥多痰，湿热内酿，则大筋软短，小筋弛长，而痿躄矣。其所由来，非伊朝夕酒客便燥，即是见端，即须通养阳明腑络并调，脉濡右滑，慎勿杂投热补表散之剂。

木防己一钱五分　桂枝三分　苡米三钱　制半夏一钱五分　生石膏二钱　橘皮一钱五分　归须一钱五分　川牛膝二钱　西洋参二钱　茯苓三钱　竹沥半匙　姜汁数点　丝瓜络三钱

海盐杨，欬嗽半年余，冬至节一阳勃动，卒然腹痛，加以咽痛音哑，足跗肿痛，不

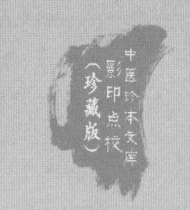

西洋參一錢五分麥冬一錢五分米仁三錢稀薟草二錢小生地三錢玉竹二錢木瓜一錢五分川柏片二錢黑芝蔴三錢丹皮一錢五分首烏二錢忍冬藤四錢

光按太少通絡之藥

雙林劉陽虛積濕體肥多痰濕熱內釀則大筋軟短小筋弛長而痿躄矣其所由來非伊朝夕酒客便燥即是見端即須通養陽明腑絡並調脉濡右滑愼勿雜投熱補表散之劑

木防己一錢五分桂枝三分苡米三錢製半夏一錢五分生石膏二錢橘皮一錢五分歸鬚一錢五分川牛膝二錢西洋參二錢茯苓三錢竹瀝半匙薑汁數點絲瓜絡三錢

海鹽楊欬嗽半年餘冬至節一陽勃動卒然腹痛加以咽痛音啞足跗腫痛不

千里醫案　卷五　二一

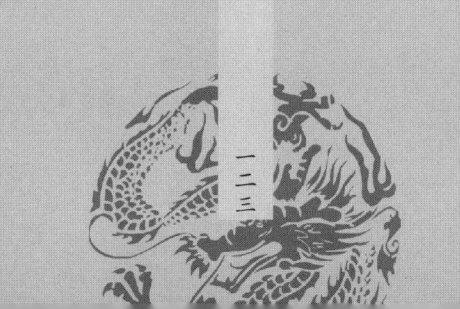

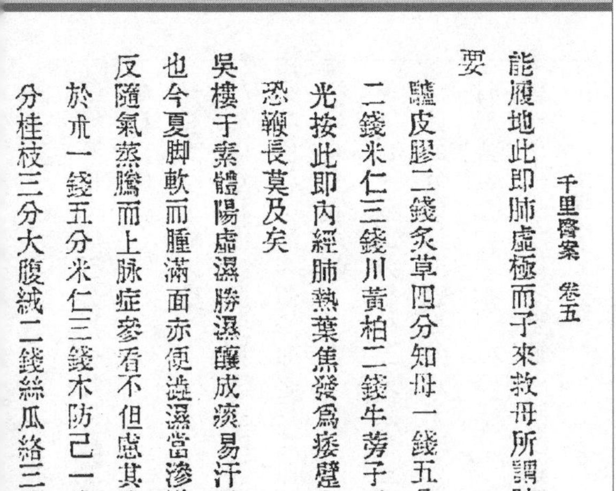
千里醫案　卷五　二三

能履地此即肺虛極而子來救母所謂肺熱痿躄脉小弦促數急須養肺陰爲要

驢皮膠二錢炙草四分知母一錢五分大生地三錢馬兜鈴一錢五分杏仁二錢米仁三錢川黃柏二錢牛蒡子二錢川貝二錢枇杷葉兩片去毛

光按此即內經肺熱葉焦發爲痿躄之謂亦即上損及腎之象用葉雖中已恐鞭長莫及矣

吳樓于素體陽虛濕勝濕釀成痰易汗畏風又有腸痔可見陽虛者陰亦不足也今夏脚軟而腫滿面赤便澁濕當滲導使之下趨得溫之運得補之壅則濕反隨氣蒸騰而上脉症參看不但慮其成痿且慮其成腫急宜疏通陽明腑絡

於朮一錢五分米仁三錢木防己一錢五分煨石羔一錢五分猪苓一錢五分桂枝三分大腹絨二錢絲瓜絡三錢澤瀉一錢五分陳皮一錢五分茯苓

能履地。此即肺虚极而子来救母，所谓肺热痿躄，脉小、弦、促、数，急须养肺阴为要。

驴皮胶二钱　炙草四分

知母一钱五分　大生地三钱

马兜铃一钱五分　杏仁二钱

米仁三钱　川黄柏二钱　牛蒡子二钱　川贝二钱　枇杷叶两片，去毛

【光按】此即《内经》肺热叶焦，发为痿躄之谓，亦即上损及肾之象，用叶虽中，已恐鞭长莫及矣。

吴楼于，素体阳虚，湿胜，湿酿成痰，易汗畏风，又有肠痔可见，阳虚者阴亦不足也。今夏脚软而肿，满面赤，便涩湿当渗导使之下趋，得温之运，得补之壅，则湿反随气蒸腾而上。脉症参看，不但虑其成痿，且虑其成肿，急宜疏通阳明腑络。

于术一钱五分　米仁三钱

木防己一钱五分　煨石羔（膏）一钱五分　猪苓一钱五分

桂枝三分　大腹绒二钱　丝瓜络三钱　泽泻一钱五分　陈皮一钱五分　茯苓

皮四钱

【光按】此乃湿热壅滞将成痿象，与上痿症截然两途，比而观之，可益人智。

乌镇李，足肿而软，步履维艰，两手大指亦皆微痹，溺涩而黄，时有气逆。脉浮、濡、滑，此阳明湿痰蒸热，气络皆弛而为痿躄也。去夏曾发，今又三月矣。急清阳明以化通之。

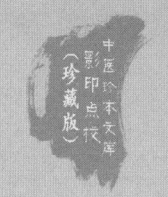

生冬术一钱五分　米仁三钱　川黄柏一钱五分　真茅术七分　木防己一钱五分　泽泻一钱五分　川萆薢二钱　稀莶草二钱　煨石羔（膏）二钱　秦艽一钱五分　赤茯苓三钱　丝瓜络三钱

嘉兴汪，先觉左足中指斜外侧之筋瘦疼，驯致两足皆痿，蹕曳不良于行者已两年余。脉沉迟便难，舌微白，此湿热郁于肺胃而成痿躄也。肺病则治节不行，故痰多而不耐右卧，胃病则大筋软短，小筋弛长，日久病难望全愈。若得扶

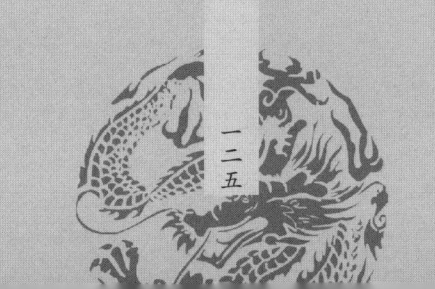

皮四錢
光按此乃濕熱壅滯將成痿象與上痿症截然兩途比而觀之可益人智
烏鎮李足腫而軟步履維艱兩手大指亦皆微痹溺澁而黄時有氣逆脈浮濡
滑此陽明濕痰蒸熱氣絡皆弛而爲痿躄也去夏曾發今又三月矣急清陽明
以化通之
生冬朮一錢五分米仁三錢川黄柏一錢五分眞茅朮七分木防已一錢五
分澤瀉一錢五分川萆薢二錢豨薟草二錢煨石羔二錢秦艽一錢五分赤
茯苓三錢絲瓜絡三錢
嘉興汪先覺左足中指斜外側之筋瘦疼馴致兩足皆痿蹕曳不良於行者已
兩年餘脈沉遲便難舌微白此濕熱鬱於肺胃而成痿躄也肺病則治節不行
故痰多而不耐右臥胃病則大筋軟短小筋弛長日久病深難望全愈若得扶

杖徐行庶可逍遥晚歲矣

西洋參米仁木防己煨石羔驢皮膠歸鬚豨薟草川黄柏川牛膝木瓜知母

光按此乃筋痿已成痼疾只許帶病延年若窮治之而用峻利之藥必致傷生吾見實多

痹

大河施謙山痹痛起於長夏愈而復作今又月餘初起手足關節等痛而且腫此固痹也濕甚於風則兼腫前賢謂風寒濕三氣合而爲痹又有行着痛三痹之别可知痹症中必當細辨也今諸處皆愈惟左膝猶腫攣而難伸膕外側之筋時或掣痛聞木聲亦痛此痹在陽明而兼少陽也舌黄不渴胃鈍少納易汗脉濡澀濕盛於風顯然矣宜專治陽明以通絡化濕兼治少陽以養絡熄風冀其速效不致糾纏成疾

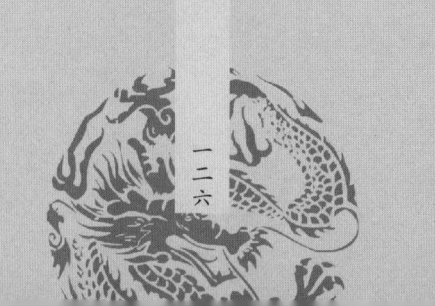

杖徐行，庶可逍遥晚岁矣。

西洋参　米仁　木防己　煨石羔（膏）　驴皮胶　归须　稀莶草　川黄柏　川牛膝　木瓜　知母

【光按】此乃筋痿已成痼疾，只许带病延年。若穷治之而用峻利之药，必致伤生，吾见实多。

痹

大河施谦山，痹痛起于长夏，愈而复作，今又月余。初起手足关节等痛而且肿，此固痹也。湿甚于风，则兼肿。前贤谓风、寒、湿三气合而为痹，又有行痛三痹之别可知，痹症中必当细辨也。今诸处皆愈，惟左膝犹肿挛而难伸，腘外侧之筋时或掣痛，闻木声亦痛，此痹在阳明，而兼少阳也。舌黄不渴，胃钝少纳易汗，脉濡涩湿盛，于风显然矣。宜专治阳明，以通络化湿，兼治少阳，以养络熄风，冀其速效，不致纠缠成疾。

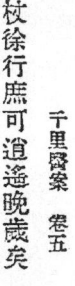

潞党参　川牛膝　威灵仙　酒炒归须　生冬术　木防己　秦艽　川黄柏　苡米　稀莶草　木瓜　丹皮　忍冬藤　桑寄生

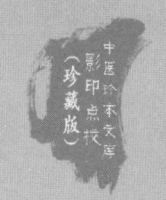

【光按】此等证近世多谓之风，杂用白花蛇、蜈蚣等毒药，益以烧针致阴津劫尽，反成痼疾者，比比皆是。

塘楼伊，先腰脊痛，两腿侧廉后复聚于右肩胛，及右臂外侧上行部位，皆在阳经，且游行上下者，为风痛有作止，而闪挫震动辄甚者为痰，痰阻乎阳明、少阳之络。宜通络化痰为主，毋事多歧，病经半年，杂药乱投，虽有中窍之方，恐难速效耳。

羚羊角一钱五分　丹皮一钱五分　钩藤三钱　片姜黄五分　当归须二钱　橘红一钱五分　枳实五分　天竺黄二钱　米仁三钱　桔梗三分　桑叶一钱五分　忍冬藤五钱　指迷茯苓丸，每服五钱，早晚二次，陈酒送下。

潞黨參川牛膝威靈仙酒炒歸鬚生冬朮木防已秦艽川黃柏苡米稀薟草
木瓜丹皮忍冬藤桑寄生
光按此等證近世多謂之風雜用白花蛇蜈蚣等毒藥益以燒針致陰津刼
盡反成痼疾者比比皆是
塘棲伊先腰脊痛兩腿側廉後復聚於右肩胛及右臂外側上行部位皆在陽
經且游行上下者爲風痛有作止而閃挫震動輒甚者爲痰痰阻乎陽明少陽
之絡宜通絡化痰爲主毋事多歧病經半年雜藥亂投雖有中竅之方恐難速
效耳
羚羊角一錢五分丹皮一錢五分鈎籐三錢片薑黃五分當歸鬚二錢橘紅
一錢五分枳實五分天竺黃二錢米仁三錢桔梗三分桑葉一錢五分忍冬
藤五錢指迷茯苓丸每服五錢早晚二次陳酒送下

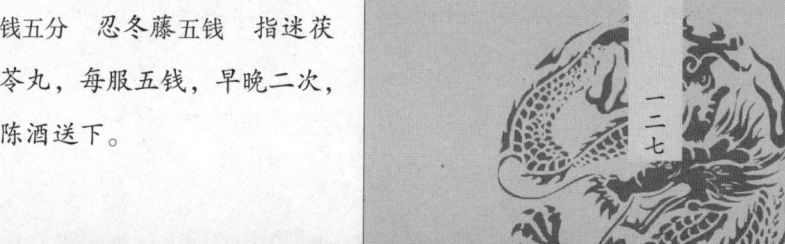

光按此方用羚羊丹皮以清少陽佐鈎籐桑葉以祛風枳實竹黄橘紅米仁以通絡蠲痰引以薑黄忍冬桔梗復以茯苓丸以化肩臂之痰面面俱到

新市高煩勞傷陽陽虛氣痹升降不和脉絡滯痛痛自左肩下至右腰及尻且作止不常嘔逆頭疼舌黄便結是病在氣絡矣和陽平肝通絡化痰未可專用太陽之藥

茯苓米仁川連薑竹茹桂枝旋覆花陳皮絲瓜絡生冬朮歸鬚獨活

晨服清氣化痰丸三錢鹽湯下

新塍卜濕熱之邪混雜三陽迄今旬日雖壯熱神昏身痛等症俱退而邪勢留經入腑膀胱氣痹少腹高突拒按小溲淋瀝大便閉結所謂邪犯太陽之本已成胞痹矣脈來弦滑宜急急宣通少腑以防濕濁陰邪上逆喘脱

豬苓一錢五分生冬朮一錢五分澤瀉一錢五分木防己一錢五分茯苓一

【光按】此方用羚羊、丹皮以清少阳，佐钩籐、桑叶以祛风，枳实、竹黄、橘红、米仁，以通络蠲痰，引以姜黄、忍冬、桔梗，复以茯苓丸，以化肩臂之痰，面面俱到。

新市高，烦劳伤阳，阳虚气痹升降不和，脉络滞痛，痛自左肩下至右腰及尻，且作止不常，呕逆，头疼舌黄，便结，是病在气络矣。和阳平肝，通络化痰，未可专用太阳之药。

茯苓　米仁　川连　姜　竹茹　桂枝　旋覆花　陈皮　丝瓜络　生冬术　归须　独活

晨服清气化痰丸三钱，盐汤下。

新塍卜，湿热之邪混杂三阳，迄今旬日，虽壮热神昏，身痛等症俱退，而邪势留经入腑，膀胱气痹，少腹高突，拒按。小溲淋漓，大便闭结，所谓邪犯太阳之本，已成胞痹矣。脉来弦滑，宜急急宣通少腑，以防湿浊阴邪，上逆喘脱。

猪苓一钱五分　生冬术一钱五分　泽泻一钱五分　木防己一钱五分　茯苓一

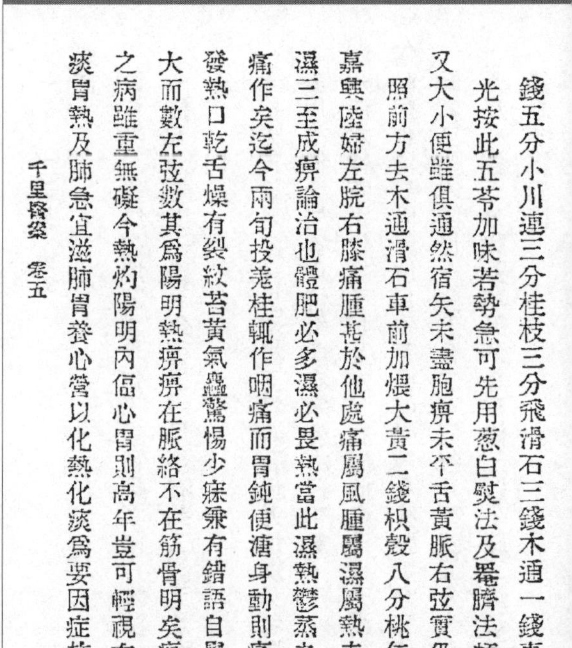

錢五分小川連三分桂枝三分飛滑石三錢木通一錢車前子二錢

光按此五苓加味若勢急可先用葱白熨法及罨臍法頗獲捷效

又大小便雖俱通然宿矢未盡胞痹未平舌黃脈右弦實仍宜通利猶在險途

照前方去木通滑石車前加煨大黃二錢枳殼八分桃仁十粒薤白一錢

嘉興陸婦左脘右膝痛腫甚於他處痛屬風腫屬濕屬熱未可執定前賢風寒濕三至成痹論治也體肥必多濕必畏熱當此濕熱鬱蒸之時稍感風邪則痹痛作矣迄今兩旬投羌桂輒作咽痛而胃鈍便溏身動則痛劇馴致頭痛肢體發熱口乾舌燥有裂紋苔黃氣麤驚惕少寐兼有錯語自覺神思不清脈右滑大而數左弦數其爲陽明熱痹痹在脈絡不在筋骨明矣痹既在絡脈則軀殼之病雖重無礙今熱灼陽明內偪心胃則高年豈可輕視右滑大顯屬濕釀成痰胃熱及肺急宜滋肺胃養心營以化熱化痰爲要因症施治不致痰熱內蒙

千里醫案　卷五　二七

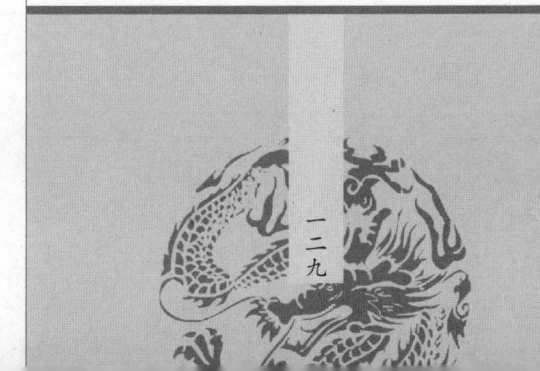

钱五分　小川连三分　桂枝三分　飞滑石三钱　木通一钱　车前子二钱

【光按】此五苓加味，若势急，可先用葱白熨法，及罨脐法，颇获捷效。

又大小便虽俱通，然宿矢未尽，胞痹未平，舌黄，脉右弦实，仍宜通利，犹在险途。

照前方去木通、滑石、车前，加煨大黄二钱，枳壳八分，桃仁十粒，薤白一钱。

嘉兴陆妇，左脘右膝痛肿，甚于他处，痛属风肿，属湿属热，未可执定。前贤风、寒、湿三至成痹论治也。体肥必多湿，必畏热。当此湿热郁蒸之时，稍感风邪，则痹痛作矣。迄今两旬，投羌桂辄作咽痛而胃钝，便溏，身动则痛剧，驯致头痛，肢体发热，口干舌燥，有裂纹，苔黄气粗，惊惕少寐，兼有错语，自觉神思不清。脉右滑大而数，左弦数，其为阳明热痹，痹在脉络，不在筋骨明矣。痹既在络脉，则躯壳之病虽重无碍，今热灼阳明，内逼心胃，则高年岂可轻视。右滑大，显属湿酿成痰，胃热及肺急。宜滋肺胃，养心营，以化热化痰为要，因症施治，不致痰热内蒙

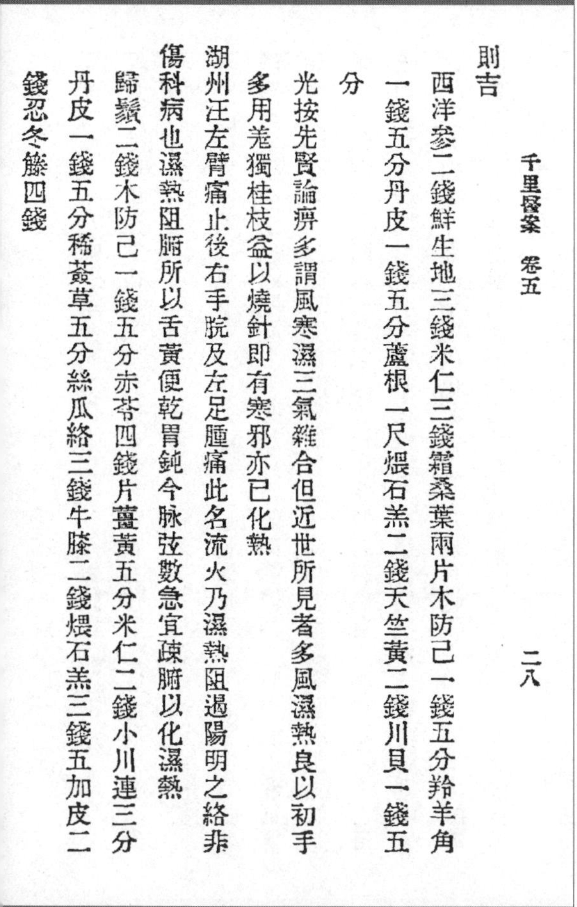
千里醫案　卷五　二八

則吉

西洋參二錢鮮生地三錢米仁三錢霜桑葉兩片木防己一錢五分羚羊角一錢五分丹皮一錢五分蘆根一尺煨石羔二錢天竺黃二錢川貝一錢五分

光按先賢論痹多謂風寒濕三氣雜合但近世所見者多風濕熱良以初手多用羌獨桂枝益以燒針即有寒邪亦已化熱

湖州汪左臂痛止後右手腕及左足腫痛此名流火乃濕熱阻遏陽明之絡非傷科病也濕熱阻腑所以舌黃便乾胃鈍今脉弦數急宜疏腑以化濕熱

歸鬚二錢木防己一錢五分赤苓四錢片薑黃五分米仁二錢小川連三分丹皮一錢五分稀薟草五分絲瓜絡三錢牛膝二錢煨石羔三錢五加皮二錢忍冬籐四錢

则吉。

西洋参二钱　鲜生地三钱　米仁三钱　霜桑叶两片　木防己一钱五分　羚羊角一钱五分　丹皮一钱五分　芦根一尺　煨石羔（膏）二钱　天竺黄二钱　川贝母一钱五分

【光按】 先贤论痹多谓风、寒、湿三气杂合。但近世所见者，多风湿热，良以初手多用羌、独、桂枝，益以烧针，即有寒邪，亦已化热。

湖州汪，左臂痛止后，右手腕及左足肿痛，此名流火，乃湿热阻遏阳明之络，非伤科病也。湿热阻腑，所以舌黄便干，胃钝，今脉数急，宜疏腑以化湿热。

归须二钱　木防己一钱五分　赤苓四钱　片姜黄五分　米仁二钱　小川连三分　丹皮一钱五分　稀莶草五分　丝瓜络三钱　牛膝二钱　煨石羔（膏）三钱　五加皮二钱　忍冬藤四钱

咽喉

论裘哲文病案，顷奉来教所述，咽痛而肿，饮食皆妨，燥欬或呕，声哑痰粘，的是外感时行之邪，郁遏太阴。上焦不得宣化，计必有蒸热恶风，烦躁发斑之类。书中言之未详，弟遵谕拟上一方，乞即进服，并再与省中，精于时感者熟商之。此时病状，断非吾兄旧恙所致，幸勿牵缠同论，必得喉之痛肿全退，而后诸症随解也。今春来杭嘉湖苏松数郡，此症偏多，的系时邪，俗名为喉风瘫疹，务须轻剂宣透清阳，苦辛凉散，温燥腻补，皆在禁例，务祈审慎。

吴家兜张，胃气稍醒，声音略爽，脉左部弦数，右部尺同而寸关皆见虚弱。前方通补，脾、胃、肾服之颇投，绝无饱胀腻膈之弊。惟药饮到咽，辄觉刺痛，且咽痛左右不同，而隆冬不喜暖帽，卧喜着左，涎沫时溢，寐则口涎自流，身凝热，口燥便难，似乎津液之虚，燥火之炎，不独阳明，且多太阴症矣。合观脉象，则竟属秋燥

咽喉

論裘哲文病案頃奉來敎所述咽痛而腫飮食皆妨燥欬或嘔聲啞痰粘的是外感時行之邪鬱遏太陰上焦不得宣化計必有蒸熱惡風煩躁發斑之類書中言之未詳弟遵諭擬上一方乞即進服并再與省中精於時感者熟商之此時病狀斷非吾兄舊恙所致幸勿牽纏同論必得喉之痛腫全退而後諸症隨解也今春來杭嘉湖蘇松數郡此症偏多的係時邪俗名爲喉風瘫疹務須輕劑宣透清陽苦辛凉散温燥膩補皆在禁例務祈審愼

吳家兜張胃氣稍醒聲音略爽脈左部弦數右部尺同而寸關皆見虛弱前方通補脾胃腎服之頗投絕無飽脹膩鬲之弊惟藥飮到咽輒覺刺痛且咽痛左右不同而隆冬不喜暖帽臥喜着左涎沫時溢寐則口涎自流身凝熱口燥便難似乎津液之虛燥火之炎不獨陽明且多太陰症矣合觀脈象則竟屬秋燥

之氣刼爲多肺熱痿躄固亦足慮也議清燥救肺爲主養胃存津爲佐再圖緩效

西洋參一錢五分蜜炙石膏二錢五分驢皮膠二錢川貝母二錢枇杷葉兩片火麻仁一錢五分蜜炙黄芪二錢大熟地三錢炙甘草五分麥冬一錢五分杏仁二錢淡秋石二錢桑葉兩片

雙林王喉癬初發時原屬太陰肺金氣燥津傷遷延半年肺既虚耗子必救母未免少陰之火上炎矣痰涎湧溢食物梗澁吐納大堅餉道先絕脈弦而數勢頗可憂惟宜返視内聽屏除一切再以靜藥滋養金水希冀獲效

大生地三錢阿膠二錢小川連三分炙甘草四分西洋參一錢五分天冬一錢五分淡秋石二錢雞子黄冲二錢大麥冬一錢五分紫苑一錢五分川貝母二錢

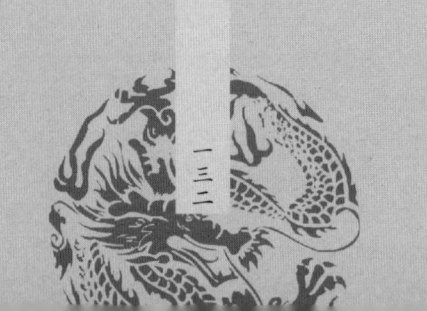

之气劫为多，肺热，痿躄固，亦足虑也。议清燥救肺为主，养胃存津为佐，再图缓效。

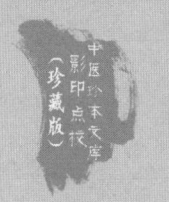

西洋参一钱五分　炙石膏二钱五分　驴皮胶二钱　川贝母二钱　枇杷叶两片　火麻仁一钱五分　蜜炙黄芪二钱　大熟地三钱　炙甘草五分　麦冬一钱五分　杏仁二钱　淡秋石二钱　桑叶两片

双林王，喉癣初发时，原属太阴肺金，气燥津伤，迁延半年。肺既虚耗，子必救母，未免少阴之火上炎矣。痰涎涌溢，食物梗涩，吐纳大坚，饷道先绝，脉弦而数，势颇可忧。惟宜返视内听，屏除一切，再以静药滋养金水，希冀获效。

大生地三钱　阿胶二钱　小川连三分　炙甘草四分　西洋参一钱五分　天冬一钱五分　淡秋石二钱　鸡子黄冲，二钱　大麦冬一钱五分　紫苑（菀）一钱五分　川贝母二钱

长兴周，喉癣，紫筋牵络蒂丁，赤痿，食后少腹胀，圊后溺孔有精，茎中掣痛，肾脏风，脉搏数，阴液不足，肝肾虚火游行上下，有失血溺血之虑，尚敢以火济火，急急加数月静养功夫，以涵养之。

元参一钱五分　小生地三钱　川黄柏炒，一钱五分　知母一钱五分　泽泻一钱五分　淡秋石二钱　龟板二钱　丹皮一钱五分　女贞子三钱　甘草梢六分

神墩僧，先喉中介介，继以欬嗽音哑而痛，痰来日以碗许，近更吐血，喉间臭气喷溢，迄今年余。脉浮、大、数，右手为甚，此内喉痈也。病不在咽，故纳食无大碍。然高年肺气大耗，岂能无虑。

鲜生地三钱　紫苑（菀）一钱五分　炙草四分　枇杷叶两片　驴皮胶三钱　元参一钱五分　牛蒡二钱　茅草根二钱　马兜铃一钱五分　川贝二钱　杏仁二钱

【光按】喉科之症，吹药第一，汤药次之。

長興周喉癬紫筋牽絡蒂丁赤痿食後少腹脹圊後溺孔有精莖中掣痛腎臟風脈搏數陰液不足肝腎虛火游行上下有失血溺血之慮尚敢以火濟火急急加數月靜養功夫以涵養之

元參一錢五分小生地三錢川黃柏炒一錢五分知母一錢五分澤瀉一錢五分淡秋石二錢龜板二錢丹皮一錢五分女貞子三錢甘草梢六分

神墩僧先喉中介介繼以欬嗽音啞而痛痰來日以碗許近更吐血喉間臭氣噴溢迄今年餘脈浮大數右手爲甚此內喉癰也病不在咽故納食無大碍然高年肺氣大耗豈能無慮

鮮生地三錢紫菀一錢五分炙草四分枇杷葉兩片驢皮膠三錢元參一錢五分牛蒡二錢茅草根二錢馬兜鈴一錢五分川貝二錢杏仁二錢

光按喉科之症吹藥第一湯藥次之

癰瘍

烏鎭潘初起惡寒欬引左脇痛痰薄原是寒鬱肺衞氣絡阻痹即是傷風重症葦莖湯等可解也奈邪鬱不解而爲肺癰吐膿至今已經月餘猶然氣穢色濁周身汗洩陣嗽或嘔胃納頗少脈象虛小而弦凡肺癰欬吐膿血每症如是猶不足怪所慮者久不得寢汗多食少耳此時以欬嗽爽利爲要且須汗斂食增庶乎無慮

西洋參一錢五分米仁三錢茯苓三錢甘草節五分橘紅一錢五分冬瓜子三錢鮮生地四錢茜草根一錢杏仁二錢川貝二錢百合三錢葶藶四分

烏鎭鄭肝胃鬱火上擾左上齦齒痛數月不止致成牙癰潰逾兩旬腫痛雖減膿從鼻腭來尚未盡甚至頰車不舒脈弦且勁咽梗便燥急當息慮戒怒以靜養肝胃法調之

痈疡

乌镇潘，初起恶寒，欬引左胁痛，痰薄，原是寒郁肺卫，气络阻痹，即是伤风重症，苇茎汤等可解也。奈邪郁不解，而为肺痈，吐脓至今，已经月余。犹然气秽色浊，周身汗泄阵嗽或呕，胃纳颇少，脉象虚小而弦。凡肺痈咳吐脓血，每症如是，犹不足怪。所虑者久不得寝汗多，食少耳。此进以欬嗽爽利为要，且须汗敛食增，庶乎无虑。

西洋参一钱五分　米仁三钱　茯苓三钱　甘草节五分　橘红一钱五分　冬瓜子三钱　鲜生地四钱　茜草根一钱　杏仁二钱　川贝二钱　百合三钱　葶苈四分

乌镇郑，肝胃郁火上扰，左上龈齿痛，数月不止，致成牙痈溃，逾两旬。肿痛虽减，脓从鼻腭来，尚未尽，甚至颊车不舒，脉弦且劲，咽梗便燥。急当息虑戒怒，以静养肝胃法调之。

大生地三钱　白芍一钱五分　麦冬一钱五分　骨碎补三钱　桑叶一钱五分　石决明三钱　丹皮一钱五分　池菊一钱五分　忍冬藤四钱　西洋参二钱　阿胶二钱　胡麻二钱　青盐三分

泗安许，素来体肥，多痰，上年春夏痰出遽少，此非生痰之源遽清，乃气化之郁也。郁极则生火，所以季秋先觉咽痛，左耳前后痛，继见上腭肿后，且左颈颏亦肿，此必郁怒劳心之故。致少阴心、手少阳、足厥阴肝胆之火勃动于中，上炎清空，则内郁之痰亦因火之势上壅络脉，而致内外皆肿至于此极也。迄今已阅四月，然正其名，则咽腭之肿，是上腭痈也。蔓延于外，左侧颈颔之肿，上至额颅，右及颞颊，坚硬不痛，是马刀侠瘿也。病之源虽一而症之象有二，此姑不俱论。但近来吞吐日艰，饮食日少，肿势日盛，精气日削，投治之要首重饷道，议补议清，皆属迂图。然脉得小弦数而沉滑，夫小为气虚，气虚则痰益难化。数为血虚，

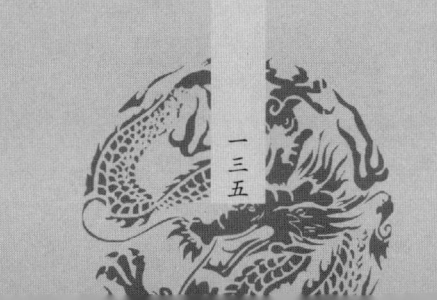

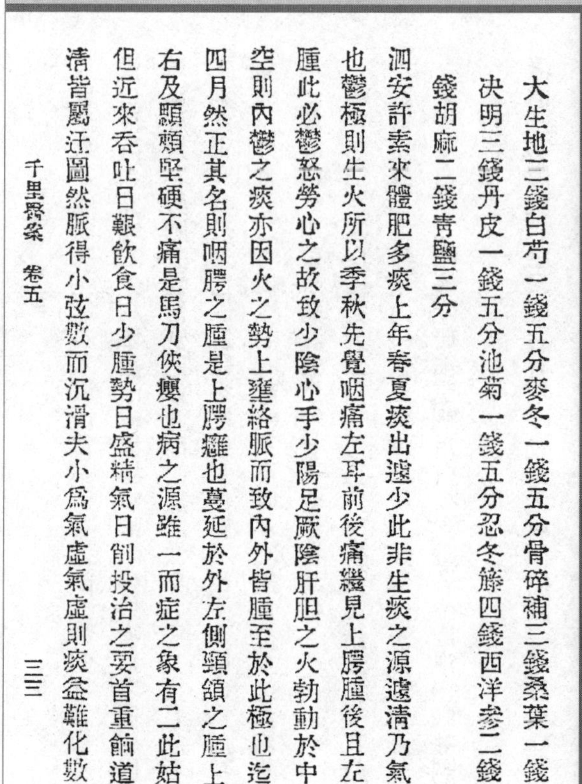
大生地三錢白芍一錢五分麥冬一錢五分骨碎補三錢桑葉一錢五分石決明三錢丹皮一錢五分池菊一錢五分忍冬籐四錢西洋參二錢阿膠二錢胡麻二錢青鹽三分

泗安許素來體肥多痰上年春夏痰出遽少此非生痰之源遽清乃氣化之鬱也鬱極則生火所以季秋先覺咽痛左耳前後痛繼見上腭腫後且左頸頦亦腫此必鬱怒勞心之故致少陰心手少陽足厥陰肝胆之火勃動於中上炎清空則內鬱之痰亦因火之勢上壅絡脈而致內外皆腫至於此極也迄今已閲四月然正其名則咽腭之腫是上腭癰也蔓延於外左側頸頷之腫上至額顱右及顳頰堅硬不痛是馬刀俠瘿也病之源雖一而症之象有二此姑不俱論但近來吞吐日艱飲食日少腫勢日盛精氣日削投治之要首重餉道議補議清皆屬迂圖然脈得小弦數而沉滑夫小爲氣虛氣虛則痰益難化數爲血虛

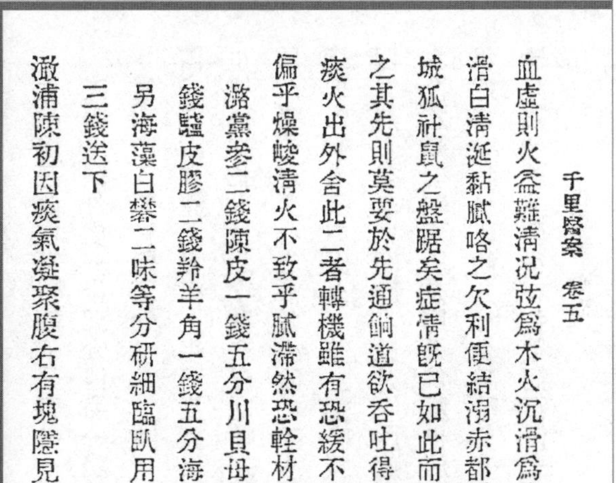

血虛則火益難清況弦爲木火沉滑爲痰伏在裏故上腭色紅舌根腫强舌苔滑白清涎黏膩咯之欠利便結溺赤都屬無形之火與有形之痰膠固煎灼如城狐社鼠之盤踞矣症情既已如此而斡旋之法自必擇其要且急者而先圖之其先則莫要於先通餉道欲吞吐得利則勢不出乎上腭之潰膿或膠固之痰火出外舍此二者轉機雖有恐緩不及時耳謹擬煎散並進法庶幾治痰不偏乎燥峻清火不致乎膩滯然恐輇材不能勝此艱鉅

潞黨參二錢陳皮一錢五分川貝母三錢天竺黃二錢犀角尖八分茯苓二錢驢皮膠二錢羚羊角一錢五分海石粉二錢蘇子一錢五分夏枯草二錢另海藻白礬二味等分研細臨臥用白梅食鹽各少許泡湯乘熱調藥末二三錢送下

澉浦陳初因痰氣凝聚腹右有塊隱見不常或微痛閱半年餘而竟潰膿似腹

血虚则火益难清。况弦为木火，沉滑为痰伏在里。故上腭色红，舌根肿强，舌苔滑白，清涎黏腻，咯之欠利，便结溺赤，都属无形之火与有形之痰胶固煎灼，如城狐社鼠之盘踞矣。症情既已如此，而斡旋之法自必择其要且急者，而先图之。其先则莫要于先通饷道，欲吞吐得利，则势不出乎上腭之溃脓，或胶固之痰火出外，舍此二者，转机虽有，恐缓不及时耳。谨拟煎散并进法，庶几治痰不偏乎燥峻，清火不致乎腻滞。然恐辁材不能胜此艰钜。

潞党参二钱　陈皮一钱五分　川贝母三钱　天竺黄二钱　犀角尖八分　茯苓二钱　驴皮胶二钱　羚羊角一钱五分　海石粉二钱　苏子一钱五分　夏枯草二钱　另海藻、白矾二味，等分研细，临卧用白梅、食盐各少许泡汤，乘热调药末二三钱送下。

澉浦陈，初因痰气凝聚，腹右有块，隐见不常或微痛，阅半年余而竟溃脓似腹

皮痈，迄今又复半年未敛，脉小弦近数。总之，不治痰气，因循至此耳。

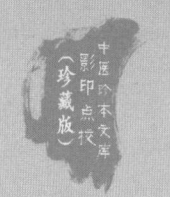

小生地三钱　归身二钱　茯苓三钱　白芍一钱五分　潞党参三钱　丹皮一钱五分　米仁三钱　丝瓜络三钱　白蒺藜二钱　橘皮一钱五分　蛤壳三钱

长兴朱，肝、脾、肾三阴皆亏之体，故居常有梦泄痰多，左膺跳痛等症。盖虚则痰火易生，近来颈疬串发，咽干，蒂丁下垂，脉濡弦数。宜清理浮游之痰火，以消颈疬为先。

小生地三钱　元参一钱　土贝母三钱　丹皮三钱　怀山药二钱　夏枯草一钱五分　昆布一钱　海藻一钱五分　橘红一钱五分

徐家滨陈，体疲无力久矣。两旬来欬嗽，即继右胁肋痛而浮肿，气逆不能转侧，越数日必稠痰大出，胸闷臂肿，面浮不能纳食，大便五六日一更衣，颇干涩。今又鼻衄脉濡，此肺脾络伤，瘀阻饮聚，防成内痈，慎勿轻视。

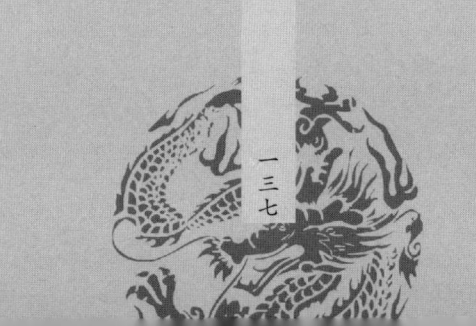

皮癰迄今又復半年未斂脈小弦近數總之不治痰氣因循至此耳
小生地三錢歸身二錢茯苓三錢白芍一錢五分潞黨參三錢丹皮一錢五分米仁三錢絲瓜絡三錢白蒺藜二錢橘皮一錢五分蛤殼三錢
長興朱肝脾腎三陰皆虧之體故居常有夢洩痰多左臂跳痛等症蓋虛則痰火易生近來頸癧串發咽乾蒂丁下垂脈濡弦數宜清理浮游之痰火以消頸癧爲先
小生地三錢元參一錢土貝母三錢丹皮三錢懷山藥二錢夏枯草一錢五分昆布一錢海藻一錢五分橘紅一錢五分
徐家濱陳體疲無力久矣兩旬來欬嗽即繼右脇肋痛而浮腫氣逆不能轉側越數日必稠痰大出胸悶臂腫面浮不能納食大便五六日一更衣頗乾澁今又鼻衄脈濡此肺脾絡傷瘀阻飲聚防成內癰慎勿輕視

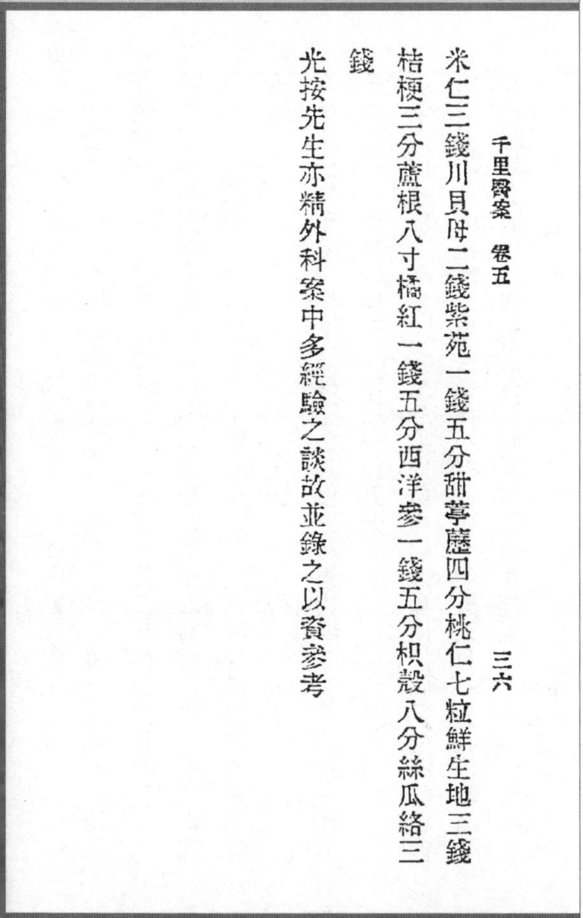

千里醫案　卷五　三六

米仁三錢川貝母二錢紫苑一錢五分甜葶藶四分桃仁七粒鮮生地三錢
桔梗三分蘆根八寸橘紅一錢五分西洋參一錢五分枳殼八分絲瓜絡三
錢
光按先生亦精外科案中多經驗之談故並錄之以資參考

米仁三钱　川贝母二钱　紫苑（菀）一钱五分　甜葶苈四分　桃仁七粒　鲜生地三钱　桔梗三分　芦根八寸　橘红一钱五分　西洋参一钱五分　枳壳八分　丝瓜络三钱

【光按】先生亦精外科，案中多经验之谈，故并录之，以资参考。

千里医案卷五终

张氏医案跋

忆昔髫龄就傅城南编吉巷施师，补华塾中课，读闲尝闻之太夫子许雷门、汪谢城两先生言，吾浙名医以桐乡张千里学博为最著，惜诠生也，晚不及瞻仰丰仪为憾事。旋从晓五胞伯侍诊十年，耳提面命时，亦曾以张先生勗励后进，尔时先嘉六府君就贵阳张公，秀水县刑席，公余之暇散步城中，向有书癖，在旧书摊上购得此稿，阅之珍为拱璧，藏诸行箧有年矣。内有详陈锡山、孙文成公病肿议，请停止草药，缘由将身体作提防，洞彻病因分明，譬解名言精义，颇具至理，不愧斲轮老手。治病治河，何莫不然。令人企敬，前型百读不厌，诠曾筮仕山左，随督河主任豫怀张，愚箴都转上达于上、中、下三游堵合，张村大寨四纸坊，韩家垣陶城埠格提高家，套诸险工合龙案内，洊保二千石虚荣，随带加一级于河工提防堵合。宜泄引河挂柳，护扫诸要，略有心得，躬履其境，似与医

張氏醫案跋

憶昔髫齡就傅城南編吉巷施師補華塾中課讀閒嘗聞之太夫子許雷門汪謝城兩先生言吾浙名醫以桐鄉張千里學博爲最著惜詠生也晚不及瞻仰丰儀爲憾事旋從曉五胞伯侍診十年耳提面命時亦曾以張先生勗勵後進爾時先嘉六府君就貴陽張公秀水縣刑席公餘之暇散步城中向有書癖在舊書攤上購得此稿閱之珍爲拱璧藏諸行篋有年矣內有詳陳錫山孫文成公病脢議請停止草藥緣由將身體作提防洞徹病因分明譬解名言精義頗具至理不媿斲輪老手治病治河何莫不然令人企敬前型百讀不厭詠曾筮仕山左隨督河主任豫懷張愚箴都轉上達於上中下三游堵合張村大寨四紙坊韓家垣陶城埠格提高家套諸險工合龍案內洊保二千石虛榮隨帶加一級於河工隄防堵合宜洩引河挂柳護埽諸要略有心得躬履其境似與醫

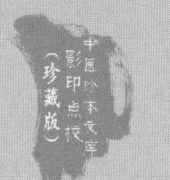

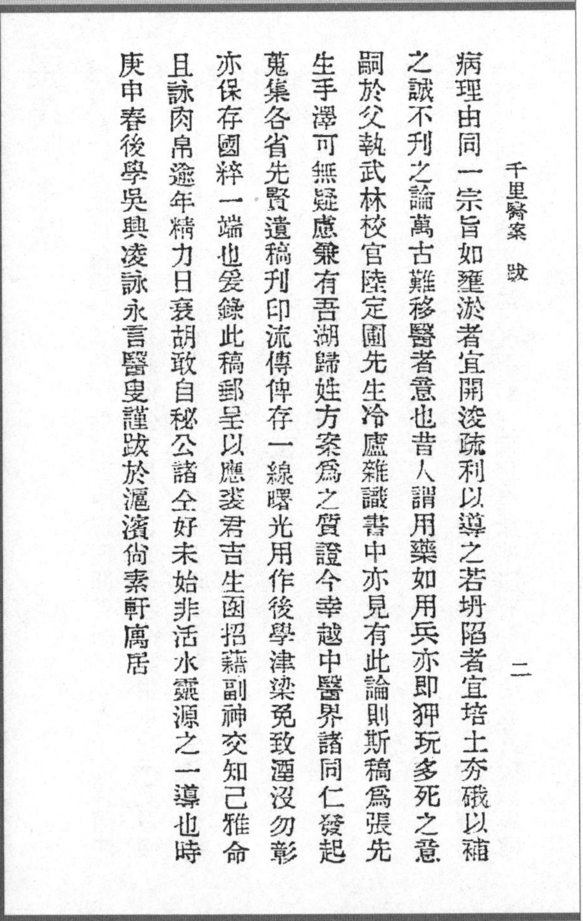
千里醫案　跋　二

病理由同一宗旨如壅淤者宜開浚疏利以導之若坍陷者宜培土夯硪以補之誠不刊之論萬古難移醫者意也昔人謂用藥如用兵亦即狎玩多死之意嗣於父執武林校官陸定圃先生冷廬雜識書中亦見有此論則斯稿爲張先生手澤可無疑慮兼有吾湖歸姓方案爲之質證今幸越中醫界諸同仁發起蒐集各省先賢遺稿刊印流傳俾存一線曙光用作後學津梁免致湮沒勿彰亦保存國粹一端也爰錄此稿郵呈以應裘君吉生函招藉副神交知己雅命且詠肉帛逾年精力日衰胡敢自秘公諸仝好未始非活水靈源之一導也時

庚申春後學吳興凌詠永言醫叟謹跋於滬濱尙素軒廣居

病理由同一宗旨。如壅淤者宜开，浚疏利以导之。若坍陷者，宜培土夯硪，以补之。诚不刊之论，万古难移，医者意也。昔人谓用药如用兵，亦即狎玩多死之意，嗣于父执武林校官陆定圃先生，冷庐杂识书中，亦见有此论，则斯稿为张先生手泽可无疑虑。兼有吾湖归姓方案，为之质证。今幸越中医界诸同仁发起搜集各省先贤遗稿，刊印流传，俾存一线曙光，用作后学津梁，免致湮没勿彰，亦保存国粹一端也。爰录此稿邮呈以应裘君吉生函，招藉副神交知己雅命，且诓肉帛逾年，精力日衰，胡敢自秘，公诸仝好未始，非活水灵源之一导也。时庚申春

后学吴兴凌诓永言医叟谨跋

于滬滨尚素轩廛居。

金氏门诊方案

(清)金子久　著

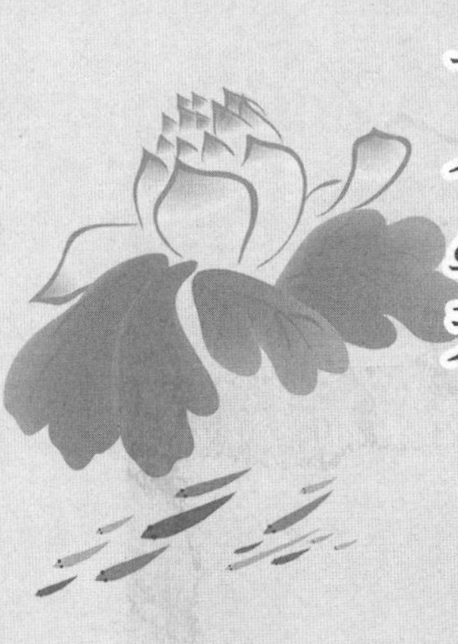

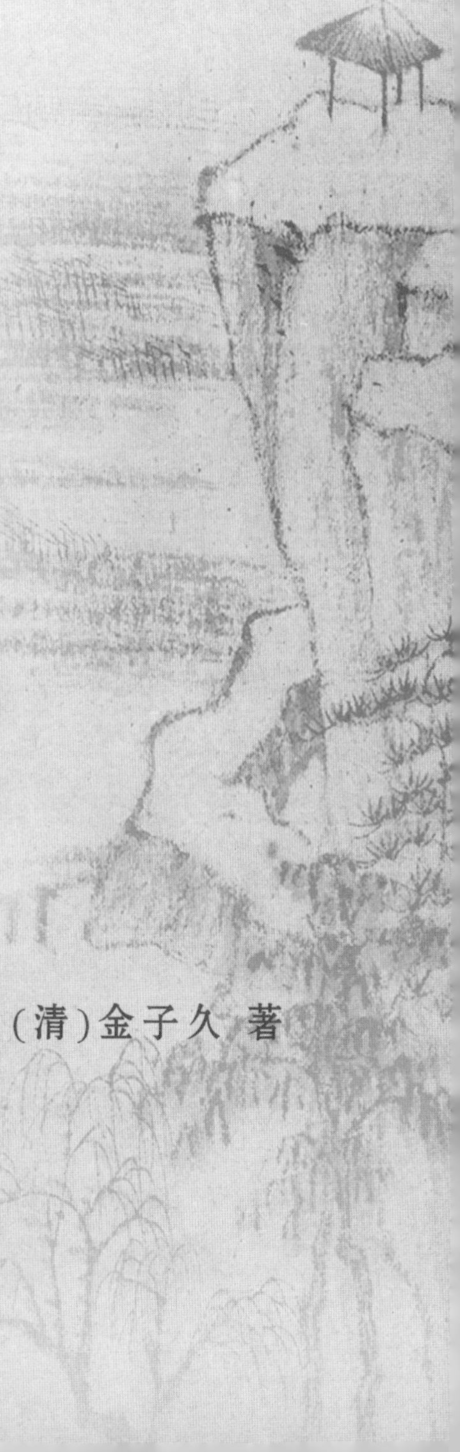

金氏门诊方案

德清金子久诊　裘吉生刊行

顾左二十六岁

久遗伤肾，肾虚内热，多冷伤卫，卫虚力倦，坎离少交，寤寐梦纷，宜育阴。

炙鳖甲　绵芪　秦艽　蒺藜根　生地　茯苓　牡蛎　桑叶　党参　广皮　龟版　首乌藤

朱左四十三岁

肾不纳气，脾不化湿，喘急痰饮由来三年，近日肺家又为火燥，声嘶音哑，咽燥喉痒，喉痹形状，已达目的。

灵磁石　橘红　凤凰衣　淮牛膝　叭杏仁　川贝母　赤苓　淡甘草　生薏仁　桔梗　元参　枇杷叶

吴左三十岁

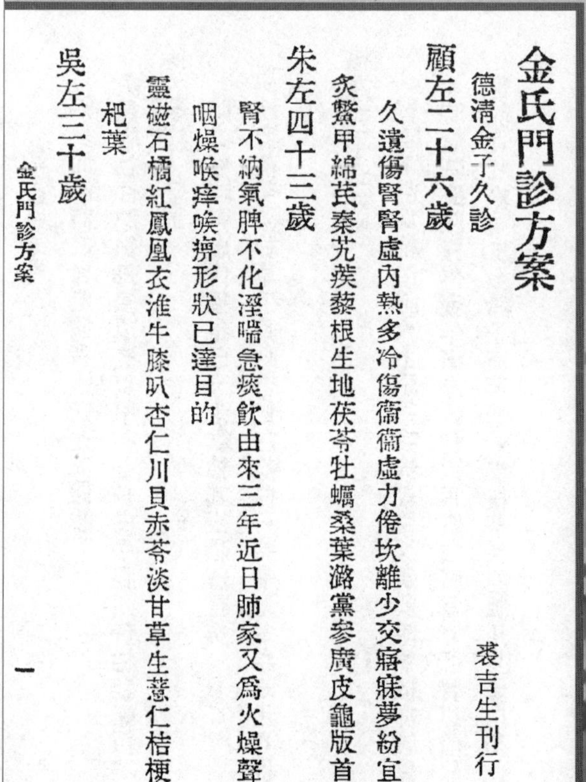

金氏門診方案

德清金子久診　裘吉生刊行

顧左二十六歲

久遺傷腎腎虛內熱多冷傷衛衛虛力倦坎離少交寤寐夢紛宜育陰

炙鱉甲綿芪秦艽蒺藜根生地茯苓牡蠣桑葉潞黨參廣皮龜版首烏藤

朱左四十三歲

腎不納氣脾不化溼喘急痰飲由來三年近日肺家又爲火燥聲嘶音啞

咽燥喉痒喉痹形狀已達目的

靈磁石橘紅鳳凰衣淮牛膝叭杏仁川貝赤苓淡甘草生薏仁桔梗元參枇

杷葉

吳左三十歲

金氏門診方案　一

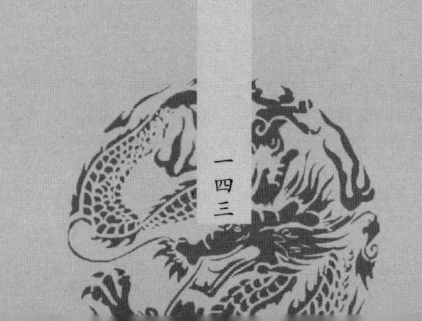

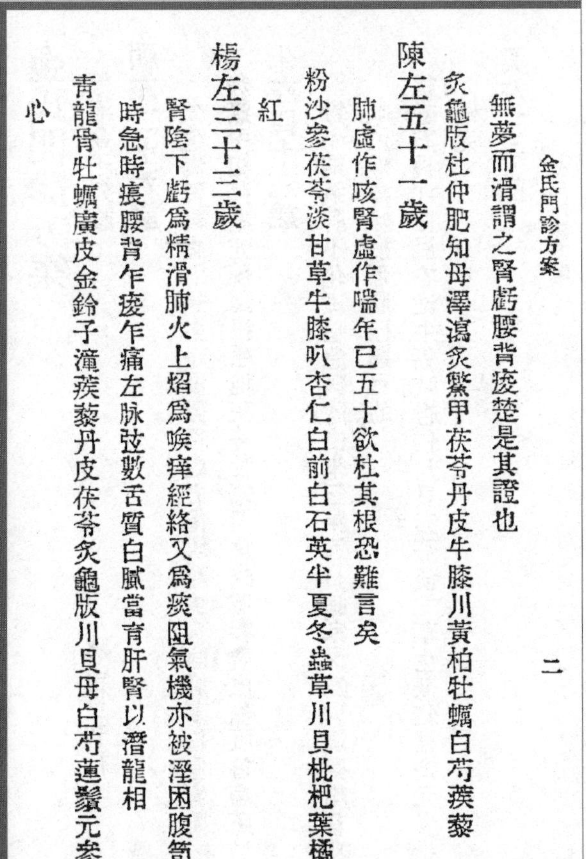

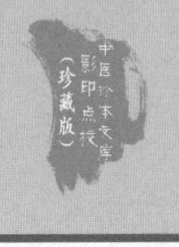

無夢而滑謂之腎虧腰背痠楚是其證也
炙龜版杜仲肥知母澤瀉炙鱉甲茯苓丹皮牛膝川黃柏牡蠣白芍蒺藜
陳左五十一歲
肺虛作咳腎虛作喘年已五十欲杜其根恐難言矣
粉沙參茯苓淡甘草牛膝叭杏仁白前白石英半夏冬蟲草川貝枇杷葉橘紅
楊左三十三歲
腎陰下虧爲精滑肺火上熠爲喉痒經絡又爲痰阻氣機亦被溼困腹笥時急時痕腰背乍痠乍痛左脉弦數舌質白膩當育肝腎以潛龍相
青龍骨牡蠣廣皮金鈴子潼蒺藜丹皮茯苓炙龜版川貝母白芍蓮鬚元參心

无梦而滑，谓之肾亏，腰背痠楚是其证也。

炙龟版　杜仲　肥知母　泽泻　炙鳖甲　茯苓　丹皮　牛膝　川黄柏　牡蛎　白芍　蒺藜

陈左五十一岁

肺虚作咳，肾虚作喘，年已五十，欲杜其根，恐难言矣。

粉沙参　茯苓　淡甘草　牛膝　叭杏仁　白前　白石英　半夏　冬虫草　川贝　枇杷叶　橘红

杨左三十三岁

肾阴下亏为精滑，肺火上焰，为喉痒，经络又为痰阻，气机亦被湿困，腹笥时急，时瘕，腰背乍瘦乍痛，左脉弦数，舌质白腻，当育肝肾，以潜龙相。

青龙骨　牡蛎皮　金铃子　潼蒺藜　丹皮　茯苓　炙龟版　川贝母　白芍　莲须　元参心

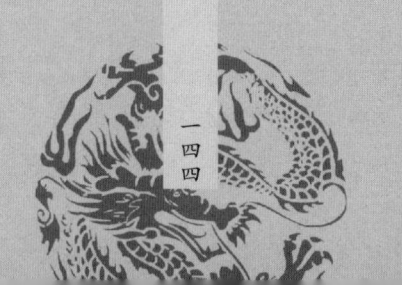

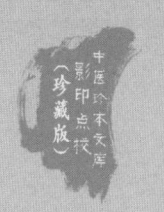

徐右二十七岁

血海多热，经水淋漓，阳络多火，鼻衄上出。

柴胡　炒当归　丹参　白芍　茶花　淮牛膝　丹皮　佛手柑　桑叶　女贞子　茯神　茺蔚　海螵蛸

张左

浮肿属脾，咳呛属肺，葶苈泻上之气，五苓渗中之湿。

甜葶苈　猪苓　川桂　荜澄茄　茅术　广皮　防风　骷髅　制川朴　泽泻　冬术　茯苓

吴右六十三岁

肝肾不足，湿火乘虚下注，气血俱伤、带下赤白并见。

砂仁捣　熟地　萸肉　丹皮　冬术　海螵蛸　茯苓　杜仲　山药　制首乌　莲须　萆薢　白芍

吴左三十五岁

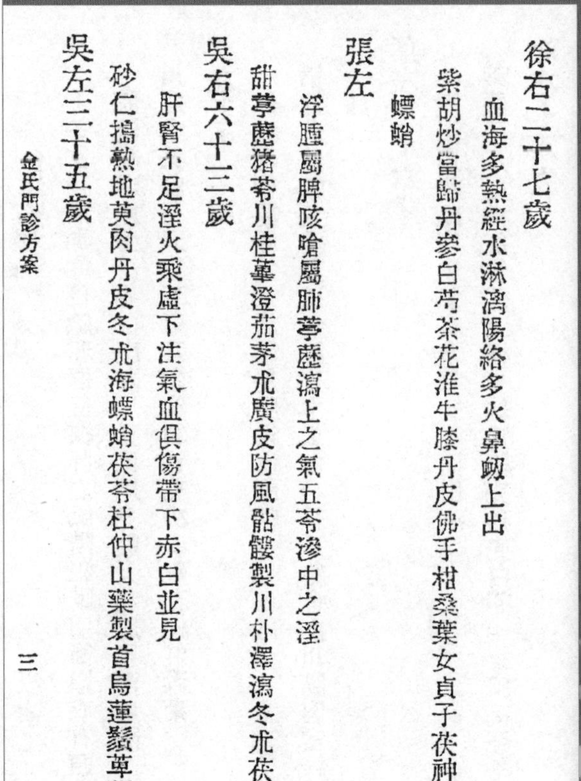

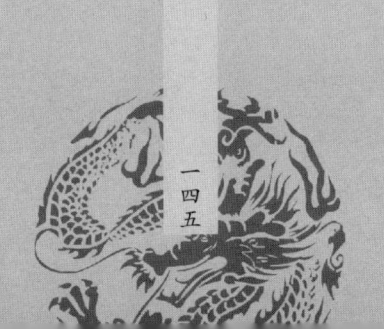

徐右二十七歲
血海多熱經水淋漓陽絡多火鼻衄上出
柴胡炒當歸丹參白芍茶花淮牛膝丹皮佛手柑桑葉女貞子茯神茺蔚海
螵蛸
張左
浮腫屬脾咳嗆屬肺葶藶瀉上之氣五苓滲中之溼
甜葶藶猪苓川桂萆澄茄茅朮廣皮防風骷髏製川朴澤瀉冬朮茯苓
吳右六十三歲
肝腎不足溼火乘虛下注氣血俱傷帶下赤白並見
砂仁搗熟地萸肉丹皮冬朮海螵蛸茯苓杜仲山藥製首烏蓮鬚萆薢白芍
吳左三十五歲

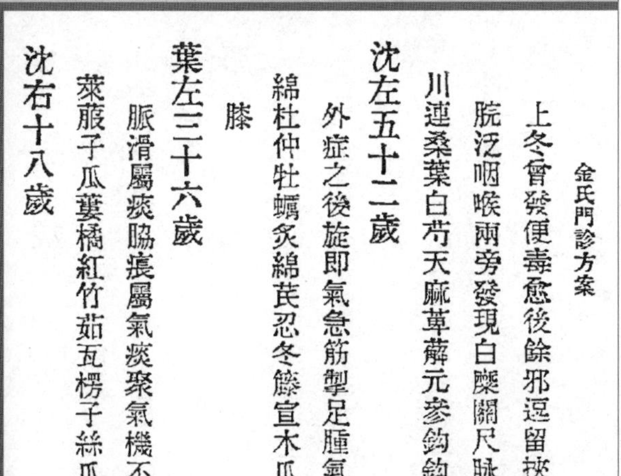

上冬曾發便毒愈後餘邪逗留挾肝之風陽犯陽明衝巔或有頭痛或有脘泛咽喉兩旁發現白糜關尺脉象均見數大和肝胃潛風陽
川連桑葉白芍天麻萆薢元參鈎鈎竹茹决明銀花橘紅滁菊
沈左五十二歲
外症之後旋即氣急筋掣足腫氣血兩虧
綿杜仲牡蠣炙綿芪忍冬籐宣木瓜白芍絲瓜絡會皮川斷肉當歸防風牛膝
葉左三十六歲
脈滑屬痰脇痃屬氣痰聚氣機不通則痃
萊菔子瓜蔞橘紅竹茹瓦楞子絲瓜枳殼砂殼白芥子腹皮茯苓冬瓜子皮
沈右十八歲

上冬曾发便毒，愈后余邪逗留，挟肝之风阳犯阳明冲巅，或有头痛，或有脘泛咽喉，两旁发现白糜，关尺脉象均见数大，和肝胃，潜风伤。

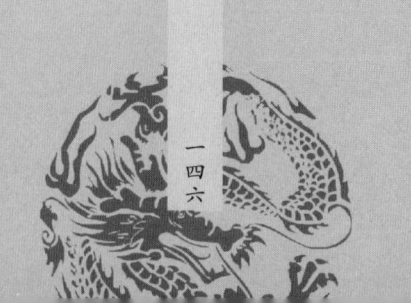

川连　桑叶　白芍　天麻　萆薢　元参　钩钩　竹茹　决明　银花　橘红　滁菊

沈左五十二岁

外症之后，旋即气急筋掣，足肿，气血两亏。

绵杜仲　牡蛎　炙绵芪　忍冬藤　宣木瓜　白芍　丝瓜络　会皮　川断肉　当归　防风　牛膝

叶左三十六岁

脉滑属痰，胁痃属气，痰聚气机，不通则痃。

莱菔子　瓜蒌　橘红　竹茹　瓦楞子　丝瓜　枳壳　砂壳　白芥子　腹皮　茯苓　冬瓜子皮

沈右十八岁

形瘦欬呛，食少停经，干血劳瘵已见一斑。

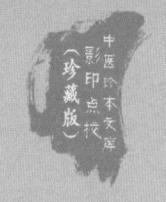

柴胡　炒白芍　川贝　丹皮　牡蛎　炙鳖甲　茯神　茺蔚　桑叶　淮牛膝　地骨皮　丹参　谷芽

马右十六岁

气分积湿，腑阳窒郁，当脐作痛，中脘呕泛，心有悸动，脉见紧弦，温运宣湿，藉和肝脾。

陈枳壳　金铃子　乌药　路路通　小茴　炒白芍　延胡索　青皮　荜茄　制香附　姜半夏　茯神　官桂

俞左二十二岁

老病肝气，少腹作瘕，新病湿温，遍体痠楚，头蒙耳聋，寐梦谵语，舌白脉濡，面晄肢掣，湿温已从痰化，犹虑风动作痉。

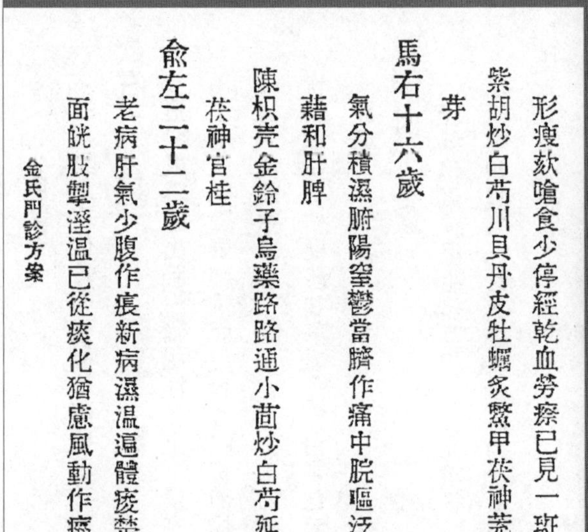

形瘦欬嗆食少停經乾血勞瘵已見一斑
柴胡炒白芍川貝丹皮牡蠣炙鱉甲茯神茺蔚桑葉淮牛膝地骨皮丹參穀
芽
馬右十六歲
氣分積濕腑陽窒鬱當臍作痛中脘嘔泛心有悸動脈見緊弦溫運宣濕
藉和肝脾
陳枳殼金鈴子烏藥路路通小茴炒白芍延胡索青皮蓽茄製香附薑半夏
茯神官桂
俞左二十二歲
老病肝氣少腹作瘕新病濕溫遍體痠楚頭蒙耳聾寐夢譫語舌白脈濡
面晄肢掣溼溫已從痰化猶慮風動作痙

金氏門診方案　五

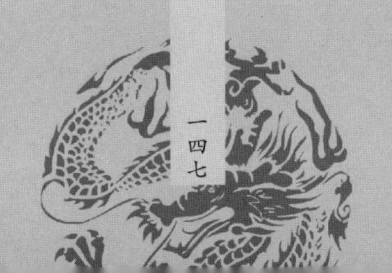

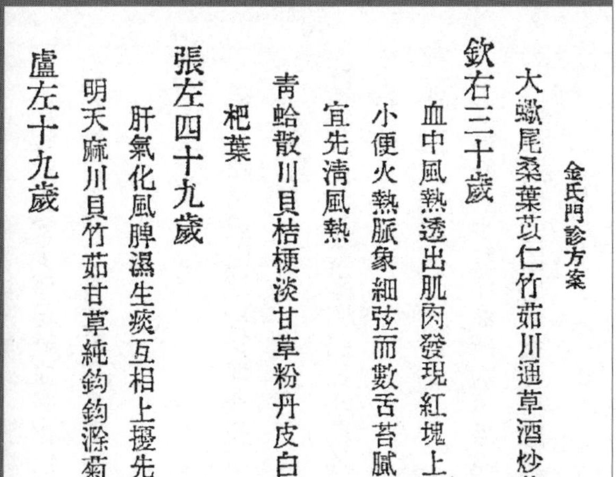
金氏門診方案　六

大蠍尾桑葉苡仁竹茹川通草酒炒黄芩茯苓膽星焦山梔連翹橘紅滁菊

欽右三十歲

血中風熱透出肌肉發現紅塊上下俱有咳嗆少痰咽喉覺痒大便寔結小便火熱脈象細弦而數舌苔膩黄而燥肺肝挾有風熱脾胃蘊蓄溼火

宜先清風熱

青蛤散川貝桔梗淡甘草粉丹皮白杏仁元參桑葉絲瓜絡忍冬藤滁菊枇杷葉

張左四十九歲

肝氣化風脾濕生痰互相上擾先咳後眩

明天麻川貝竹茹甘草純鈎鈎滁菊桑葉白芍淮牛膝薑夏石决廣皮

盧左十九歲

大蝎尾　桑叶　苡仁

竹茹　川通草　酒炒黄芩

茯苓　胆星　焦山栀　连翘

橘红　滁菊

钦右三十岁

血中风热透出肌肉，发现红块，上下俱有，咳呛少痰，咽喉觉痒，大便寔结，小便火热，脉象细弦而数，舌苔腻黄而燥，肺肝挟有风热，脾胃蕴蓄湿火，宜先清风热。

青蛤散　川贝　桔梗

淡甘草　粉丹皮　白杏仁

元参　桑叶　丝瓜络　忍冬藤　滁菊　枇杷叶

张左四十九岁

肝气化风，脾湿生痰，互相上扰，先咳后眩。

明天麻　川贝　竹茹

甘草　纯钩钩　滁菊　桑叶

白芍　淮牛膝　姜夏　石决　广皮

卢左十九岁

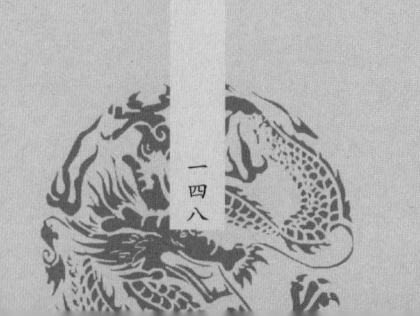

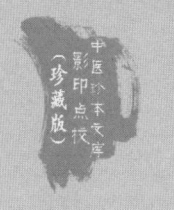

先天不足，后天又亏，年将弱冠，犹未身发，或疟或血，此长彼消，上损已及中交，咳呛兼有呕恶，盗汗淋漓，夜不安寐。脉象细数无神，舌苔薄白而润，两补气血是为正当。

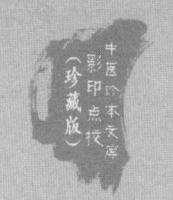

炙绵芪　贝母　浮小麦　桑叶　炙甘草　穞衣　牡蛎　党参　白杏仁　夏曲　橘红　茯苓

倪童十三岁

无痰不痫，无风不厥，风痰炽盛，痫厥频作。

瓦楞子　法夏　黄沉香　竹茹　石决明　滁菊　淡甘草　胆星　风化硝　礞石　砂茯神　橘红

沈右二十二岁

肺主气，气虚多咳，恶寒，汗藏血，血虚心悸，烦热。旧冬蓐后，元虚未复，脉弦舌白，当用潜育。

先天不足後天又虧年將弱冠猶未身發或瘧或血此長彼消上損已及中交咳嗆兼有嘔噁盜汗淋漓夜不安寐脈象細數無神舌苔薄白而潤兩補氣血是爲正當

炙綿芪貝母浮小麥桑葉炙甘草穭衣牡蠣黨參白杏仁夏粬橘紅茯苓

倪童十三歲

無痰不癇無風不厥風痰熾盛癇厥頻作

瓦楞子法夏黃沉香竹茹石決明滁菊淡甘草膽星風化硝礞石砂茯神橘紅

沈右二十二歲

肺主氣氣虛多咳惡寒肝藏血血虛心悸煩熱舊冬蓐後元虛未復脈弦舌白當用潛育

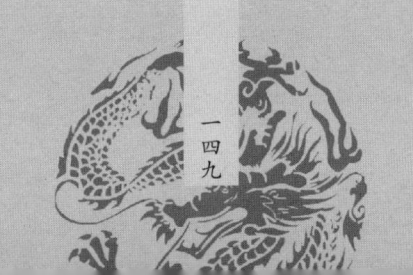

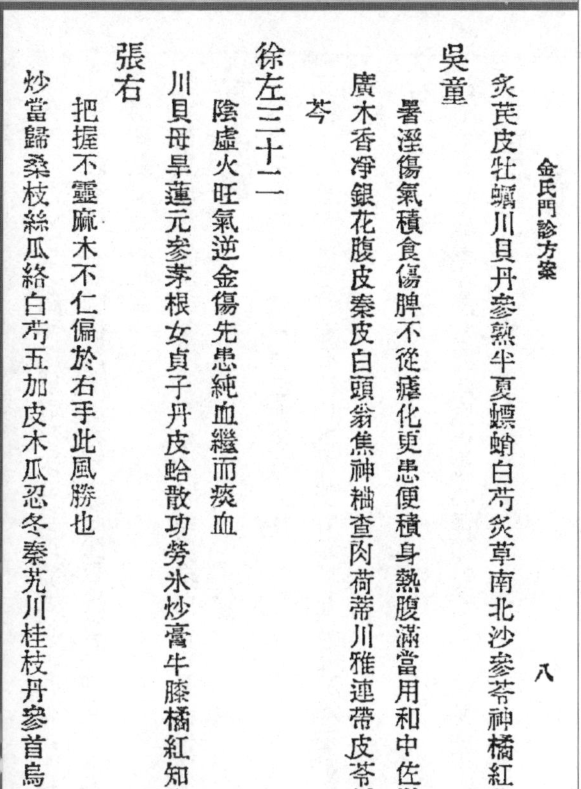

炙芪皮牡蠣川貝丹參熟半夏螵蛸白芍炙草南北沙參苓神橘紅蘇子

吳童

暑溼傷氣積食傷脾不從瘧化更患便積身熱腹滿當用和中佐以泄熱

廣木香淨銀花腹皮秦皮白頭翁焦神粬查肉荷蒂川雅連帶皮苓川柏酒苓

徐左三十二

陰虛火旺氣逆金傷先患純血繼而痰血

川貝母旱蓮元參茅根女貞子丹皮蛤散功勞冰炒膏牛膝橘紅知母

張右

把握不靈痲木不仁偏於右手此風勝也

炒當歸桑枝絲瓜絡白芍五加皮木瓜忍冬秦艽川桂枝丹參首烏防風

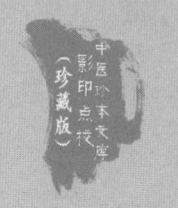

炙芪皮　牡蛎　川贝　丹参　熟半夏　螵蛸　白芍　炙草　南北沙参　苓神　橘红　苏子

吴童

暑湿伤气，积食伤脾，不从疟化，更患便积，身热腹满，当用和中，佐以泄热。

广木香　净银花　腹皮　秦皮　白头翁　焦神曲　查肉　荷蒂　川雅连　带皮苓　川柏　酒苓

徐左三十二

阴虚火旺，气逆金伤，先患纯血，继而痰血。

川贝母　旱莲　元参　茅根　女贞子　丹皮　蛤散　功劳冰炒膏　牛膝　橘红　知母

张右

把握不灵，麻木不仁，偏于右手，此风胜也。

炒当归　桑枝　丝瓜络　白芍　五加皮　木瓜　忍冬　秦艽　川桂枝　丹参　首乌　防风

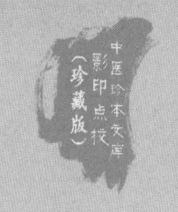

彭孩无方

颈项强急，此痓厥之徵兆，目斜咳呕，乃慢惊之基础。未到周岁，纯阳不足，照此形状，力有不逮。

吴右四十岁

休息痢仍作，惟下数较稀，色见赤白，气血俱伤，患起一年。脾肾亦亏，脉来弦细，舌质薄腻，仿用缪氏脾肾双补。

炒槐米　于术　肉果　菟丝饼　巴戟天　扁豆　山药　新会皮　破故纸　茯苓　甘草　潞党参

万左二十三岁

三疟本从阴出，愈后阴分更亏，或寒或热，忽往忽来。

扁石斛　酒芩　秦艽　丹皮　银柴胡　淡草　鳖甲　橘红　丝瓜络　骨皮　蒿梗　桑叶

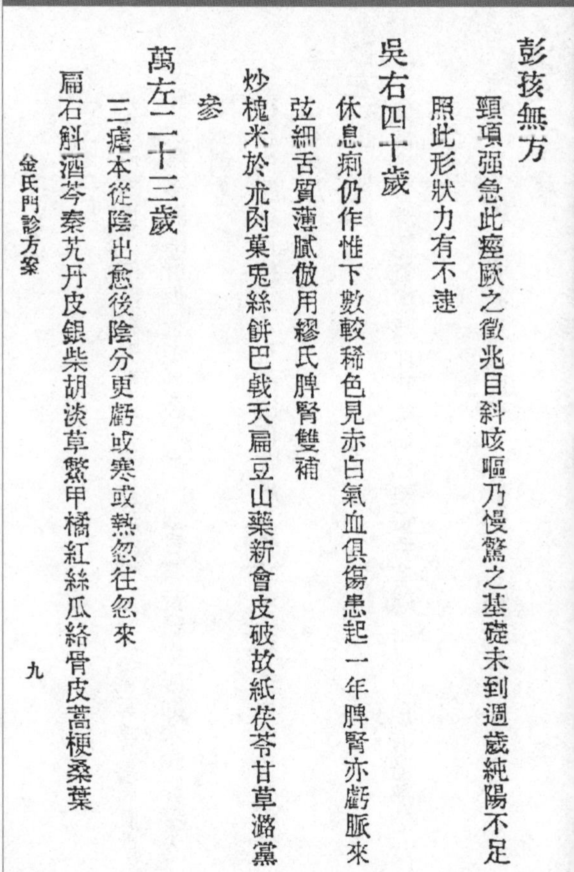

彭孩無方

頸項强急此痓厥之徵兆目斜咳嘔乃慢驚之基礎未到週歲純陽不足

照此形狀力有不逮

吳右四十歲

休息痢仍作惟下數較稀色見赤白氣血俱傷患起一年脾腎亦虧脈來

弦細舌質薄膩倣用繆氏脾腎雙補

炒槐米於朮肉菓兎絲餅巴戟天扁豆山藥新會皮破故紙茯苓甘草潞黨

參

萬左二十三歲

三瘧本從陰出愈後陰分更虧或寒或熱忽往忽來

扁石斛酒芩秦艽丹皮銀柴胡淡草鱉甲橘紅絲瓜絡骨皮蒿梗桑葉

金氏門診方案　九

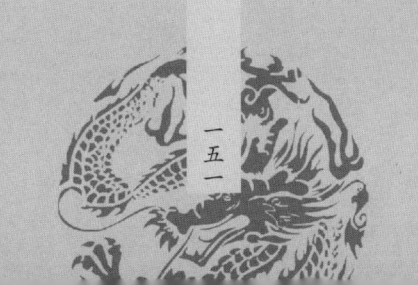

汪右三十三歲

水不涵木血少濡肝氣升難寐瘕聚塊痛心悸筋掣頭暈耳鳴食減脘悶咳逆痰多顯然肝侮土木刑金左脈弦細舌苔黄膩拙擬抑木和肝參入養金瀉火

旋覆花代赭絲瓜絡生苡仁石决明茯神貝母玫瑰炒竹茹西洋參橘紅代代花冬瓜子皮

陳左二十四歲

失情積勞積鬱氣逆咳血咳痰面色萎黄舌苔薄白氣分似有溼熱治法非宜滋補

瓦楞子橘紅白前苡仁綿茵陳蘇子桑葉冬瓜子白杏仁茯神貝母竹茹

崔左二十歲

汪右三十三岁

水不涵木，血少濡，肝气升难寐，瘕聚块痛，心悸筋掣，头晕耳鸣，食减脘闷，咳逆痰多，显然肝侮土，木刑金，左脉弦细，舌苔黄腻，拙拟抑木和肝，参入养金泻火。

旋覆花　代赭　丝瓜络　生苡仁　石决明　茯神　贝母　玫瑰　炒竹茹　西洋参　橘红　代代花　冬瓜子皮

陈左二十四岁

失情积劳积郁，气逆咳血，咳痰，面色萎黄，舌苔薄白，气分似有湿热，治法非宜滋补。

瓦楞子　橘红　白前　苡仁　绵茵陈　苏子　桑叶　冬瓜子　白杏仁　茯神　贝母　竹茹

崔左二十岁

前次浊气在上，腹笥膜胀，现在清气在下，大便溏泻。

绵茵陈　制川朴　泽泻　茯苓　粉猪苓　桂枝　炒白芍　二皮　冬瓜子皮　广木香　姜半夏　苡仁　冬术

徐右二十七岁

血海多热，经水淋漓，阳络多火，鼻衄上出，厥阴偏旺，变症百出。

柴炒当归　丹参　海螵　茺蔚　淮牛膝　茯神　山茶　香柑　奎白芍　女贞　丹皮　桑叶

沈右二十六岁

产育六年，未获复孕，经来腹痛，逾时瘕升。

冬瓜皮　海螵　香虫　茯神　柴炒白芍　丹参　香附　佛手　川郁金　丹皮　牛膝　八月扎

金左十七岁

痫中兼厥。迭见三次，肝胆风阳挟痰上扰。

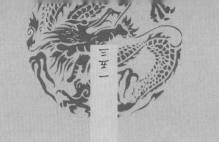

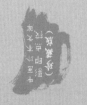

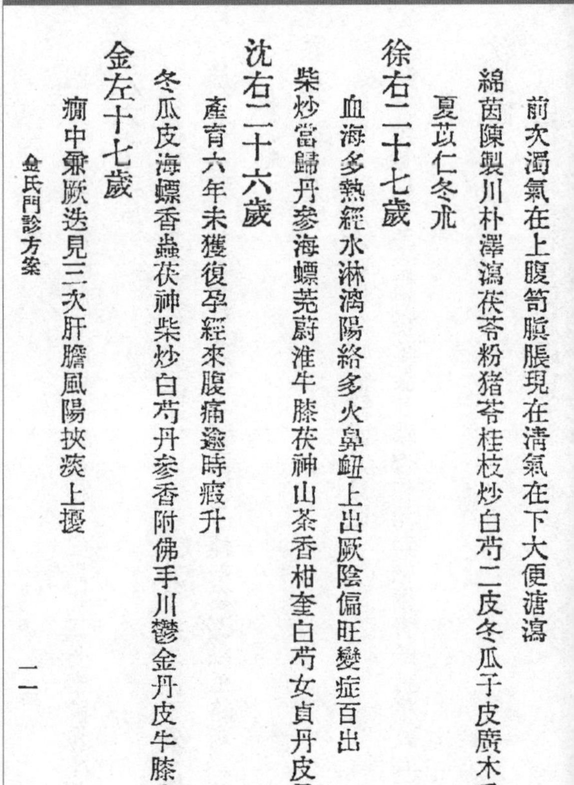
前次濁氣在上腹笥膜脹現在清氣在下大便溏瀉
綿茵陳製川朴澤瀉茯苓粉猪苓桂枝炒白芍二皮冬瓜子皮廣木香薑半
夏苡仁冬朮
徐右二十七歲
血海多熱經水淋漓陽絡多火鼻衄上出厥陰偏旺變症百出
柴炒當歸丹參海螵茺蔚淮牛膝茯神山茶香柑奎白芍女貞丹皮桑葉
沈右二十六歲
產育六年未獲復孕經來腹痛逾時瘕升
冬瓜皮海螵香蟲茯神柴炒白芍丹參香附佛手川鬱金丹皮牛膝八月扎
金左十七歲
癇中兼厥迭見三次肝膽風陽挾痰上擾

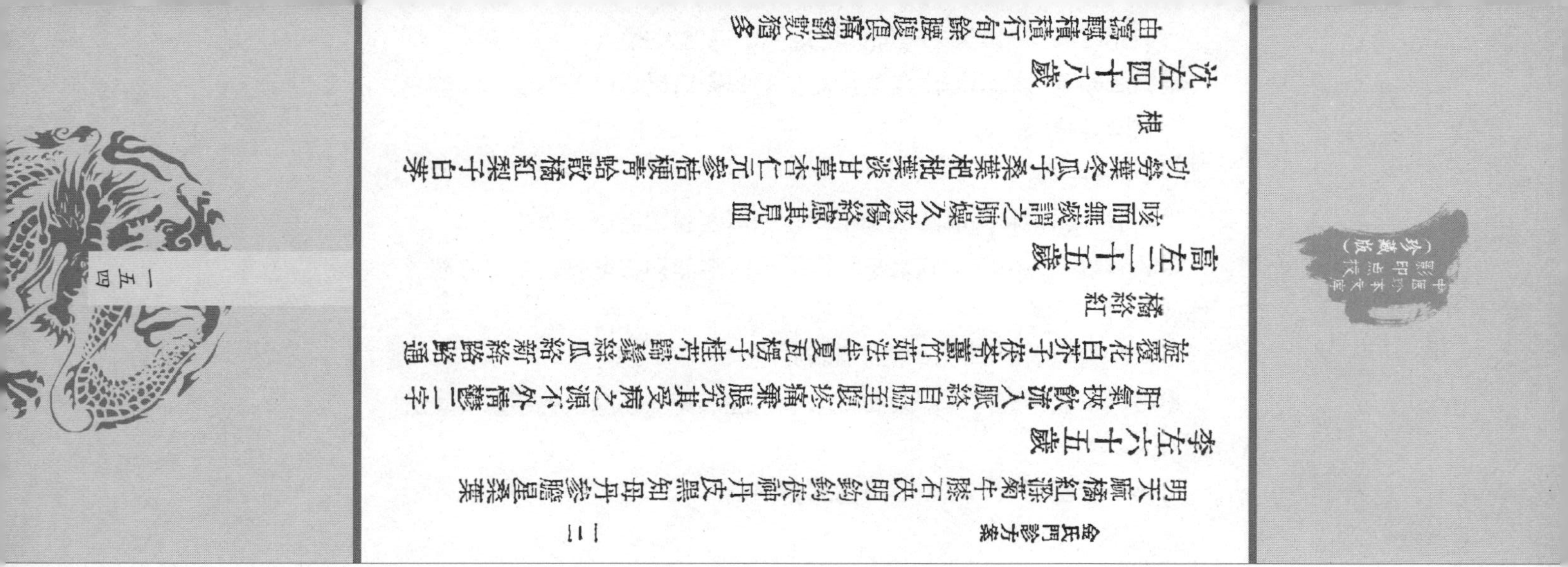
金氏門診方案 三

明天麻 橘紅 滁菊 牛膝 石決明 鈎鈎 茯神 丹皮 黑知母 丹參 膽星 桑葉

李左六十五歲 肝氣挾飲流入脈絡自脇至腹疼痛兼脹究其受病之源不外情鬱二字

旋覆花 白芥子 茯苓 薑竹茹 法半夏 瓦楞子 桂芍 歸鬚 絲瓜絡 新絳 路路通 橘絡紅

高左二十五歲 咳而無痰謂之肺燥久咳傷絡慮其見血

功勞葉 冬瓜子 桑葉 枇杷葉 淡甘草 杏仁 元參 桔梗 青蛤散 橘紅 梨子 白茅根

沈左四十八歲 由濕轉積積行旬餘腰腹俱痛翻數猶多

明天麻　橘红　滁菊

牛膝　石决明　钩钩　茯神

丹皮　黑知母　丹参　胆

星　桑叶

李左六十五岁

肝气挟饮流入脉络，自胁至腹疼痛兼胀，究其受病之源，不外情郁二字。

旋覆花　白芥子　茯苓

姜竹茹　法半夏　瓦楞子

桂芍　归须　丝瓜络　新

绛　路路通　橘络红

高左二十五岁

咳而无痰，谓之肺燥，久咳伤络，虑其见血。

功劳叶　冬瓜子　桑叶

枇杷叶　淡甘草　杏仁

元参　桔梗　青蛤散　橘红

梨子　白茅根

沈左四十八岁

由泻转积，积行旬余，腰腹俱痛，翻数犹多。

江西术　查（楂）肉　苡仁　扁豆　广木香　诃子　车前　荷蒂　阳春砂　茯苓　骨脂　广皮

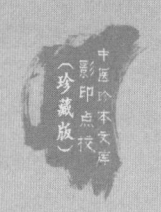

左十六岁

不咳咯血，腹痛便血，左胁痞满，清运治之。

炙鳖甲　大腹青皮　海蜇　丝瓜络　蓬术　白芍　藤皮　冬瓜皮　当归　桃仁　茯苓

陆左十九岁

肺受风热，脾积湿热，形寒形热，咳逆咳痰。

煅蛤壳　前胡　苡仁　杏仁　冬瓜子皮　川贝　淡草　青蒿　银柴胡　苏子　橘红　竹茹

陈左

先咳后血，定是火燥伤络，体痒牙瘫，亦是火蒸胃络。

粉丹皮　川贝　枇杷叶　苏子　忍冬藤　蛤粉　白茅根　杏仁　丝瓜络　橘红　芦根　竹茹

陈左四十八岁

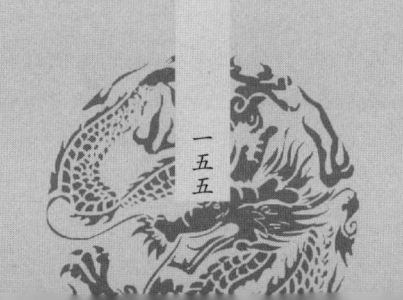

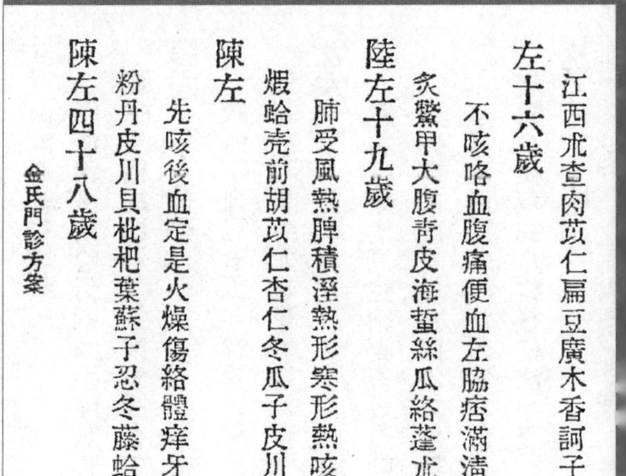
江西朮查肉苡仁扁豆廣木香訶子車前荷蒂陽春砂茯苓骨脂廣皮
左十六歲
不咳咯血腹痛便血左脇痞滿清運治之
炙鱉甲大腹青皮海蜇絲瓜絡蓬朮白芍籐皮冬瓜皮當歸桃仁茯苓
陸左十九歲
肺受風熱脾積溼熱形寒形熱咳逆咳痰
煆蛤殼前胡苡仁杏仁冬瓜子皮川貝淡草青蒿銀柴胡蘇子橘紅竹茹
陳左
先咳後血定是火燥傷絡體痒牙瘫亦是火蒸胃絡
粉丹皮川貝枇杷葉蘇子忍冬藤蛤粉白茅根杏仁絲瓜絡橘紅蘆根竹茹
陳左四十八歲
金氏門診方案　一三

浮腫稍減欬嗆仍劇肺不降氣脾不化溼

薑半夏 橘紅 蘇子 川貝 淮牛膝 杏仁 茯苓 骷髏 冬瓜子皮 川朴 桑皮 大腹

陳左二十五歲

腹痛下血已有五年脾胃致傷統血失司

製川朴 葛根 冬朮 紅棗 炒槐米 茯苓 廣皮 白芍 廣木香 芸曲 智仁 扁豆

沈左二十一歲

左右脈象均見弦細滿苔舌質頗形滋白弦為飲邪細為陰虧舌白中焦定為寒溼腹有動氣脇有絡掣肝陽時有勃動太陽時有痛痰詢悉情志多鬱致傷肝木治法須當和肝以舒絡脈

沈左三十四歲

廣鬱金 桑葉 絲瓜絡 橘紅 法半夏 滁菊 白芍 竹茹 冬瓜子 皮茯神 川貝 丹參

浮肿稍减，咳呛仍剧，肺不降气，脾不化湿。

姜半夏 橘红 苏子

川贝 淮牛膝 杏仁 茯苓

骷髅 冬瓜子皮 川朴

桑皮 大腹

陈左二十五岁

腹痛下血已有五年，脾胃致伤，统血失司。

制川朴 葛根 冬术

红枣 炒槐米 茯苓 广皮

白芍 广木香 芸曲 智

仁 扁豆

沈左二十一岁

左右脉象均见弦细，满苔，舌质颇形滋白，弦为饮邪，细为阴亏舌白，中焦定为寒湿，腹有动气，胁有络掣，肝阳时有勃动，太阳时有痛疢，询悉情志多郁，致伤肝木。治法须当和肝，以舒络脉。

广郁金 桑叶 丝瓜络

橘红 法半夏 滁菊 白

芍 竹茹 冬瓜子 皮茯神

川贝 丹参

沈左三十四岁

腹笥作痛，胃纳式微，面黄少华，舌白带剥，脾胃升降失调，寒湿盘留不化。

大腹皮　谷芽　茯苓　路路通　枳壳　青皮　金铃子　小茴香　香橼皮　砂壳　建曲　沉香

叶左四十岁

思虑伤脾，怒郁伤肝，便泄经久剧于半夜，有时心乱神呆，将来难免怔忡，切脉细弦，当用潜运。

石菖蒲　远志　秫米　枣仁　巴戟天　茯神　会皮　西术　广木香　交藤　半夏　丹参

刘左

胁下痞满，偏在于左，阴虚络阻何疑，舌见红刺，脉来细数，火旺津伤之兆。

细生地　青皮　丹皮　白芍　炙鳖甲　金铃子　川斛　丝瓜络　左牡蛎　橘红　桑叶　当归

潘右四十三岁

木叩金鸣，咳呛一年，已见气急，殊难杜根。舌苔黄腻，脉象弦滑，上下气少。

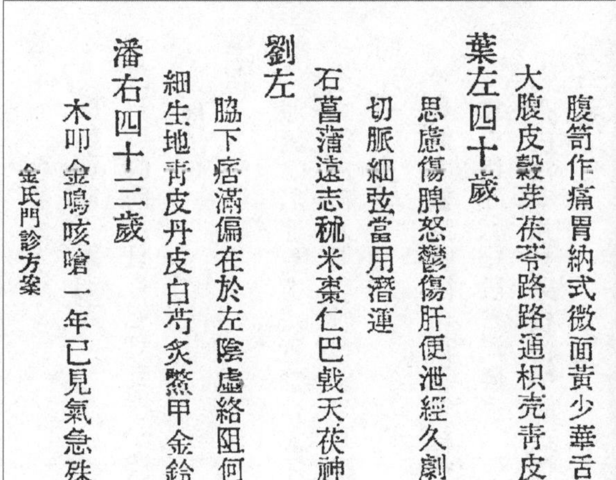

腹笥作痛胃納式微面黄少華舌白帶剝脾胃升降失調寒溼盤留不化

大腹皮穀芽茯苓路路通枳殼青皮金鈴子小茴香香櫞皮砂殼建麯沉香

葉左四十歲

思慮傷脾怒鬱傷肝便泄經久劇於半夜有時心亂神呆將來難免怔忡

切脈細弦當用潛運

石菖蒲遠志秫米棗仁巴戟天茯神會皮西朮廣木香交藤半夏丹參

劉左

脇下痞滿偏在於左陰虛絡阻何疑舌見紅刺脈來細數火旺津傷之兆

細生地靑皮丹皮白芍炙鱉甲金鈴子川斛絲瓜絡左牡蠣橘紅桑葉當歸

潘右四十三歲

木叩金鳴咳嗆一年已見氣急殊難杜根舌苔黄膩脈象弦滑上下氣少

金氏門診方案　一五

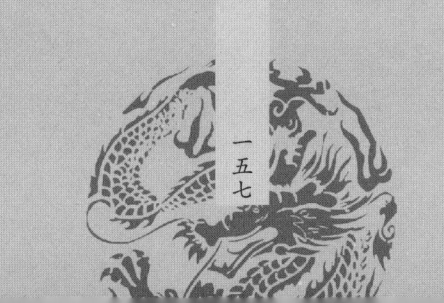

攝納藥餌不過苟延
白石英白前川貝枇杷葉瓦楞子淡甘草苡仁竹茹淮牛膝茯苓橘紅半夏
麯

王右

體素陰虧症見叢雜近加情志不樂致傷脾肝氣營
玉蝴蝶白芍八月扎牡蠣法半夏穀芽青皮腹皮製香附昆布絲瓜絡橘紅

周左二十歲

鼻紅有根欬嗆四年舊秋曾經痰紅今春屢見寒熱肺腎陰分有虧肝膽
氣火偏旺脈細數當潛降
粉丹皮雲苓川貝茅根淮牛膝苡仁蛤壳首烏女貞子茶花白芍橘紅

吳左膏方

摄纳药饵，不过苟延。

白石英　白前　川贝　枇杷叶　瓦楞子　淡甘草　苡仁　竹茹　淮牛膝　茯苓　橘红　半夏曲

王右

体素阴亏，症见丛杂，近加情志不乐，致伤脾肝气营。

玉蝴蝶　白芍　八月扎　牡蛎　法半夏　谷芽　青皮　腹皮　制香附　昆布　丝瓜络　橘红

周左二十岁

鼻红有根，欬呛四年，旧秋曾经痰红，今春屡见寒热，肺肾阴分有亏，肝胆气火偏旺，脉细数，当潜降。

粉丹皮　云苓　川贝　茅根　淮牛膝　苡仁　蛤壳　首乌　女贞子　茶花　白芍　橘红

吴左膏方

补肝营，藉利筋络，益肾阴而壮筋骨。

大熟地　枸杞子　党参　灵仙　宣木瓜　白芍　绵芪　忍冬　淮牛膝　当归　首乌　狗脊　制玉竹　川断　兔丝　锁阳　淡苁蓉　龙胆　杜仲　坎版

右药浓煎三次，去渣存质，加驴皮胶、虎骨胶溶化收膏，每用一匙开水化服。

周右

坎阳不足，脾土又亏，便溏不实，脉细无力，肝肾阴分亦亏，浮火上乘。傍晚目红而肿，髓骨作痛，温补三阴，以资灌溉。

东洋参　杜仲　白芍　二皮　宣木瓜　鹿霜　于术　肉果　淡川附　霞天曲　骨脂　杞子

又膏方

益真阳以温脾土，补真阴以润肝木。

補肝營藉利筋絡益腎陰而壯筋骨
大熟地枸杞子黨參靈仙宣木瓜白芍綿芪忍冬淮牛膝當歸首烏狗脊製
玉竹川斷兔絲鎖陽淡蓯蓉龍胆杜仲坎版
右藥濃煎三次去渣存質加驢皮膠虎骨膠溶化收膏每用一匙開水化
服

周右
坎陽不足脾土又虧便溏不實脈細無力肝腎陰分亦虧浮火上乘傍晚
目紅而腫髓骨作痛温補三陰以資灌漑
東洋參杜仲白芍二皮宣木瓜鹿霜於朮肉菓淡川附霞天曲骨脂杞子

又膏方
益眞陽以温脾土補眞陰以潤肝木

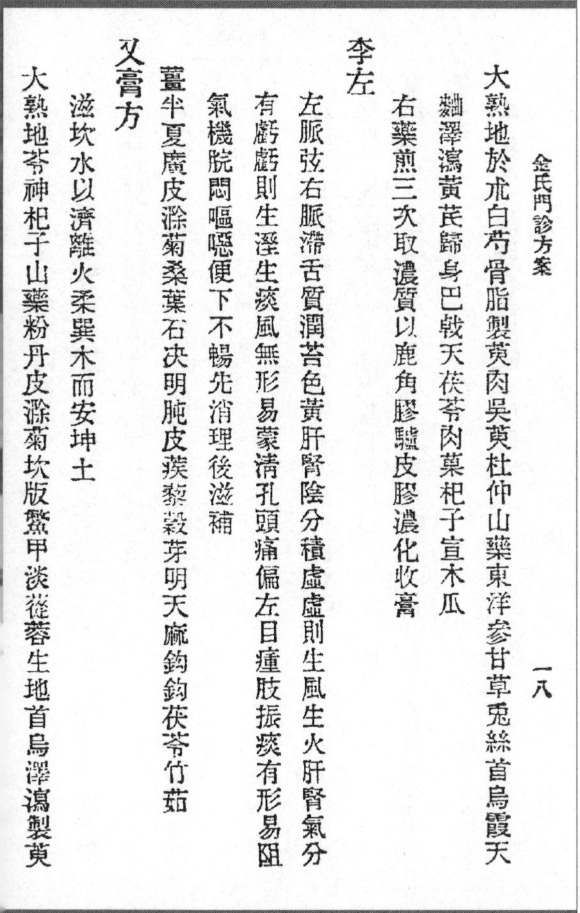

大熟地於朮白芍骨脂製萸肉吳萸杜仲山藥東洋參甘草兎絲首烏霞天麯澤瀉黃芪歸身巴戟天茯苓肉菓杞子宣木瓜

右藥煎三次取濃質以鹿角膠驢皮膠濃化收膏

李左

左脈弦右脈滯舌質潤苔色黃肝腎陰分積虛虛則生風生火肝腎氣分有虧虧則生溼生痰風無形易蒙清孔頭痛偏左目瞳肢振痰有形易阻氣機脘悶嘔噁便下不暢先消理後滋補

薑半夏廣皮滁菊桑葉石决明䏘皮蒺藜穀芽明天麻鈎鈎茯苓竹茹

又膏方

滋坎水以濟離火柔巽木而安坤土

大熟地苓神杞子山藥粉丹皮滁菊坎版鱉甲淡蓯蓉生地首烏澤瀉製萸

大熟地　于术　白芍　骨胆　制萸肉　吴萸　杜仲　山药　东洋参　甘草　兔丝　首乌　霞天曲　泽泻　黄芪　归身　巴戟天　茯苓　肉果　杞子　宣木瓜

右药煎三次，取浓质，以鹿角胶、驴皮胶浓化收膏。

李左

左脉弦，右脉滞，舌质润，苔色黄，肝肾阴分积虚，虚则生风，生火，肝肾气分有亏，亏则生湿生痰。风无形，易蒙清孔，头痛偏左，目瞳肢振，痰有形，易阻气机，脘闷呕恶，便下不畅，先消理，后滋补。

姜半夏　广皮　滁菊　桑叶　石决明　朊皮　蒺藜　谷芽　明天麻　钩钩　茯苓　竹茹

又膏方

滋坎水以济离火，柔巽木而安坤土。

大熟地　苓神　杞子　山药　粉丹皮　滁菊　坎片　鳖甲　淡苁蓉　生地　首乌　泽泻　制萸

肉　冬术　牛膝　牡蛎　奎白芍　潞党　归身　桑叶

右药浓煎三次，入驴皮胶收膏。

陈左

湿旺之体质，木火之用事，夏令四肢麻木，冬令鼻窍流水，有梦而遗，无梦而滑，原由肝肾不足，遂使坎离失济。脉象左弦右细，治法先宜潜育。

大生地　茶花　石决　茅根　扁石斛　女贞　白芍　桑叶焙　丹皮　坎版　旱莲　牡蛎

又膏方

肢麻甚于夏令，鼻水剧于冬令，有时梦遗，有时精滑，本病龙相火旺，标病湿痰偏胜。值此冬令，舍标求本，用拟膏方，以次调理。

牡蛎　坎版　大生地　萸肉　滁菊　茯苓　旱莲草　首乌　杞子　桑叶　山茶花　丹皮　丹参　莲须　扁石斛　女贞　白芍　茅根　淡苁蓉　鳖甲

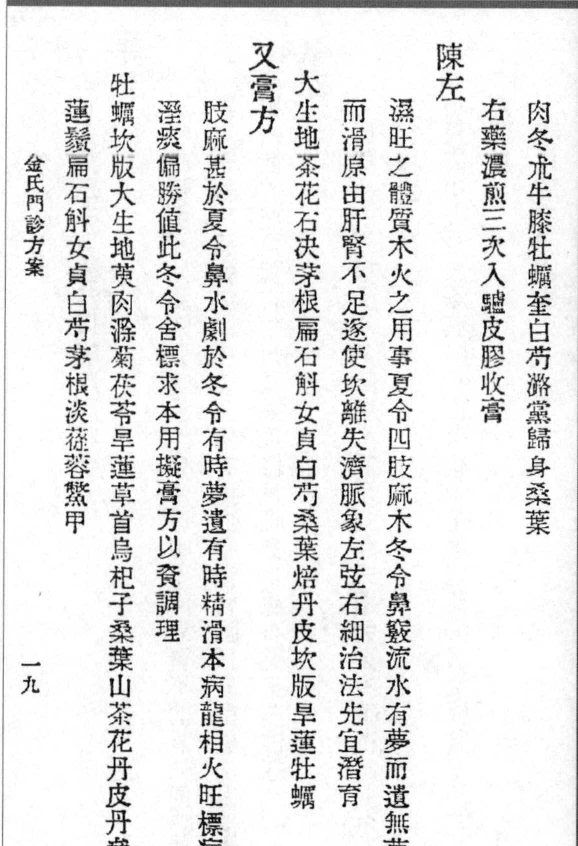
肉冬朮牛膝牡蠣奎白芍潞黨歸身桑葉
右藥濃煎三次入驢皮膠收膏
陳左
濕旺之體質木火之用事夏令四肢麻木冬令鼻竅流水有夢而遺無夢
而滑原由肝腎不足遂使坎離失濟脈象左弦右細治法先宜潛育
大生地茶花石決茅根扁石斛女貞白芍桑葉焙丹皮坎版旱蓮牡蠣
又膏方
肢麻甚於夏令鼻水劇於冬令有時夢遺有時精滑本病龍相火旺標病
溼痰偏勝值此冬令舍標求本用擬膏方以資調理
牡蠣坎版大生地萸肉滁菊茯苓旱蓮草首烏杞子桑葉山茶花丹皮丹參
蓮鬚扁石斛女貞白芍茅根淡蓯蓉鱉甲
金氏門診方案　一九

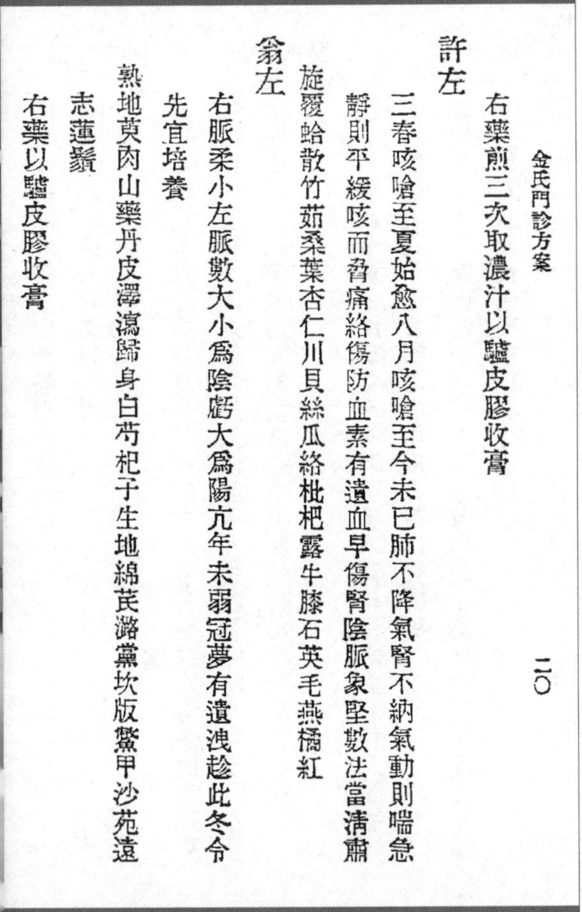
金氏門診方案　二〇

右藥煎三次取濃汁以驢皮膠收膏

許左

三春咳嗆至夏始愈八月咳嗆至今未已肺不降氣腎不納氣動則喘急靜則平緩咳而脅痛絡傷防血素有遺血早傷腎陰脈象堅數法當清肅

旋覆蛤散竹茹桑葉杏仁川貝絲瓜絡枇杷露牛膝石英毛燕橘紅

翁左

右脈柔小左脈數大小爲陰虧大爲陽亢年未弱冠夢有遺洩趁此冬令先宜培養

熟地萸肉山藥丹皮澤瀉歸身白芍杞子生地綿芪潞黨坎版鱉甲沙苑遠志蓮鬚

右藥以驢皮膠收膏

右药煎三次，取浓汁，以驴皮胶收膏。

许左

三春咳呛，至夏始愈，八月咳呛至今未已，肺不降气，肾不纳气，动则喘息，静则平缓，咳而胁痛，络伤防血，素有遗血，早伤肾阴，脉象坚数，法当清肃。

旋覆　蛤散　竹茹　桑叶　杏仁　川贝　丝瓜络　枇杷露　牛膝　石英　毛燕　橘红

翁左

右脉柔小，左脉数大，小为阴亏，大为阳亢，年未弱冠，梦有遗泄，趁此冬令，先宜培养。

熟地　萸肉　山药　丹皮　泽泻　归身　白芍　杞子　生地　绵芪　潞党　坎版　鳖甲　沙苑　远志　莲须

右药以驴皮胶收膏。

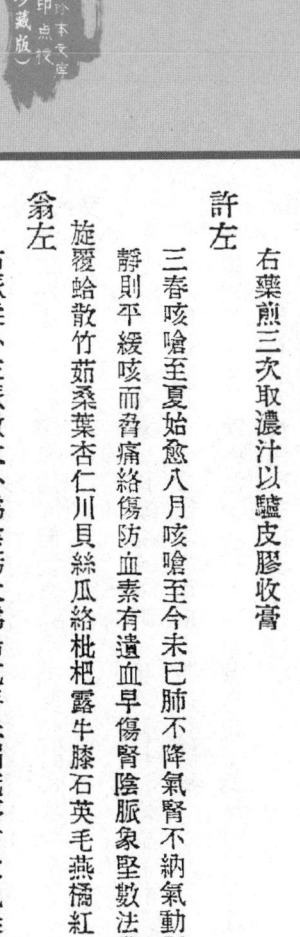

江左四十岁

病久阴虚，虚则生热，热蒸于肺，便为咳呛，形瘦肤燥，力疲脉细。若不冬令调治，春令便有难救。

旋覆花　橘红　夏曲　枇杷叶　毛燕根　川贝母　云苓　竹茹　川石斛　牛膝　虫草　扁豆

陈右

阴虚生热，气滞作瘕。脘腹又为痞满，咳呛时有上逆，汛参乱法逍遥。

茺蔚子　楞子　青皮　白芍　柴胡　当归　香虫　郁金　腹皮　枳壳　香附　丹参　川贝

沈左

胁痞腹痛，由来已久，肝强脾弱，寒湿蟠覆。

川桂枝　川朴　腹皮　茯苓　泔茅术　青皮　首乌　冬瓜皮　瓜蒌皮　枳壳　谷芽　白芍

富左四十三岁

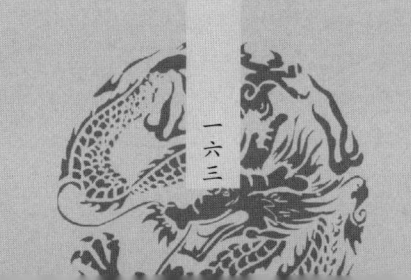

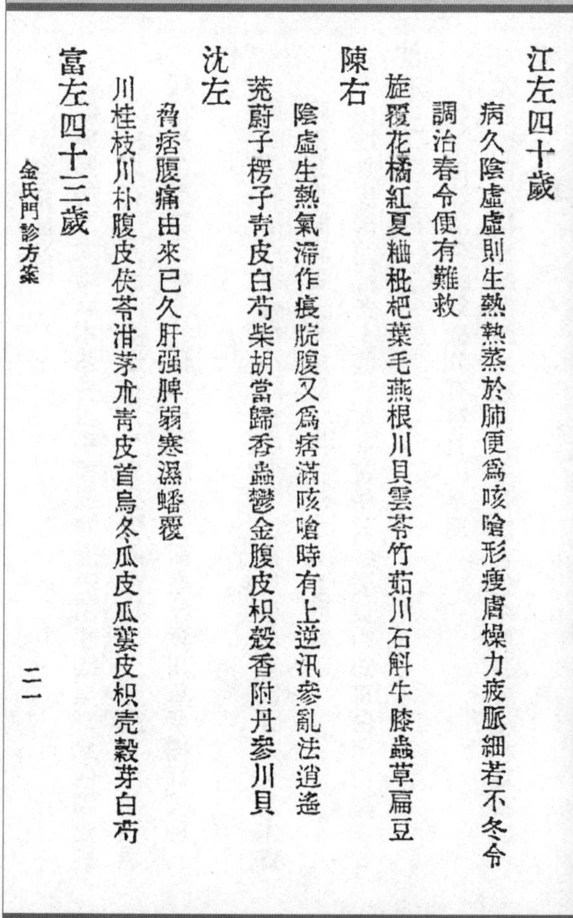
江左四十歲
病久陰虛虛則生熱熱蒸於肺便爲咳嗆形瘦膚燥力疲脈細若不冬令
調治春令便有難救
旋覆花橘紅夏粬枇杷葉毛燕根川貝雲苓竹茹川石斛牛膝蟲草扁豆
陳右
陰虛生熱氣滯作瘕脘腹又爲痞滿咳嗆時有上逆汛參亂法逍遙
茺蔚子楞子青皮白芍柴胡當歸香蟲鬱金腹皮枳殼香附丹參川貝
沈左
脅痞腹痛由來已久肝强脾弱寒濕蟠覆
川桂枝川朴腹皮茯苓泔茅朮青皮首烏冬瓜皮瓜蔞皮枳殼穀芽白芍
富左四十三歲
金氏門診方案　二一

疼痛偏於左太陽痲木甚於右手指遍體痠楚兩膝痠栗外風內濕走經
入絡甫有二月已成痹症膽胃又爲痰阻入夜爲之少寐脈寸浮法溫通
桂枝炒白芍防己秦艽竹茹仙半夏秫米滁菊桑枝葉川萆薢橘紅茯神

沈左

眞陰不能治浮陽眞水不能制虛火形瘦善食口渴喜飲脾家又爲木侮
腹笥遂爲痰滿舌質光絳脈象浮弦濟水火育陰陽
大生地丹皮澤瀉麥冬上猺桂茯苓黃柏天冬製萸肉知母白芍山藥

沈右三十三歲

咳嗆白沫痰帶鹹氣營分有熱月汛早期
元胡炒白芍橘紅蛤散歸身杜仲茺蔚丹皮杏仁牛膝丹參枇杷葉茯神

陳右二十歲

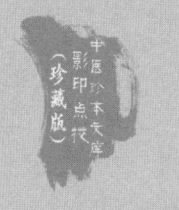

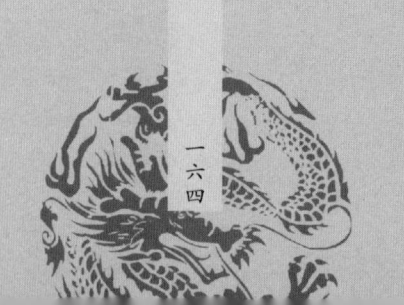

疼痛偏于左，太阳麻木，甚于右手指，遍体痠楚，两膝痠栗，外风内湿，走经入络，甫有二月，已成痹症，胆胃又为痰阻，入夜为之少寐，脉寸浮，法温通。

桂枝　炒白芍　防已
秦艽　竹茹　仙半夏　秫米
滁菊　桑枝叶　川萆薢
橘红　茯神

沈左

真阴不能治，浮阳真水不能制，虚火形瘦，善食口渴，喜饮，脾家又为木侮，腹笥遂为痰满，舌质光绛，脉象浮弦，济水火，育阴阳。

大生地　丹皮　泽泻
麦冬　上猺桂　茯苓　黄柏
天冬　制萸肉　知母　白芍　山药

沈右三十三岁

咳呛白沫，痰带咸气，营分有热，月汛早期。

元胡　炒白芍　橘红
蛤散　归身　杜仲　茺蔚
丹皮　杏仁　牛膝　丹参
枇杷叶　茯神

陈右二十岁

逢节吐血，已有半年。汛停一月有余，先起悲怒，后因惊恐。

紫丹参　石决明　白芍　女贞　旋覆花　橘红　云苓　贝母　粉丹皮　佛手柑　牛膝　茅根

朱右三十岁

血虚营热，气郁生火，月汛延期，净后身热。

制香附　牛膝　柴胡　薄荷叶　焦山栀　丹参　川芎　归身　鲜石斛　丹皮　白芍　月季花

钱右二十三岁

浮肿半年，经停四月，气血两阻，寒湿两胜。

柴炒归身　砂壳　茺蔚子　川芎　桂炒白芍　广皮　腹皮　橡皮　枳炒冬术　香附　苓皮　泽泻

陈右四十六岁

始而带下，继而血漏失血，肠燥，大便为难。

逢節吐血已有半年汎停一月有餘先起悲怒後因驚恐
紫丹參石决明白芍女貞旋覆花橘紅雲苓貝母粉丹皮佛手柑牛膝茅根
朱右三十歲
血虛營熱氣鬱生火月汎延期淨後身熱
製香附牛膝柴胡薄荷葉焦山梔丹參川芎歸身鮮石斛丹皮白芍月季花
錢右二十三歲
浮腫半年經停四月氣血兩阻寒濕兩勝
柴炒歸身砂殼茺蔚子川芎桂炒白芍廣皮腹皮椽皮枳炒冬朮香附苓皮
澤瀉
陳右四十六歲
始而帶下繼而血漏失血腸燥大便爲難

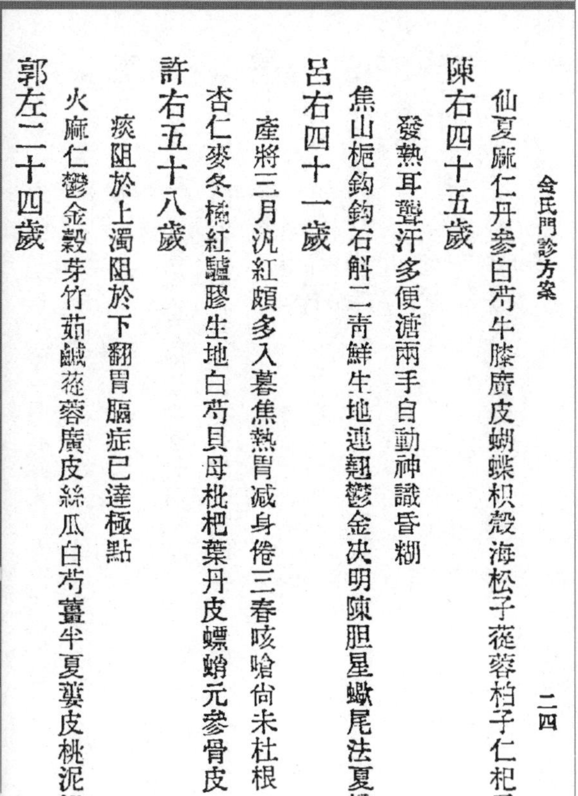
金氏門診方案　二四
仙夏麻仁丹參白芍牛膝廣皮蝴蝶枳殼海松子菝蓉柏子仁杞子
陳右四十五歲
發熱耳聾汗多便溏兩手自動神識昏糊
焦山梔鈎鈎石斛二青鮮生地連翹鬱金決明陳胆星蠍尾法夏橘紅
呂右四十一歲
產將三月汎紅頗多入暮焦熱胃減身倦三春咳嗆尚未杜根
杏仁麥冬橘紅驢膠生地白芍貝母枇杷葉丹皮螵蛸元參骨皮
許右五十八歲
痰阻於上濁阻於下翻胃膈症已達極點
火麻仁鬱金穀芽竹茹鹹菝蓉廣皮絲瓜白芍薑半夏蔞皮桃泥枳殼
郭左二十四歲

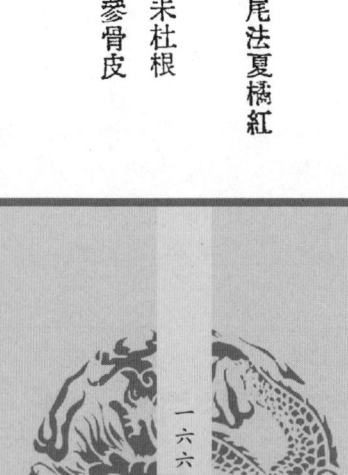

仙夏　麻仁　丹参　白芍　牛膝　广皮　蝴蝶　枳壳　海松子　苁蓉　柏子仁　杞子

陈右四十五岁

发热耳聋，汗多便溏，两手自动，神识昏糊。

焦山栀　钩钩　石斛　二青　鲜生地　连翘　郁金　决明　陈胆星　蝎尾　法夏　橘红

吕右四十一岁

产将三月，泛红颇多，入暮焦热，胃减身倦，三春咳呛，尚未杜根。

杏仁　麦冬　橘红　驴胶　生地　白芍　贝母　枇杷叶　丹皮　螵蛸　元参　骨皮

许右五十八岁

痰阻于上，浊阻于下，翻胃膈症，已达极点。

火麻仁　郁金　谷芽　竹茹　咸苁蓉　广皮　丝瓜　白芍　姜半夏　蒌皮　桃泥　枳壳

郭左二十四岁

血行清道，鼻红已见三月，湿阻营卫，疟疾发，现一旬。

姜半夏　黄柏　生姜　腹皮　吴萸　炒川连　酒芩　丹皮　茶花　软柴胡　秦艽　橘红　知母

徐右

食滞中伤，升降窒碍，懊憹呕泛食减，便结，脉象弦大而滑，胃腑窒而不宣。

元胡　炒川连　腹皮　橘红　竹茹　广郁金　茯神　杏仁　路通　蒌皮　云曲　法夏

吴左三十一岁

新患咳呛，日渐而止，旧患肿瘕消长无常。

甜葶苈　防己　苏子　枳壳　陈香　橼（櫞）皮　骷髅　青皮　腹皮　蜜炙麻黄　沉香　半夏　杏仁

计右三十八岁

去秋崩漏，旋即停止，近十日来，血块叠下，头痛腰痠，痳瘖艰难。

小茴　炒当归　桃肉　丹参　杜仲　吴萸　炒川连　杞子　川芎　乌药　官桂　炒白芍　东参

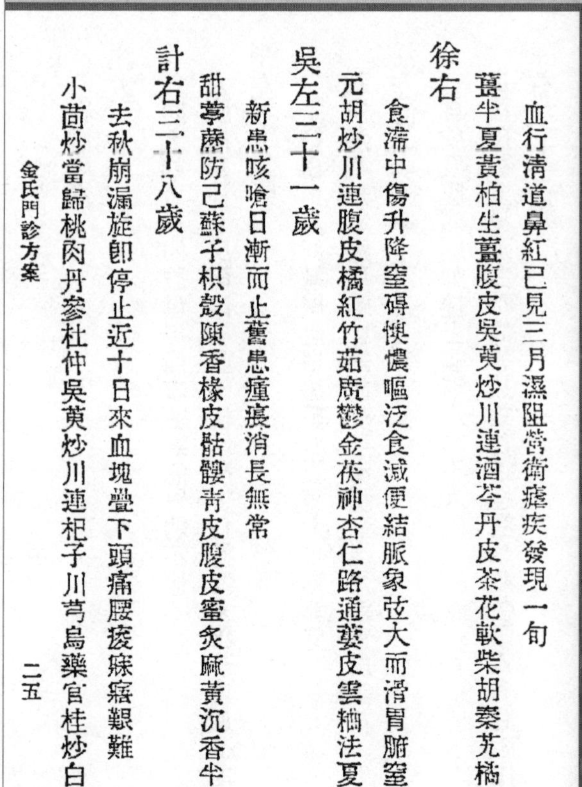
血行清道鼻紅已見三月濕阻營衛瘧疾發現一旬
薑半夏黃柏生薑腹皮吳萸炒川連酒芩丹皮茶花軟柴胡秦艽橘紅知母
徐右
食滯中傷升降窒碍懊憹嘔泛食減便結脈象弦大而滑胃腑窒而不宣
元胡炒川連腹皮橘紅竹茹廣鬱金茯神杏仁路通蔞皮雲粬法夏
吳左三十一歲
新患咳嗆日漸而止舊患腫瘕消長無常
甜葶藶防己蘇子枳殼陳香櫞皮骷髏青皮腹皮蜜炙麻黃沉香半夏杏仁
計右三十八歲
去秋崩漏旋即停止近十日來血塊疊下頭痛腰痠痳瘖艱難
小茴炒當歸桃肉丹參杜仲吳萸炒川連杞子川芎烏藥官桂炒白芍東參
金氏門診方案　二五

茯神廣皮

沈童

腹大如墩阜四肢俱浮瘇咳嗆氣急胃納不佳

大腹皮川朴苓皮澤瀉葶藶子桂炒芍杏仁控涎丸猪苓東瓜子皮蘇子

平左十六歲

陽絡傷則鼻紅氣機阻則痞硬右腹滿大年輕非宜

瓦楞蕪荑丹參鱉甲神粬銀胡茯苓海蜇查炭川連靑皮銀花

潘左四十二歲

自胸及腹痛劇如捲上嘔淸水亦不大便

瓜蔞皮薑夏澄茄白芍黑乾薑蔞仁猺桂雲粬薤白頭八月札廣皮路路通

陳右三十三歲

茯神　广皮

沈童

腹大如墩阜，四肢俱浮肿，咳呛气急，胃纳不佳。

大腹皮　川朴　苓皮　泽泻　葶苈子　桂炒芍　杏仁　控涎丸　猪苓　东瓜子　皮苏子

平左十六岁

阳络伤，则鼻红，气机阻则痞硬，右腹满大，年轻非宜。

瓦楞　芜荑　丹参　鳖甲　神曲　银胡　茯苓　海蜇　查（楂）炭　川连　青皮　银花

潘左四十二岁

自胸及腹痛剧如捲上，呕清水，亦不大便。

瓜蒌皮　姜夏　澄茄　白芍　黑干姜　蒌仁　猺桂　云曲　薤白头　八月札　广皮　路路通

陈右三十三岁

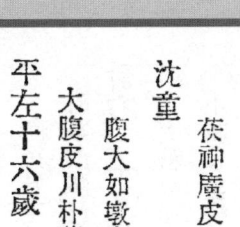

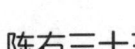

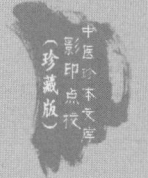

咳呛失音，胎前延及产后，腹痛便溏，往年宿根发，现病缠四月，形瘦冷热，脉虚苔薄，延防蓐损。

凤凰衣　桔梗　淡草　枇杷叶　北沙参　牛膝　贝母　茯苓　饭蒸于术　橘红　玄参　牡蛎

李童十二岁

不欬吐血，血来颇多，病逾两旬，近发五天。

根生地　牡蛎　丹皮　茅根　黑旱莲　女贞　橘红　侧柏　生三七　功劳　茯神　牛膝

叶左三十二岁

脉滑属痰，胁瘕，属气痰聚，气机不通则瘕。

瓜蒌皮　橘红络　枳壳　二青　白子腹皮　砂壳　冬瓜子皮　莱菔子　瓦楞　茯苓　瓜络

黄左

肾关不固，小溲频多，湿火乘虚下注，膀胱气化失权，尺脉细，清湿法。

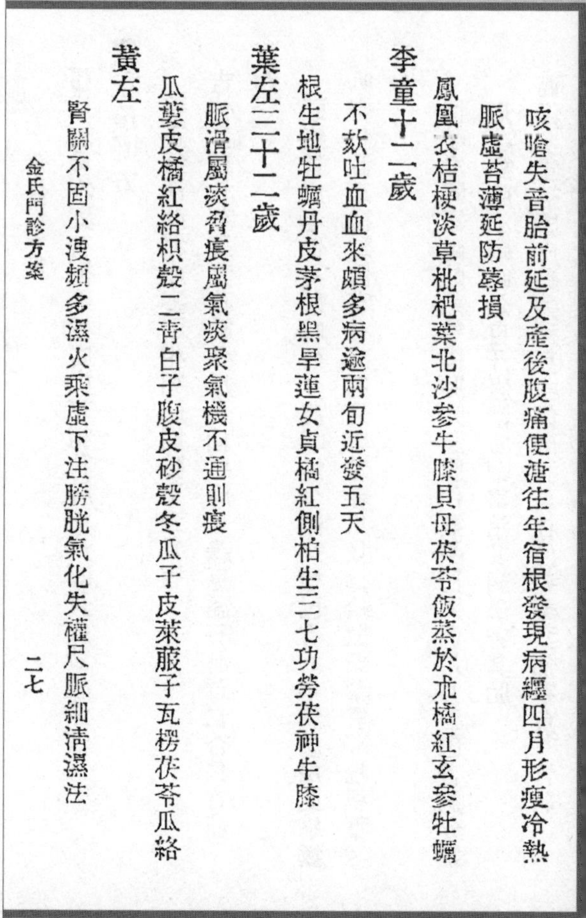
咳嗆失音胎前延及產後腹痛便溏往年宿根發現病纏四月形瘦冷熱
脈虛苔薄延防蓐損
鳳凰衣桔梗淡草枇杷葉北沙參牛膝貝母茯苓飯蒸於朮橘紅玄參牡蠣
李童十二歲
不欬吐血血來頗多病逾兩旬近發五天
根生地牡蠣丹皮茅根黑旱蓮女貞橘紅側柏生三七功勞茯神牛膝
葉左三十二歲
脈滑屬痰脅瘕屬氣痰聚氣機不通則瘕
瓜蔞皮橘紅絡枳殼二青白子腹皮砂殼冬瓜子皮萊菔子瓦楞茯苓瓜絡
黃左
腎關不固小溲頻多濕火乘虛下注膀胱氣化失權尺脈細清濕法
金氏門診方案　二七

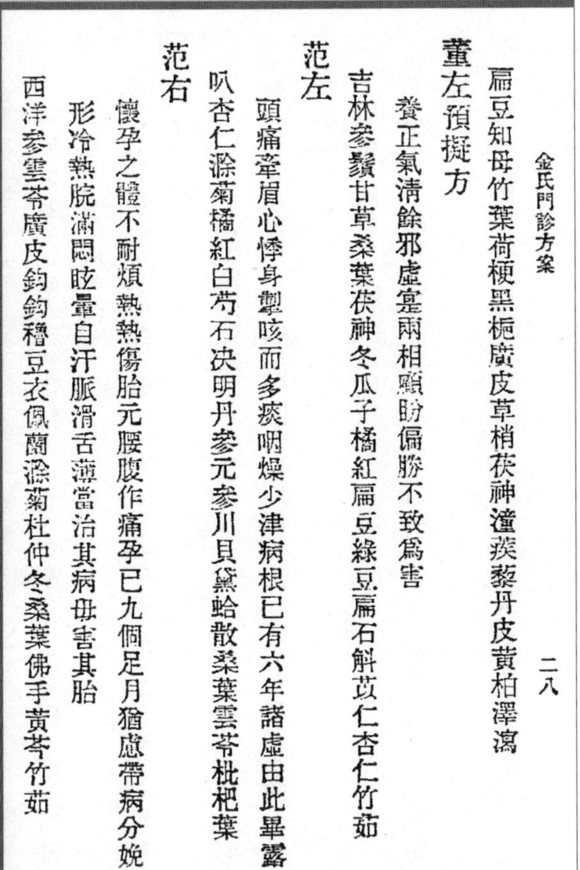
金氏門診方案 二八

扁豆知母竹葉荷梗黑梔廣皮草梢茯神潼蒺藜丹皮黃柏澤瀉

董左預擬方

養正氣清餘邪虛寔兩相顧盼偏勝不致爲害

吉林參鬚甘草桑葉茯神冬瓜子橘紅扁豆綠豆扁石斛苡仁杏仁竹茹

范左

頭痛牽眉心悸身掣咳而多痰咽燥少津病根已有六年諸虛由此畢露

叭杏仁滁菊橘紅白芍石决明丹參元參川貝黛蛤散桑葉雲苓枇杷葉

范右

懷孕之體不耐煩熱熱傷胎元腰腹作痛孕已九個足月猶慮帶病分娩

形冷熱脘滿悶眩暈自汗脈滑舌薄當治其病毋害其胎

西洋參雲苓廣皮鈎鈎穞豆衣佩蘭滁菊杜仲冬桑葉佛手黃芩竹茹

扁豆　知母　竹叶　荷梗　黑栀　广皮　草梢　茯神　潼蒺藜　丹皮　黄柏　泽泻

董左预拟方

养正气，清余邪，虚寔两相顾盼，偏胜不致为害。

吉林参须　甘草　桑叶　茯神　冬瓜子　橘红　扁豆　绿豆　扁石斛　苡仁　杏仁　竹茹

范左

头痛牵眉，心悸身掣，咳而多痰，咽燥少津，病根已有六年，诸虚由此毕露。

叭杏仁　滁菊　橘红　白芍　石决明　丹参　元参　川贝　黛蛤散　桑叶　云苓　枇杷叶

范右

怀孕之体，不耐烦热，热伤胎元，腰腹作痛，孕已九个足月，犹虑带病分娩。形冷热，脘痛，满闷眩晕，自汗脉滑，舌薄，当治其病，毋害其胎。

西洋参　云苓　广皮　钩钩　穞豆衣　佩兰　滁菊　杜仲　冬桑叶　佛手　黄芩　竹茹

祝右

气血俱亏，肝肾并伤，不独泛来衰少，抑且诸症杂出。

杜仲　牡蛎　奎芍　玫瑰　绵芪　丹参　穞衣　螵蛸　首乌　归身　龙骨　茯神

许童

欬稍缓，血仍吐，面浮足肿，冷热腹胀，八岁童子已成童劳。

川贝　谷芽　冬瓜子皮　枇杷叶　杏仁　茯苓　百部　款冬　紫苑（菀）　山药　于术

董右

浊蒙清窍，头晕耳鸣，湿阻气机，脘泛呕恶，近加忧郁，肝气勃升。

法夏　蒺藜　蔻壳　竹茹　石决　钩钩　郁金　桑叶　藿梗　枳壳　会皮　滁菊

石童

暑风入肺，食滞伤脾，上有呕吐，下有泄泻。

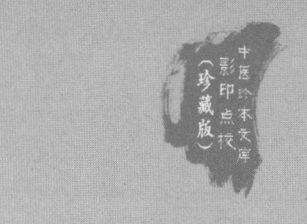

祝右
氣血俱虧肝腎並傷不獨汎來衰少抑且諸症雜出
杜仲牡蠣奎芍玫瑰綿芪丹參穭衣螵蛸首烏歸身龍骨茯神
許童
欬稍緩血仍吐面浮足瘇冷熱腹脹八歲童子已成童勞
川貝穀芽冬瓜子皮枇杷葉杏仁茯苓百部款冬紫苑山藥於朮
董右
濁蒙清竅頭暈耳鳴濕阻氣機脘泛嘔噁近加憂鬱肝陽勃升
法夏蒺藜蔻殼竹茹石決鈎鈎鬱金桑葉藿梗枳殼會皮滁菊
石童
暑風入肺食滯傷脾上有嘔吐下有洩瀉

金氏門診方案　二九

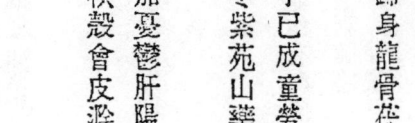

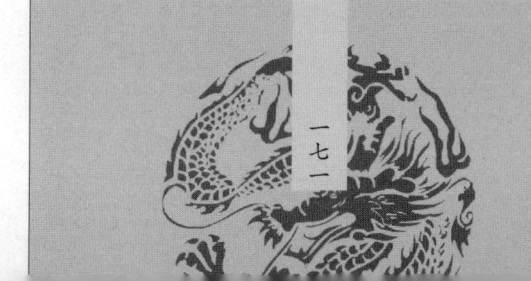

法半夏前胡扁豆杏仁廣木香苡仁象貝鈎鈎焦神麯橘紅通草竹茹

曹右

滿腹作瘕愈而復發氣病應血月事愆期

吳萸炒川連小茴鬱金砂殼桂枝炒白芍腹皮枳殼茺蔚冬瓜皮青皮茯苓

路路通

張左

中脘瘕滿已減飲食仍不多進有時氣不通順痛瘕並作有時陽不潛降

寤寐維艱種種病象仍在陽明腑絡改方法程尚宜通利腑絡

金鈴子青皮枳殼腹皮北秫米薑夏茯苓絲瓜夜交籐鬱金橘紅路路通

張左三十六歲

脹在中脘痛在右腹中主胃右主氣胃氣失其下行右降遂爲不及氣滯

法半夏　前胡　扁豆　杏仁　广木香　苡仁　象贝　钩钩　焦神曲　橘红　通草　竹茹

曹右

满腹作瘕，愈而复发，气病应血，月事愆期。

吴萸　炒川连　小茴　郁金　砂壳　桂枝　炒白芍　腹皮　枳壳　茺蔚　冬瓜皮　青皮　茯苓　路路通

张左

中脘胀满已减，饮食仍不多进，有时气不通顺，痛瘕并作，有时阳不潜降，寤寐维艰，种种病象仍在阳明腑络，改方法程，尚宜通利腑络。

金铃子　青皮　枳壳　腹皮　北秫米　姜夏　茯苓　丝瓜　夜交藤　郁金　橘红　路路通

张左三十六岁

胀在中脘，痛在右腹中，主胃，右主气，胃气失其下行，右降遂为不及，气滞

则瘕。气瘕则痛，久痛久瘕，入经入络，大便艰涩，纳食减进，舌苔糙白而厚，脉沉滞不畅。胃者为六腑之总司，胃病则六腑亦病，按腑以通为用，法当以通为要。

两头尖　姜夏　金铃　青皮　枳壳　桃仁　彩云曲　槟榔　瓦楞　瓜蒌　丝瓜络　路路通

赵右五十岁

饮停于中，噫嗳吞酸，寤寐欠宁，时有眩晕。

萸　炒连　桂　芍　佛手　竹茹　炒秫米　半夏　橘红　甘草　黑干姜　云苓　夜交　枳壳

又左十九岁

咽喉间痒，膺脘亦痒，蒂丁下垂，水亏火旺。

左牡蛎　黄柏　元参　桔梗　炙鳖甲　丹皮　生地　秋石　坎版　淡草　萸肉　知母

厉右二十岁

則瘕氣瘕則痛久痛久瘕入經入絡大便艱澀納食減進舌苔糙白而厚脈沉滯不暢胃者爲六腑之總司胃病則六腑亦病按腑以通爲用法當以通爲要

兩頭尖薑夏金鈴青皮枳殼桃仁彩雲紬檳榔瓦楞瓜蔞絲瓜絡路路通

趙右五十歲

飲停於中噫噯吞酸痞寐欠寧時有眩暈

萸炒連桂芍佛手竹茹炒秫米半夏橘紅甘草黑乾薑雲苓夜交枳殼

又左十九歲

咽喉間痒膺脘亦痒蒂丁下垂水虧火旺

厲右二十歲

左牡蠣黃柏元參桔梗炙鱉甲丹皮生地秋石坎版淡草萸肉知母

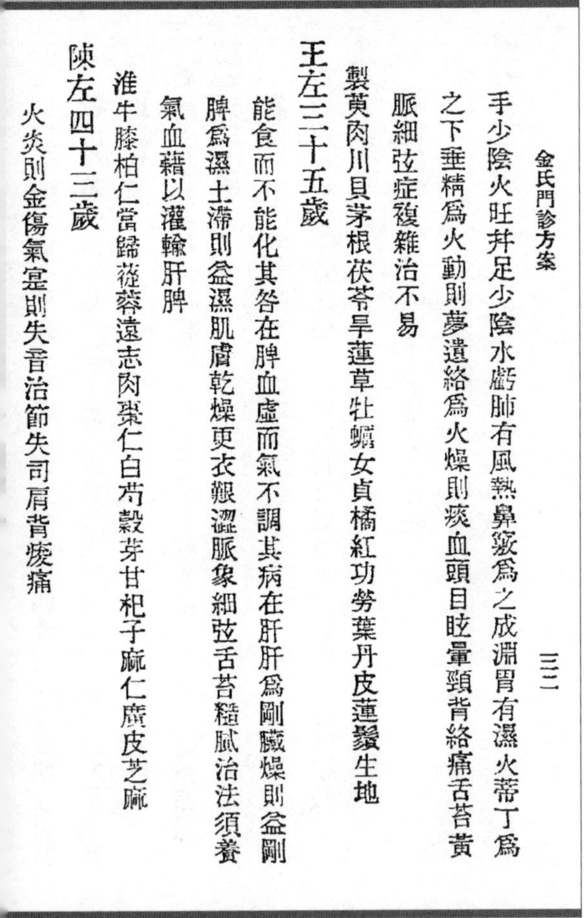
金氏門診方案　三二

手少陰火旺并足少陰水虧肺有風熱鼻竅爲之成淵胃有濕火蒂丁爲之下垂精爲火動則夢遺絡爲火燥則痰血頭目眩暈頸背絡痛舌苔黃脈細弦症複雜治不易

製萸肉川貝茅根茯苓旱蓮草牡蠣女貞橘紅功勞葉丹皮蓮鬚生地

王左三十五歲

能食而不能化其咎在脾血虛而氣不調其病在肝肝爲剛臟燥則益剛脾爲濕土滯則益濕肌膚乾燥更衣艱澀脈象細弦舌苔糙膩治法須養氣血藉以灌輸肝脾

淮牛膝柏仁當歸蓯蓉遠志肉棗仁白芍穀芽甘杞子麻仁廣皮芝麻

陝左四十三歲

火炎則金傷氣窒則失音治節失司肩背痠痛

手少阴火旺，并足少阴水亏，肺有风热，鼻窍为之成渊，胃有湿火。蒂丁为之下垂，精为火动则梦遗，络为火燥则痰血，头目眩晕，颈背络痛，舌苔黄，脉细弦，症复杂，治不易。

制萸肉　川贝　茅根　茯苓　旱莲草　牡蛎　女贞　橘红　功劳叶　丹皮　莲须　生地

王左三十五岁

能食而不能化，其咎在脾血虚而气不调，其病在肝，肝为刚脏，燥则益刚。脾为湿土，滞则益湿，肌肤干燥，更衣艰涩，脉象细弦，舌苔糙腻。治法须养气血，藉以灌输肝脾。

淮牛膝　柏仁　当归　苁蓉　远志肉　枣仁　白芍　谷芽　甘杞子　麻仁　广皮　芝麻

陈左四十三岁

火炎则金伤，气窒则失音，治节失司，肩背痠痛。

生石膏　知母　元参　桔梗　川贝母　淡草　丝瓜络　海石　煅蛤壳　苡仁　芦根　琼玉膏

李左四十三岁

素体水不涵木，渐至木火刑金，先咳而后失血，自春延至立夏，痰阻于肺，气失宣华，胸脘满闷，缺盆痕痛，左升太过，右降不及，动辄气甚，而欬嗽，脉弦细而数，法养金柔木。

金沸草　元参　石决　枇杷叶　女贞子　川贝　牛膝　橘络　青蛤壳　丹皮　茅根　旱莲

罗左二十五岁

少阴肾亏，太阴脾湿，湿聚蒸化为痰，欬呛头痕，腰痠肢耎，脉象弦滑，舌质腻白。阴虚生火，耗伤胃津。故口渴喜饮，小溲红赤，肾清脾湿。

黄草　川石斛　仙夏　淡草　橘红　云茯苓　瓜子　川贝　牡蛎　滁菊　桑叶　牛膝　苡仁　竹茹

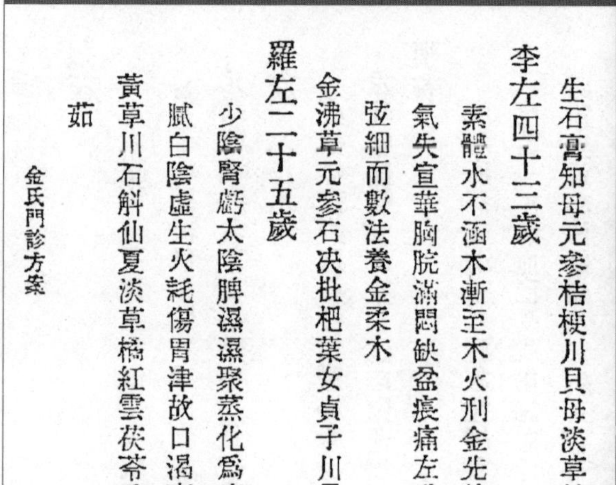
生石膏知母元參桔梗川貝母淡草絲瓜絡海石煅蛤殼苡仁蘆根瓊玉膏
李左四十三歲
素體水不涵木漸至木火刑金先欬而後失血自春延至立夏痰阻於肺氣失宣華胸脘滿悶缺盆痕痛左升太過右降不及動輒氣甚而欬嗽脈弦細而數法養金柔木
金沸草元參石决枇杷葉女貞子川貝牛膝橘絡青蛤殼丹皮茅根旱蓮
羅左二十五歲
少陰腎虧太陰脾濕濕聚蒸化爲痰欬嗆頭痕腰痠肢耎脈象弦滑舌質膩白陰虛生火耗傷胃津故口渴喜飲小溲紅赤腎清脾濕
黃草川石斛仙夏淡草橘紅雲茯苓瓜子川貝牡蠣滁菊桑葉牛膝苡仁竹茹
金氏門診方案　三三

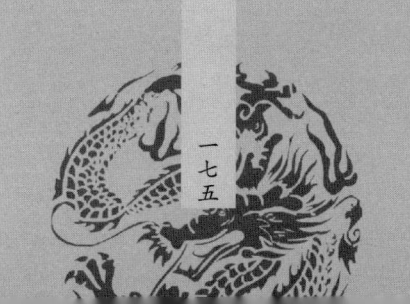

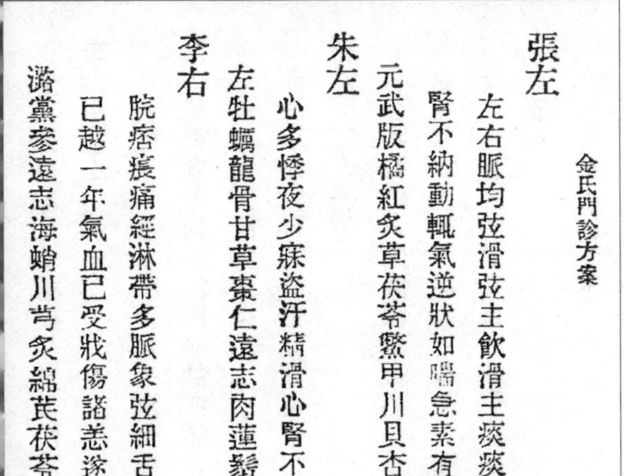
金氏門診方案　三四

張左

左右脈均弦滑弦主飲滑主痰痰飲盤踞中上兩室碍上下呼吸肺不降
腎不納動輒氣逆狀如喘急素有遺泄腎陰久耗多年老病根深蒂固
元武版橘紅炙草茯苓鱉甲川貝杏仁牡蠣冬蟲牛膝六粬石英

朱左

心多悸夜少寐盜汗精滑心腎不交
左牡蠣龍骨甘草棗仁遠志肉蓮鬚茯苓知母川柏丹參生地柏仁

李右

脘痞痠痛經淋帶多脈象弦細舌質薄黃陽明不合衝任不固患起小產
已越一年氣血已受戕傷諸恙遂爲雜出闔陽明之氣固衝海之血
潞黨參遠志海蛸川芎炙綿芪茯苓棗仁牡蠣杜仲白芍丹參茺蔚

张左

左右脉均弦滑，弦主饮，滑主痰，痰饮盘踞，中上两室碍上下呼吸肺不降，肾不纳，动辄气逆，状如喘急，素有遗泄，肾阴久耗多年，老病根深蒂固。

元武版　橘红　炙草
茯苓　鳖甲　川贝　杏仁
牡蛎　冬虫　牛膝　六曲
石英

朱左

心多悸，夜少寐，盗汗精滑，心肾不交。

左牡蛎　龙骨　甘草
枣仁　远志肉　莲须　茯苓
知母　川柏　丹参　生地
柏仁

李右

脘痞痠痛，经淋带多，脉象弦细，舌质薄黄，阳明不合，冲任不固。患起小产，已越一年，气血已受戕伤。诸恙遂为杂出，阖阳明之气，固冲海之血。

潞党参　远志　海蛸
川芎　炙绵芪　茯苓　枣仁
牡蛎　杜仲　白芍　丹参
茺蔚

朱右

未产先泄，既产又泻，绵缠一年，脾肾阴中之阳虚矣。于是满痛泄泻，剧于清朝时候前半，舌质淡绛，脉象左尺濡大，双补脾肾，藉资运纳。

巴戟天　潼蒺藜　兔丝子　破故纸　奎白芍　煨肉果　淡吴萸　五味子　怀山药　土炒于术　云茯苓　谷芽

陈左

欬呛五年，气急三载，近加丧明嗔怒，肝气升炽化火，迫伤络脉，吐血复崩，兼即鼻血，亦是络热，左脉大，拟潜育。

大生地　淮牛膝　粉丹皮　石决明　山茶花　墨旱莲　女贞子　橘络　川贝母　湖藕节　白茅根　锦纹黄

又

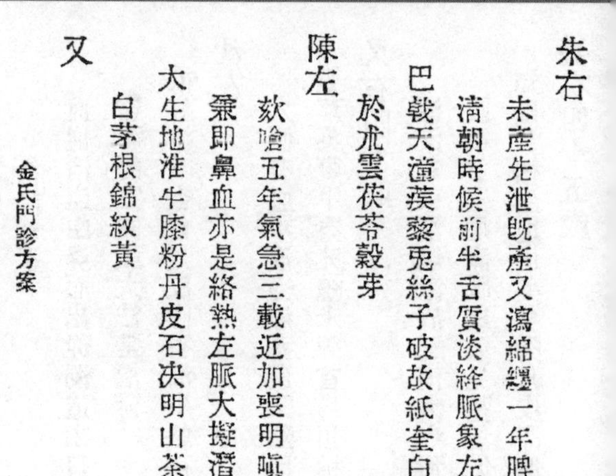
朱右
未產先泄既產又瀉綿纏一年脾腎陰中之陽虛矣於是滿痛泄瀉劇於
清朝時候前半舌質淡絳脈象左尺濡大雙補脾腎藉資運納
巴戟天潼蒺藜兎絲子破故紙奎白芍煨肉菓淡吳萸五味子懷山藥土炒
於朮雲茯苓穀芽
陳左
欬嗆五年氣急三載近加喪明嗔怒肝氣升熾化火迫傷絡脈吐血復崩
兼即鼻血亦是絡熱左脈大擬潛育
大生地淮牛膝粉丹皮石决明山茶花墨旱蓮女貞子橘絡川貝母湖藕節
白茅根錦紋黃
又

金氏門診方案　三五

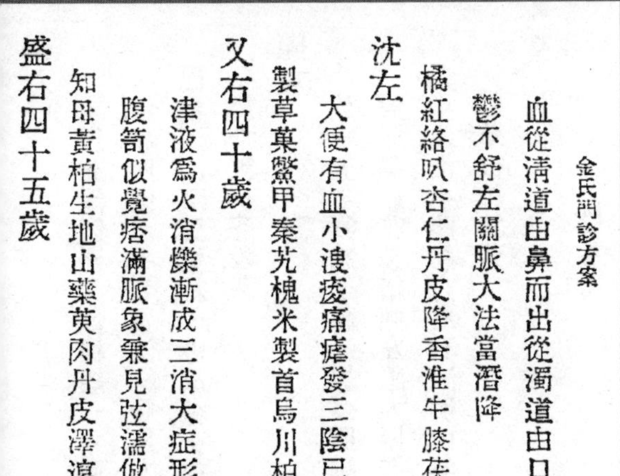
金氏門診方案　三六

血從淸道由鼻而出從濁道由口而來欬嗆氣急輾轉不停喪明嗔怒氣鬱不舒左關脈大法當潛降

橘紅絡叭杏仁丹皮降香淮牛膝茯苓白芍川貝青蛤散藕節茅根山茶

沈左

大便有血小溲痠痛痁發三陰已有半年

製草菓鱉甲秦艽槐米製首烏川柏知母草梢薑半夏萆薢茯苓桂拌白芍

又右四十歲

津液爲火消爍漸成三消大症形瘦善食口渴喜飲溲濁頻多舌根脫苔腹笥似覺痞滿脈象兼見弦濡倣用知柏八味丸藉以壯水制火

知母黃柏生地山藥萸肉丹皮澤瀉元參茯苓麥冬天冬石斛

盛右四十五歲

血从清道，由鼻而出，从浊道由口而来，欬呛气急，辗转不停，丧明嗔怒，气郁不舒，左关脉大，法当潜降。

橘红络　叭杏仁　丹皮　降香　淮牛膝　茯苓　白芍　川贝　青蛤　散藕节　茅根　山茶

沈左

大便有血，小溲痠痛，痁发三阴，已有半年。

制草果　甲秦艽　槐米　制首乌　川柏　知母　草梢　姜半夏　萆薢　茯苓　桂拌白芍

又右四十岁

津液为火消烁，渐成三消大症，形瘦善食，口渴喜饮，溲浊频多，舌根脱苔，腹笥似觉痞满，脉象弦濡，仿用知柏八味丸，藉以壮水制火。

知母　黄柏　生地　山药　萸肉　丹皮　泽泻　元参　茯苓　麦冬　天冬　石斛

盛右四十五岁

肝肾阴虚，冲任失司，经讯超前，带下殊多，中间痰饮盘踞，咳呛作辍无常。

杜仲　云苓　川贝　蒺藜　竹茹　叭杏　丹参　半夏　曲石英　芡实　莲须　橘红

姜右三十一岁

经来衰少，五年不育，血虚气滞，累及冲任。

当归　柴胡　白芍　茺蔚　川贝　橘红　丹参　杏仁　海蛸　香附　丹皮　玫瑰

李左四十八岁

肝肾不足，肺胃有火，屡次失血，时常欬呛。去冬曾经失音，今春复加腰痛，脉象细数，法当潜育。

甘草　玉竹　女贞　旱莲　龟版　前胡　丹皮　杏仁　生地　川贝　橘红　茯苓

郁右三十岁

去冬三疟，近来无绪，热势燎原，略有欬呛。

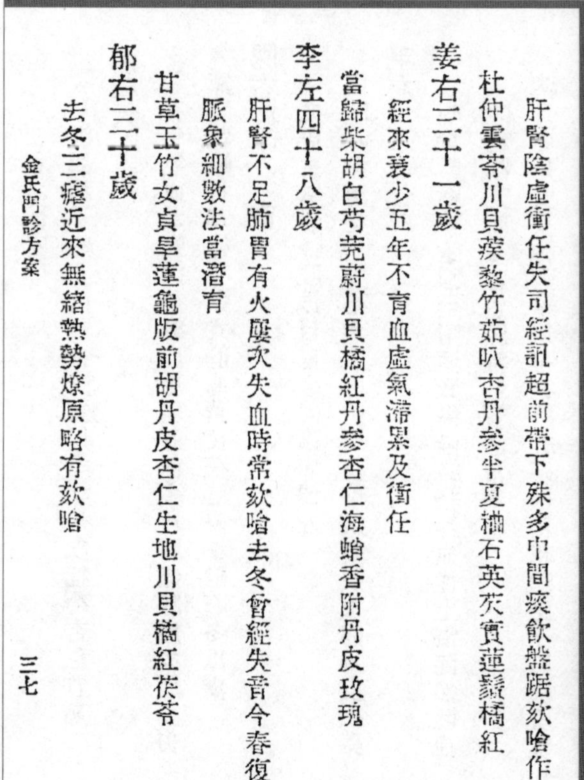

肝腎陰虛衝任失司經訊超前帶下殊多中間痰飲盤踞欬嗆作輟無常
杜仲雲苓川貝蒺藜竹茹叭杏丹參半夏釉石英芡實蓮鬚橘紅
姜右三十一歲
經來衰少五年不育血虛氣滯累及衝任
當歸柴胡白芍茺蔚川貝橘紅丹參杏仁海蛸香附丹皮玫瑰
李左四十八歲
肝腎不足肺胃有火屢次失血時常欬嗆去冬曾經失音今春復加腰痛
脈象細數法當潛育
甘草玉竹女貞旱蓮龜版前胡丹皮杏仁生地川貝橘紅茯苓
郁右三十歲
去冬三瘧近來無緒熱勢燎原略有欬嗆
金氏門診方案　三七

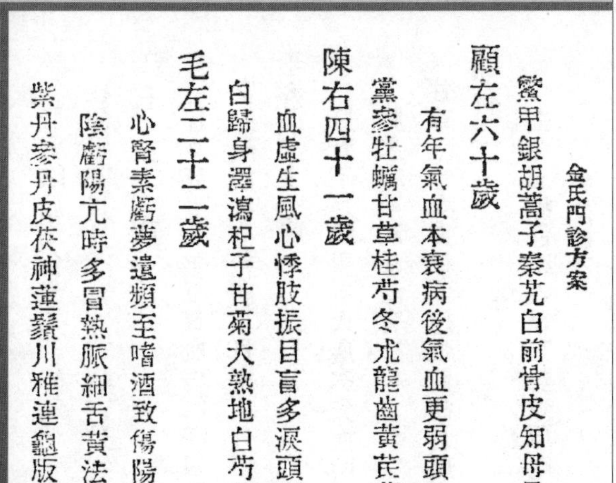

鱉甲銀胡蒿子秦艽白前骨皮知母桑葉丹皮桂芍杏仁竹茹
顧左六十歲
有年氣血本衰病後氣血更弱頭面多汗腰痛膝痠步履少力
黨參牡蠣甘草桂芍冬朮龍齒黃芪茯苓夏粬磁石冬瓜皮
陳右四十一歲
血虛生風心悸肢振目盲多淚頭痛偏左
白歸身澤瀉杞子甘菊大熟地白芍茯苓蒺藜製萸肉丹皮山藥桑葉
毛左二十二歲
心腎素虧夢遺頻至嗜酒致傷陽絡絡鬆血從上溢陡然吐血二十餘口
陰虧陽亢時多冒熱脈細舌黃法當潛育
紫丹參丹皮茯神蓮鬚川雅連龜版茅根葛花鷄距子石决桑葉山梔

鳖甲　银胡　蒿子　秦艽　白前　骨皮　知母　桑叶　丹皮　桂芍　杏仁　竹茹

顾左六十岁

有年气血本衰，病后气血更弱，头面多汗，腰痛膝痠，步履少力。

党参　牡蛎　甘草　桂芍　冬术　龙齿　黄芪　茯苓　夏曲　磁石　冬瓜皮

陈右四十一岁

血虚生风，心悸肢振，目盲多泪，头痛偏左。

白归身　泽泻　杞子　甘菊　大熟地　白芍　茯苓　蒺藜　制萸肉　丹皮　山药　桑叶

毛左二十二岁

心肾素亏，梦遗频至，嗜酒致伤阳络，络松血从上溢，陡然吐血二十余口。阴亏阳亢，时多冒热，脉细舌黄，法当潜育。

紫丹参　丹皮　茯神　莲须　川雅连　龟版　茅根　葛花　鸡距子　石决　桑叶　山栀

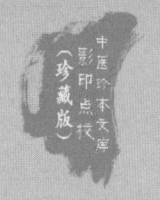

平右三十九岁

产后腠理空虚，寒邪易于侵袭，形寒头晕，脘痛腹痛。

东洋参　龙骨　姜夏　佛手　牡蛎　首乌　谷芽　广皮　杞子　沙参　白芍　蝴蝶

唐右二十二岁

欬呛自冬而起，经汛自春而停，声嘶音哑，咽燥喉痛，虚火上烁，已成劳损。

淡秋石　牛膝　冬虫草　桔梗　川贝　元参　芦根　青蛤　杏仁　甘草　米仁　枇杷叶

俞左四十九岁

便溏四年，胸满五日，脾升胃降，已失常度。

制川朴　姜夏　木香　茯苓　枳壳　拌炒白术　扁豆　砂仁　谷芽　彩云曲　广皮　腹皮　冬瓜皮

李左四十三岁

平右三十九歲

產後腠理空虛寒邪易於侵襲形寒頭暈脘痛腹痛

東洋參龍骨薑夏佛手牡蠣首烏穀芽廣皮杞子沙參白芍蝴蝶

唐右二十二歲

欬嗆自冬而起經汛自春而停聲嘶音啞咽燥喉痛虛火上爍已成勞損

淡秋石牛膝冬蟲草桔梗川貝元參蘆根青蛤杏仁甘草米仁枇杷葉

俞左四十九歲

便溏四年胸滿五日脾升胃降已失常度

製川朴薑夏木香茯苓枳殼拌炒白朮扁豆砂仁穀芽彩雲麯廣皮腹皮冬瓜皮

李左四十三歲

金氏門診方案　三九

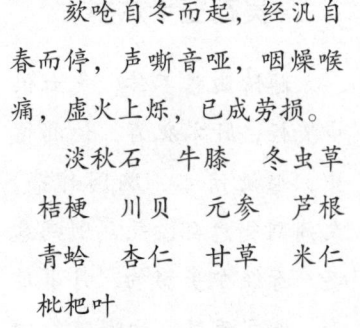

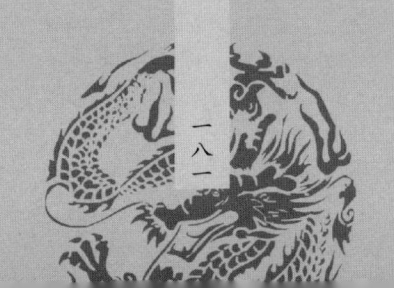

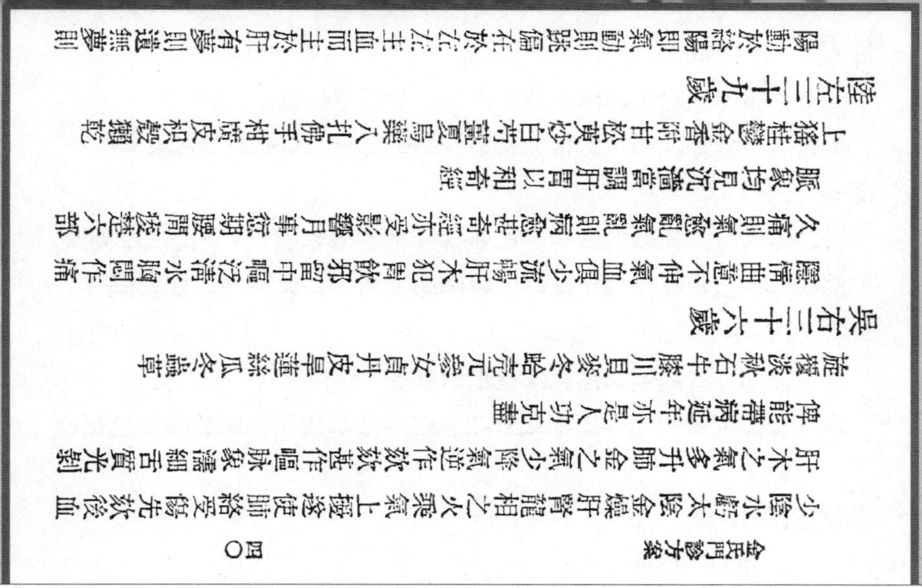
金氏門診方案　四○

少陰水虧太陰金燥肝腎龍相之火乘氣上擾遂使肺絡受傷先欬後血
肝木之氣多升肺金之氣少降氣逆作欬甚作嘔脈象濡細舌質光剝
俾能帶病延年亦是人功克盡
旋覆淡秋石牛膝川貝麥冬蛤殼元參女貞丹皮旱蓮絲瓜冬蟲草
吳右三十六歲
隱情曲意不伸氣血俱少流暢肝木犯胃飲邪留中嘔泛清水胸悶作痛
久痛則氣愈亂氣亂則病愈甚奇經亦受影響月事愆期腰間痠楚六部
脈象均見沉澀當調肝胃以和奇經
上猺桂鬱金香附甘松黃炒白芍薑夏烏藥八扎佛手柑橘皮枳殼橘乾
陸左三十九歲
陽動於絡陽即氣動則跳偏在於左左主血而主於肝有夢則遺無夢則

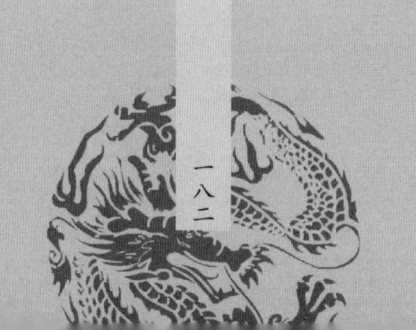

少阴水亏，太阴金燥，肝肾龙相之火，乘气上扰，遂使肺络受伤，先欬后血。肝木之气多升，肺金之气少降。气逆作欬，欬甚作呕。脉象濡细，舌质光剥。俾能带病延年，亦是人功克尽。

旋覆　淡秋石　牛膝

川贝　麦冬　蛤壳　元参

女贞　丹皮　旱莲　丝瓜

冬虫草

吴右三十六岁

隐情曲意不伸，气血俱少流畅，肝木犯胃，饮邪留中，呕泛清水，胸闷作痛，久痛则气愈乱，气乱则病愈甚。奇经亦受影响，月事延期，腰间痠楚，六部脉象均见沉涩。当调肝胃以和奇经。

上猺桂　郁金　香附

甘松黄　炒白芍　姜夏　乌药

八扎　佛手柑　广皮

枳壳　橘干

陆左三十九岁

阳动于络，阳即气动则跳，偏在于左，左主血而主于肝，有梦则遗，无梦则

滑，耳鸣头晕，腰痠脉细，心肾阴亏，肝胆阳亢，病自七情中来，切宜顾养为上。

石决明　浮小麦　枣仁　橘络　远志肉　淡甘草　芝麻　桑叶　粉丹皮　云茯神　莲须　滁菊

施左十七岁

病起半月，形寒身热，有汗而热不散，有欬而痰不利。

焦山栀　橘红　丝瓜络　芦根　瓜蒌皮　茯神　知母　米仁　川通草　杏仁　竹茹

沈左三十四岁

梦中遗溲，便后痔血，脾肾阴亏，湿火下注。

沙苑子　芡实　白芍　远志　绵杜仲　丹参　葛花　木香　炒槐米　茯神　枣仁　冬术

许左二十二岁

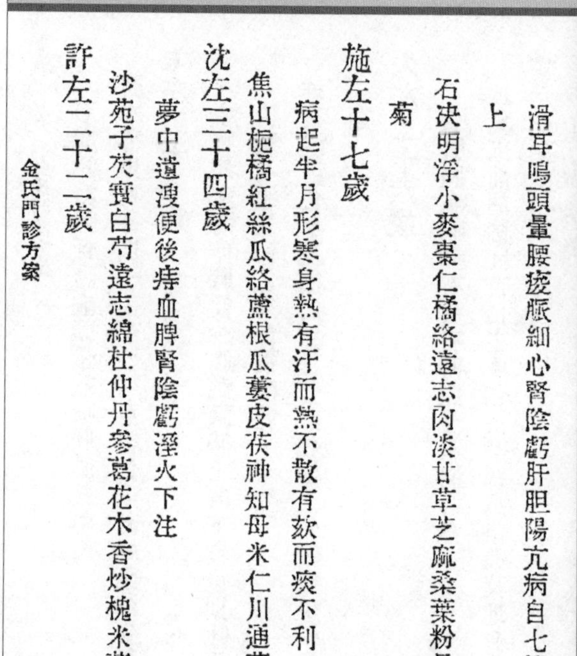
滑耳鳴頭暈腰痠脈細心腎陰虧肝胆陽亢病自七情中來切宜顧養爲
上
石决明浮小麥棗仁橘絡遠志肉淡甘草芝麻桑葉粉丹皮雲茯神蓮鬚滁
菊
施左十七歲
病起半月形寒身熱有汗而熱不散有欬而痰不利
焦山梔橘紅絲瓜絡蘆根瓜蔞皮茯神知母米仁川通草杏仁竹茹
沈左三十四歲
夢中遺洩便後痔血脾腎陰虧溼火下注
沙苑子芡實白芍遠志綿杜仲丹參葛花木香炒槐米茯神棗仁冬朮
許左二十二歲
金氏門診方案　四一

形瘦便溏脾腎陽虚頭暈欬嗆肝肺風熱

廣木香川貝冬瓜子茯苓炒扁豆杏仁蒺藜冬朮法半夏前胡桑葉砂壳

朱左二十七歲

中脘痞塞時作時輟少腹瘕聚時上時下食後則吐便秘半月胃氣不降腑氣不通氣鬱化火津傷咽乾

鮮石斛蔞仁半夏橘白䓀蓉蔴仁松子仁穀芽炙枳殼柏仁郁李仁薑竹茹

朱左二十六歲

欬引胸痛喉痒有痰有時頭暈有時身熱

瓜蔞皮前胡橘紅杏仁生薏仁茯苓絲瓜絡桑葉地骨皮淡草元參二靑

趙左二十六歲

形瘦便溏，脾肾阳虚，头晕咳呛，肝肺风热。

广木香　川贝　冬瓜子　茯苓　炒扁豆　杏仁　蒺藜　冬术　法半夏　前胡　桑叶　砂壳

朱左二十七岁

中脘痞塞，时作时辍，少腹瘕聚，时上时下，食后则吐，便秘半月，胃气不降，腑气不通，气郁化火，津伤咽干。

鲜石斛　蒌仁　半夏　橘白　肉苁蓉　麻仁　松子仁　谷芽　炙枳壳　柏仁　郁李仁　姜竹茹

朱左二十六岁

欬引胸痛，喉痒有痰，有时头晕，有时身热。

瓜蒌皮　前胡　橘红　杏仁　生薏仁　茯苓　丝瓜络　桑叶　地骨皮　淡草　元参　二青

赵左二十六岁

中虚湿胜，气攻脘痛，痛甚吐泻，根起五年。

姜夏　冬术　云曲　砂仁　枳壳　川朴　炙草　腹皮　木香　广皮　谷芽　附炒泻

李左三十七岁

金水两亏，肝脾气逆，欬呛失血，咽痛喉痹，盗汗时有时无，大便时溏时结。左脉虚弦，右脉细数，劳损已达极点，夏秋最为吃紧。

大生地　川贝　丹皮　桔梗　黑豆衣　牡蛎　元参　丝瓜子　冬虫草　淡草　薏仁　芦根

周右二十七岁

左咽稍痛，黎明便溏，起由产后将成蓐劳。

北沙参　冬瓜子　丹参　麦冬　牡蛎　丹皮　白芍　银胡　炙草　地骨　螵蛸　川斛

罗左

囊痈一年，夜不多寐，阳阴造偏，冷热头晕。

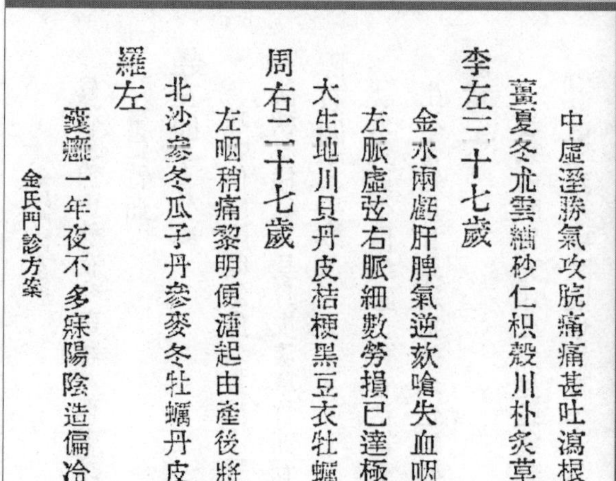
中虛溼勝氣攻脘痛痛甚吐瀉根起五年
薑夏冬朮雲麯砂仁枳殼川朴炙草腹皮木香廣皮穀芽附炒瀉
李左三十七歲
金水兩虧肝脾氣逆欬嗆失血咽痛喉痹盜汗時有時無大便時溏時結
左脈虛弦右脈細數勞損已達極點夏秋最爲吃緊
大生地川貝丹皮桔梗黑豆衣牡蠣元參絲瓜子冬蟲草淡草薏仁蘆根
周右二十七歲
左咽稍痛黎明便溏起由產後將成蓐勞
北沙參冬瓜子丹參麥冬牡蠣丹皮白芍銀胡炙草地骨螵蛸川斛
羅左
囊癰一年夜不多寐陽陰造偏冷熱頭暈
金氏門診方案　四三

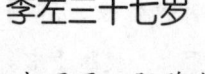

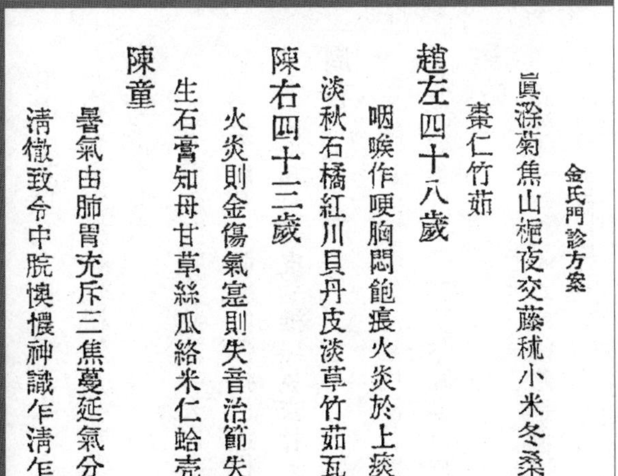
金氏門診方案　四四

眞滁菊焦山梔夜交藤秫小米冬桑葉廣皮粉丹皮薑半夏茯神石决明酸棗仁竹茹

趙左四十八歲

咽喉作哽胸悶飽脹火炎於上痰阻於中

淡秋石橘紅川貝丹皮淡草竹茹瓦楞柿霜蔞皮桔梗元參橄欖

陳右四十三歲

火炎則金傷氣窒則失音治節失司肩背痠痛

生石膏知母甘草絲瓜絡米仁蛤殼桔梗元參川貝蘆根海石瓊玉膏

陳童

暑氣由肺胃充斥三焦蔓延氣分外達肌膚而爲痦痦發不多邪勢未能清徹致令中脘懊憹神識乍清乍昏身體忽寒忽熱脈象左部沉弦右部

真滁菊　焦山栀　夜交藤　秫小米　冬桑叶　广皮　粉丹皮　姜半夏　茯神　石决明　酸枣仁　竹茹

赵左四十八岁

咽喉作哽，胸闷饱胀，火炎于上，痰阻于中。

淡秋石　橘红　川贝　丹皮　淡草　竹茹　瓦楞　柿霜　蒌皮　桔梗　元参　橄榄

陈右四十三岁

火炎则金伤，气窒则失音，治节失司，肩背痠痛。

生石膏　知母　甘草　丝瓜络　米仁　蛤壳　桔梗　元参　川贝　芦根　海石　琼玉膏

陈童

暑气由肺胃充斥三焦，蔓延气分，外达肌肤，而为痦，痦发不多，邪势未能清彻，致令中脘懊侬，神识乍清乍昏，身体忽寒忽热。脉象左部沉弦，右部

滑数，体素薄弱，正气不能截邪，以致留恋于中，姑拟扶正逐邪，未识然否。

佛叶参　川通草　茯神　银花　连翘　鲜石斛　藁梗　郁金　丹皮　鲜生地　芦根　益元散

钦右二十四岁

先由白带，继而赤带，益于经水淋漓，甚而色紫起块，少腹抽痛，牵及经络。形寒头痛，脘泛食少。脉象弦芤，舌质腻白，病在奇经八脉，尚挟寒湿阻遏。治法益气血之虚，参用通气血之滞。

紫丹参　茺蔚　橘红　萆薢　淮牛膝　法夏　石英　丹皮　陈阿胶　新绛　白芍　螵蛸

又二方

肝肾阴虚，冲任失固，自白带转赤色，由经漏而至成块，血既失其所养，气遂乘于脉络，少腹掣痛，面目浮肿，冷热头痛，耳鸣盗汗。脉象弦芤而滑，舌质薄腻而白，脾胃为湿所困，治法缓根滋补。

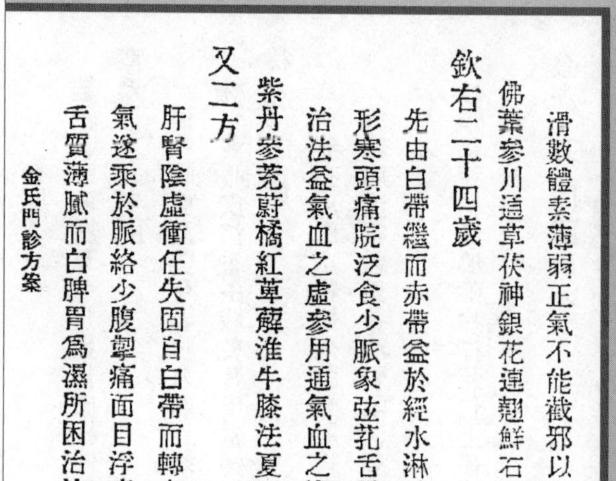

滑數體素薄弱正氣不能截邪以致留戀於中姑擬扶正逐邪未識然否
佛葉參川通草茯神銀花連翹鮮石斛藁梗鬱金丹皮鮮生地蘆根益元散
欽右二十四歲
先由白帶繼而赤帶益於經水淋漓甚而色紫起塊少腹抽痛牽及經絡
形寒頭痛脘泛食少脈象弦芤舌質膩白病在奇經八脈尚挾寒溼阻遏
治法益氣血之虛參用通氣血之滯
紫丹參茺蔚橘紅萆薢淮牛膝法夏石英丹皮陳阿膠新絳白芍螵蛸
又二方
肝腎陰虛衝任失固自白帶而轉赤色由經漏而至成塊血既失其所養
氣遂乘於脈絡少腹掣痛面目浮瘇冷熱頭痛耳鳴盜汗脈象弦芤而滑
舌質薄膩而白脾胃爲濕所困治法緩根滋補

金氏門診方案　四五

旋覆新絳歸鬚萆薢丹參丹皮杜仲白蒺螵蛸茯苓白芍白朮

章左二十三歲

舊冬吐血盈盞今春腹大如鼓氣血相擊清濁相混已成蠱脹延爲難治

桃仁泥腹皮沉香牛膝炙鱉甲當歸橘絡鈴子參三七靑皮延胡控涎丸

徐左三十歲

初瘇必屬風水相搏久腫必屬脾腎兩虧晨起上焦爲瘇午後下焦爲瘇腹笥膜㾓得穀更甚心腎兩虧夢遺頻多脈沉弦舌紅絳兩補脾腎兼搜風水

炒知母黃柏澤瀉附片拌薏仁上傜桂萸肉茯苓穀芽大熟地丹皮牛膝車前

金左二十四歲

旋覆　新绛　归须　萆薢　丹参　丹皮　杜仲　白蒺　螵蛸　茯苓　白芍　白术

章左二十三岁

旧冬吐血盈盏，今春腹大如鼓，气血相击，清浊相混，已成蛊胀，延为难治。

桃仁泥　腹皮　沉香　牛膝　炙鳖甲　当归　橘络　铃子参　三七　青皮　延胡　控涎丸

徐左三十岁

初肿必属风水相搏久肿，必属脾肾两亏，晨起上焦为肿，午后下焦为肿，腹笥膜胀，得谷更甚。心肾两亏，梦遗频多，脉沉弦，舌红绛，两补脾肾，兼搜风水。

炒知母　黄柏　泽泻　附片　拌薏仁　上傜桂　萸肉　茯苓　谷芽　大熟地　丹皮　牛膝　车前

金左二十四岁

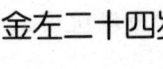

肝强脾弱，气滞湿胜，水谷易停，腹笥易胀。

制川朴　谷芽　姜夏　泽泻　大腹皮　砂壳　广皮　芡实　彩云曲　茯苓　枳壳　竹茹

史左三十五岁

风湿阻气，欬呛痰粘，咽喉肿烂，已有两旬。

煅石膏　知母　淡草　元参　活水芦根　桑叶　杏仁　枇杷叶　连翘壳　橘红　姜皮　竹茹

沈右三十七岁

肺气失其清肃，欬呛无痰，肺气通于表分，卫虚畏寒。

生绵芪　苏子　橘红　冬术　旋覆花　杏仁　川贝　防风　桂炒白芍　白前　薏仁　枇杷叶

余左四十二岁

痢下红黑，去秋及今。

东洋参　槐米　木香　广皮　枳炒冬术　肉果　砂仁　白芍　胡桃　炒故纸　淡干姜　茯苓

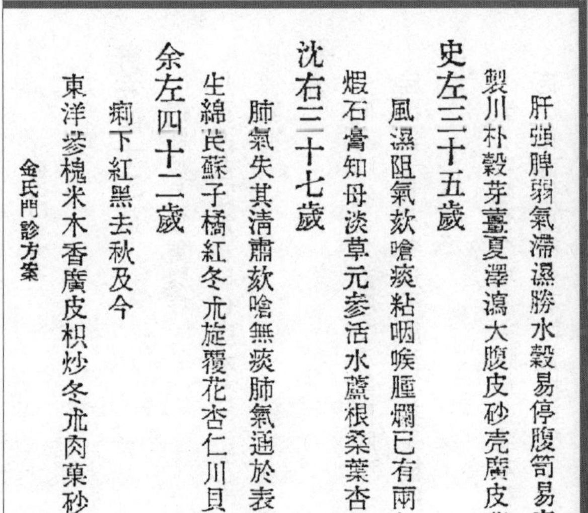
肝强脾弱氣滞濕勝水穀易停腹笥易脹
製川朴穀芽薑夏澤瀉大腹皮砂壳廣皮芡實彩雲粬茯苓枳壳竹茹
史左三十五歲
風濕阻氣欬嗆痰粘咽喉腫爛已有兩旬
煅石膏知母淡草元參活水蘆根桑葉杏仁枇杷葉連翹壳橘紅薑皮竹茹
沈右三十七歲
肺氣失其清肅欬嗆無痰肺氣通於表分衛虛畏寒
生綿芪蘇子橘紅冬朮旋覆花杏仁川貝防風桂炒白芍白前薏仁枇杷葉
余左四十二歲
痢下紅黑去秋及今
東洋參槐米木香廣皮枳炒冬朮肉菓砂仁白芍胡桃炒故紙淡乾薑茯苓
金氏門診方案　四七

炙草

許左四十二歲

痢紅數月後重腹痛

川雅連白頭翁春砂仁廣木香炒銀花秦皮查炭酒芩炒扁豆廣陳皮薑炭

雲粬

楊左

向有哮喘近加欬嗆痰滯氣機脘宇遏塞

旋覆蘇子甘草冬瓜子皮海石芥子橘紅雲苓瓦楞杏仁法夏二青

呂左三十八歲

素有哮喘舊冬增劇氣逆碍臥痰味帶鹹肺實瀉之腎虛納之

旋覆花杏仁夏粬茯苓乾薑搗五味子麻黄貝母淮牛膝橘紅葶藶竹

炙草

许左四十二岁

痢红数月，后重腹痛。

川雅连　白头翁　春砂仁　广木香　炒银花　秦皮　查（楂）炭　酒芩　炒扁豆　广陈皮　姜炭　云曲

杨左

向有哮喘，近加欬呛，痰滞气机，脘宇遏塞。

旋覆　苏子　甘草　冬瓜子皮　海石　芥子　橘红　云苓　瓦楞　杏仁　法夏　二青

吕左三十八岁

素有哮喘，旧冬增剧，气逆碍卧，痰味带咸，肺实泻之，肾虚纳之。

旋覆花　杏仁　夏曲　茯苓　干姜　捣五味子　麻黄　贝母　淮牛膝　橘红　葶苈　竹

茹

姚左二十四岁

负伤吐血，脉象小弦，虽有离络之血，不可止涩为事。

参三七　女贞　大黄　丝瓜络　仙鹤草　丹皮　白芍　茅根　墨旱莲　橘络　牛膝　藕节

王左七十八岁

高年血少气衰，中焦运磨失职，得食作瘕，夜寐不安。

咸苁蓉　炙草　刀豆　郁金　吴萸　炒川连　广皮　川椒　白芍　咸半夏　云苓　乌梅　竹茹

杨左四十岁

积劳积湿，伤气伤脾，得食腹瘕，面黄带浮。

泔茅术　云苓　冬瓜皮　谷芽　川朴　广皮　泽泻　砂壳　绵茵陈　腹皮　枳壳　黑栀

沈左三十四岁

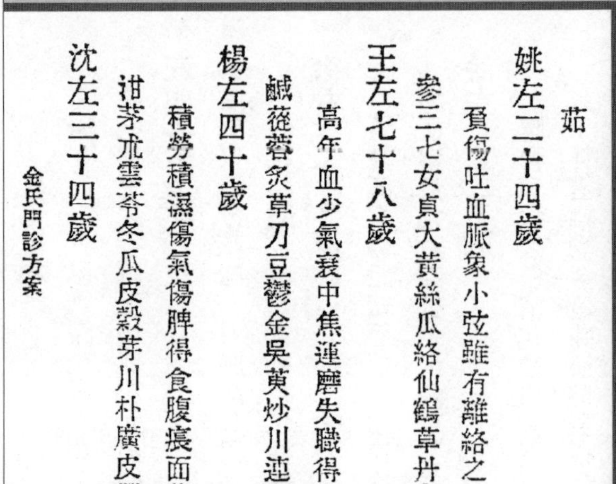
茹
姚左二十四歲
負傷吐血脈象小弦雖有離絡之血不可止濇爲事
參三七女貞大黄絲瓜絡仙鶴草丹皮白芍茅根墨旱蓮橘絡牛膝藕節
王左七十八歲
高年血少氣衰中焦運磨失職得食作瘕夜寐不安
鹹蓯蓉炙草刀豆鬱金吴萸炒川連廣皮川椒白芍鹹半夏雲苓烏梅竹茹
楊左四十歲
積勞積濕傷氣傷脾得食腹瘕面黄帶浮
泔茅朮雲苓冬瓜皮穀芽川朴廣皮澤瀉砂殼綿茵陳腹皮枳殼黑梔
沈左三十四歲
金氏門診方案　四九

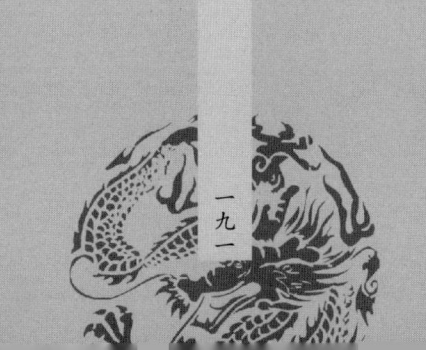

痛在於右右屬氣滯久痛有塊是謂痞氣
淡乾薑甲片香附三稜紅花元胡枳殼鬱金吳萸炒川連青皮蓬朮鈴子

左四十九歲

勞傷氣分咳嗆一月肺燥脾濕治當兩顧
旋覆花蛤殼炙草二青叭杏仁橘紅貝母枇杷葉半夏麯雲苓桑葉梨子

徐右三十五歲

舊夏產育傷元繼而欬嗆水瀉冷熱食廢蓐勞難圖
別直參於朮穀芽杏仁清炙草麥冬肉菓貝母淮山藥橘紅茯苓白芍

潘左二十五歲

脾腎爲食致傷消化遂失常度得食作脹甚而噯酸
製川朴雲麯鬱金穀芽淡吳萸枳殼廣皮砂殼鷄肫皮雲苓薑夏腹皮

痛在于右，右属气滞，久痛有块，是谓痞气。

淡干姜　甲片　香附　三棱　红花　元胡　枳壳　郁金　吴萸　炒川连　青皮　蓬术　铃子

左四十九岁

劳伤气分，咳呛一月，肺燥脾湿，治当两顾。

旋覆花　蛤壳　炙草　二青　叭杏仁　橘红　贝母　枇杷叶　半夏　曲云苓　桑叶　梨子

徐右三十五岁

旧夏产育伤元，继而欬呛水泻，冷热食废，蓐劳难图。

别直参　于术　谷芽　杏仁　清炙草　麦冬　肉果　贝母　淮山药　橘红　茯苓　白芍

潘左二十五岁

脾肾为食致伤，消化遂失常度，得食作胀，甚而嗳酸。

制川朴　云曲　郁金　谷芽　淡吴萸　枳壳　广皮　砂壳　鸡肫皮　云苓　姜夏　腹皮

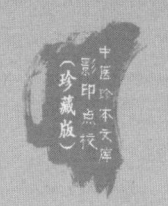

钦右

少腹之痛已减，经带之淋依然，八脉之亏，阳维为病，苦寒热，此《内经》笃之言也。气分兼挟湿邪，清浊失调，升降失司，足腿为肿，舌质薄黄，脉象弦细，平补肝肾之阴，参化脾胃之湿。

淡苁蓉　金沸草　新绛　杜仲　川柏片　甘杞子　茯苓　忍冬　川萆薢　紫丹参　知母　螵蛸

张

酒醴之热，灼伤肺胃，先干咳，继口血，根起四年。时欲举发，口燥脉细，冷热盗汗，夏令升泄，最易增剧。

旋覆　牛膝　女贞　旱莲　秋石　杏仁　元参　贝母　甘草　知母　橘红络　茅根

姚左四十二岁

欽右

少腹之痛已減經帶之淋依然八脈之虧陽維爲病苦寒熱此內經篇之言也氣分兼挾濕邪清濁失調升降失司足腿爲瘇舌質薄黃脈象弦細平補肝腎之陰參化脾胃之濕

淡蓯蓉金沸草新絳杜仲川柏片甘杞子茯苓忍冬川萆薢紫丹參知母螵蛸

張

酒醴之熱灼傷肺胃先乾咳繼口血根起四年時欲舉發口燥脈細冷熱盜汗夏令升泄最易增劇

旋覆牛膝女貞旱蓮秋石杏仁元參貝母甘草知母橘紅絡茅根

姚左四十二歲

金氏門診方案　五一

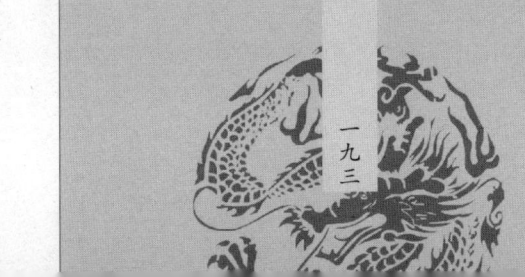

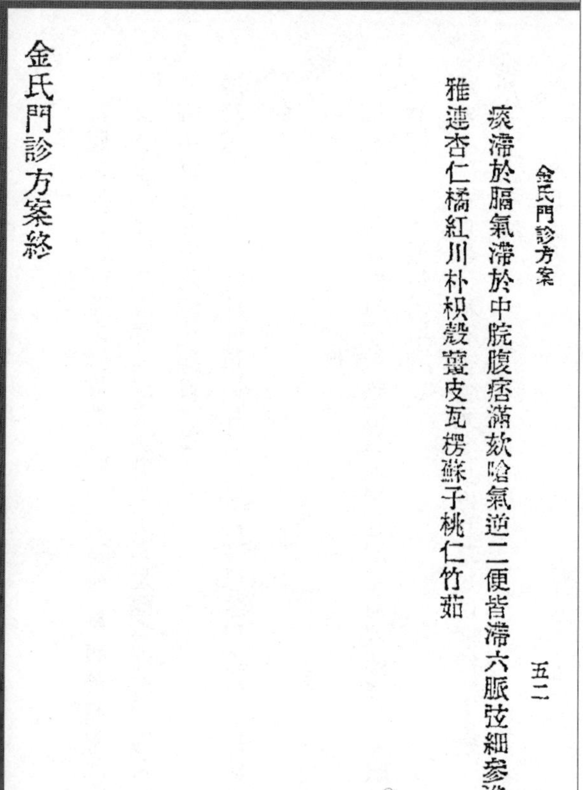

痰滯於膈氣滯於中脘腹痞滿欬嗆氣逆二便皆滯六脈弦細參滌其痰

雅連杏仁橘紅川朴枳殼薑皮瓦楞蘇子桃仁竹茹

金氏門診方案終

痰滞于膈，气滞于中，脘腹痞满，欬呛气逆，二便皆滞，六脉弦细，参涤其痰。

雅连　杏仁　橘红　川朴　枳壳　姜皮　瓦楞　苏子　桃仁　竹茹

金氏门诊方案终

附

一、古今重量换算

（一）古称以黍、铢、两、斤计量而无分名

汉、晋：1 斤 =16 两，1 两 =4 分，1 分 =6 铢，1 铢 =10 黍。

宋代：1 斤 =16 两，1 两 =10 钱，1 钱 =10 分，1 分 =10 厘，1 厘 =10 毫。

元、明、清沿用宋制，很少变动。

古代药物质量与市制、法定计量单位换算表解

时代	古代用量	折合市制	法定计量
秦代	一两	0.5165 市两	16.14 克
西汉	一两	0.5165 市两	16.14 克
东汉	一两	0.4455 市两	13.92 克
魏晋	一两	0.4455 市两	13.92 克
北周	一两	0.5011 市两	15.66 克
隋唐	一两	0.0075 市两	31.48 克
宋代	一两	1.1936 市两	37.3 克
明代	一两	1.1936 市两	37.3 克
清代	一两	1.194 市两	37.31 克

注：以上换算数据系近似值。

（二）市制（十六进制）重量与法定计量的换算

1 斤（16 市两）=0.5 千克 =500 克

1 市两 =31.25 克

1 市钱 =3.125 克

1 市分 =0.3125 克

1 市厘 =0.03125 克

（注：换算时的尾数可以舍去）

（三）其他与重量有关的名词及非法定计量

古方中“等分”的意思是指各药量的数量多少全相等，大多用于丸、散剂中，在汤剂、酒剂中很少使用。其中，1 市担 = 100 市斤 = 50 千克，1 公担 = 2 担 = 100 千克。

二、古今容量换算

（一）古代容量与市制的换算

古代容量与市制、法定计量单位换算表解

时代	古代用量	折合市制	法定计量
秦代	一升	0.34 市升	0.34 升
西汉	一升	0.34 市升	0.34 升
东汉	一升	0.20 市升	0.20 升
魏晋	一升	0.21 市升	0.21 升
北周	一升	0.21 市升	0.21 升
隋唐	一升	0.58 市升	0.58 升
宋代	一升	0.66 市升	0.66 升
明代	一升	1.07 市升	1.07 升
清代	一升	1.0355 市升	1.0355 升

注：以上换算数据仅系近似值。

（二）市制容量单位与法定计量单位的换算

市制容量与法定计量单位的换算表解

市制	市撮	市勺	市合	市升	市斗	市石
换算		10 市撮	10 市勺	10 市合	10 市升	10 市斗
法定计量	1 毫升	1 厘升	1 公升	1 升	10 升	100 升

（三）其他与容量有关的非法定计量

如刀圭、钱匕、方寸匕、一字等。刀圭、钱匕、方寸匕、一字等名称主要用于散剂。方寸匕，作匕正方一寸，以抄散不落为度；钱匕是以汉五铢钱抄取药末，以不落为度；半钱匕则为抄取

一半；一字即以四字铜钱作为工具，药末遮住铜钱上的一个字的量；刀圭即十分之一方寸匕。

1 方寸匕≈2 克（矿物药末）≈1 克（动植物药末）≈2.5 毫升（药液）

1 刀圭≈1/10 方寸匕

1 钱匕≈3/5 方寸匕